Koichi Watanabe
Mohammadali M. Shoja
Marios Loukas
R. Shane Tubbs

Anatomy for Plastic Surgery of the Face, Head, and Neck

头颈部整形外科解剖学

〔日〕渡边浩一

主　编　〔美〕穆罕默德-阿里·M.苏查

〔格林纳达〕马里奥斯·劳卡斯

〔美〕R.沙恩·塔布斯

主　译　王晓军

天津出版传媒集团

天津科技翻译出版有限公司

著作权合同登记号：图字：02-2016-129

图书在版编目（CIP）数据

头颈部整形外科解剖学/（日）渡边浩一等主编；
王晓军主译. —天津：天津科技翻译出版有限公司,2018.6
书名原文：Anatomy for Plastic Surgery of the
Face,Head,and Neck
ISBN 978-7-5433-3834-0

Ⅰ.①头…　Ⅱ.①渡…　②王…　Ⅲ.①头部–整形外
科学②颈–整形外科学　Ⅳ.①R651②R653

中国版本图书馆 CIP 数据核字（2018）第 092603 号

授权单位：Georg Thieme Verlag KG.

出　　　版：天津科技翻译出版有限公司
出 版 人：刘 庆
地　　　址：天津市南开区白堤路 244 号
邮政编码：300192
电　　　话：(022)87894896
传　　　真：(022)87895650
网　　　址：www.tsttpc.com
印　　　刷：山东临沂新华印刷物流集团有限责任公司
发　　　行：全国新华书店
版本记录：889×1194　16 开本　14.5 印张　350 千字
　　　　　　2018 年 6 月第 1 版　2018 年 6 月第 1 次印刷
　　　　　　定价：168.00 元

（如发现印装问题，可与出版社调换）

主译简介

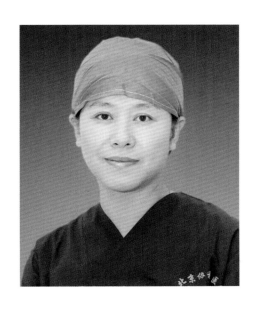

　　王晓军,医学博士,主任医师,教授,博士研究生导师。北京协和医院整形美容外科主任。1996年在中国协和医科大学获得医学博士学位,并前往美国得克萨斯州立大学从事博士后研究两年。致力美容外科、修复重建领域,特别是注射美容相关的临床与基础研究、微创面部年轻化、乳癌术后重建、耳再造和瘢痕疙瘩综合治疗。现任中华医学会整形外科分会副主任委员,北京医学会整形外科分会主任委员,中国整形美容协会常委,中国康复医学会修复重建专业委员会常委,海峡两岸医药交流协会整形美容专业委员会主任委员,中华医学会医学美学与美容学分会委员。

译者名单

主　译　王晓军

副主译　龙　笑　俞楠泽

译　者　(按姓氏汉语拼音排序)

陈　波　丁文蕴　何　牧　李雄伟　李梓菲

龙　飞　斯楼斌　王晨羽　肖一丁　杨伊兰

张明子

译者单位:中国医学科学院北京协和医院整形美容外科(陈波　丁文蕴　何牧　李雄伟　龙飞　龙笑　斯楼斌　王晨羽　王晓军　肖一丁　杨伊兰　俞楠泽　张明子)

中国医学科学院整形外科医院(李梓菲)

主编名单

Koichi Watanabe, MD, PhD
Assistant Professor
Department of Anatomy
Kurume University School of Medicine
Fukuoka-Prefecture, Japan

Mohammadali M. Shoja, MD
Research Scientist
Section of Pediatric Neurosurgery
Children's Hospital
Birmingham, Alabama, USA

Marios Loukas, MD, PhD
Dean of Basic Sciences
Professor and Chair
Department of Anatomical Sciences
St. George's University
Grenada, West Indies

R. Shane Tubbs, MS, PA-C, PhD
Professor and Chief Scientfic Officer
Seattle Science Foundation
Seattle, Washington, USA

编者名单

Toomas Arusoo, MS
Medical Student, Year 2
Michigan State University College of Human
    Medicine
Grand Rapids, Michigan, USA

Jenny C. Barker, MD, PhD
Resident
Department of Plastic Surgery
Ohio State University Wexner Medical Center
Columbus, Ohio, USA

Servet Celik, MD
Assistant Professor
Department of Anatomy
Faculty of Medicine
Ege University
Izmir, Turkey

Philip R. Chapman, MD
Chief, Neuroradiology
Associate Professor, Neuroradiology Section
University of Alabama at Birmingham School of
    Medicine
Birmingham, Alabama, USA

Junichi Fukushima, MD, PhD
Department of Otorhinolaryngology
Graduate School of Medical Science
Kyushu University
Fukuoka, Japan

Figen Govsa, MD
Professor
Department of Anatomy
Ege University, Faculty of Medicine
Izmir, Turkey

Orlando Guntinas-Lichius, MD
Professor and Chairman
ENT Department
Jena University Hospital
Dean of Students
Medical Faculty
Friedrich-Schiller University
Jena, Germany

Kyung-Seok Hu, DDS, PhD
Associate Professor
Department of Oral Biology
Division in Anatomy & Developmental Biology
Yonsei University College of Dentistry
Seoul, Republic of Korea

Nobuaki Imanishi, MD
Associate Professor
Department of Anatomy
School of Medicine, Keio University
Tokyo, Japan

Lucian Ion, FRCS(Plast)
Consultant Plastic Surgeon
Director, Aesthetic Plastic Surgery Ltd
London, UK
Honorary Consultant
Chelsea and Westminster Hospital
London, UK

Joe Iwanaga, DDS
Assistant Professor
Department of Anatomy
Kurume University School of Medicine
Fukuoka, Japan

Jeffrey E. Janis, MD, FACS
Professor and Executive Vice Chairman
Chief of Plastic Surgery
University Hospitals
Department of Plastic Surgery
Ohio State University Wexner Medical Center
Columbus, Ohio, USA

David Kahn, MD
Clinical Associate Professor Plastic Surgery
Section Chief, Cosmetic Surgery
Division of Plastic Surgery
Stanford University
Palo Alto, California, USA

Ibrahim Khansa, MD
Resident
Department of Plastic Surgery
Ohio State University Wexner Medical Center
Columbus, Ohio, USA

Hee-Jin Kim, DDS, PhD
Professor
Division in Anatomy & Developmental Biology
Department of Oral Biology
Yonsei University College of Dentistry
Seoul, Korea

Kensuke Kiyokawa, MD, PhD
Professor and Chairman
Department of Plastic & Reconstructive Surgery &
    Maxillofacial Surgery
Kurume University School of Medicine
Fukuoka, Japan

Noriyuki Koga, MD, PhD
Assistant Professor
Department of Plastic Surgery, Reconstructive and
    Maxillofacial Surgery
Kurume University School of Medicine
Kurume, Japan

Noritaka Komune, MD, PhD
Fellow
Department of Otorhinolaryngology and Head and Neck
    Surgery
Kyushu University Hospital
Fukuoka-ken, Japan

Catherine Y. Liu, MD, PhD
Resident, Ophthalmology
Gavin Herbert Eye Institute
University of California, Irvine
Irvine, California, USA

Marios Loukas, MD, PhD
Dean of Basic Sciences
Professor and Chair
Department of Anatomical Sciences
St. George's University
Grenada, West Indies

Shinya Mikushi, DDS, PhD
Nagasaki University Hospital
Department of Special Care Dentistry
Clinic for Oral Care and Dysphagia Rehabilitation
Nagasaki, Japan

Yang Hun Mu, DDS, PhD
Assistant Professor
Department of Anatomy College of Medicine
Dankook University
Chungnam, Korea

Yelda Atamaz Pinar, MD
Professor
Department of Anatomy
Faculty of Medicine
EGE University, Faculty of Medicine
Izmir, Turkey

Sherine S. Raveendran, FRCSEd, EBOPRAS, MSc, MS, MBBS
Director
Toronto Medical Aesthetics
Markham, Ontario, Canada

Albert L. Rhoton, Jr., MD
R. D. Keene Family Professor and Chairman Emeritus
Department of Neurological Surgery
University of Florida
Gainesville, Florida, USA

Hideaki Rikimaru, MD, PhD
Department of Plastic Reconstructive Surgery and
    Maxillofacial Surgery
Kurume University School of Medicine
Fukuoka, Japan

Tsuyoshi Saga, PhD
Associate Professor
Department of Anatomy
Kurume University School of Medicine
Fukuoka, Japan

Yusuke Shimizu, MD, PhD
Associate Professor
Department of Plastic and Reconstructive Surgery
Keio University, School of Medicine
Tokyo, Japan

Mohammadali M. Shoja, MD
Research Scientist
Section of Pediatric Neurosurgery
Children's Hospital
Birmingham, Alabama, USA

Yoko Tabira, PhD
Research Associate
Department of Anatomy
Kurume University School of Medicine
Kurume, Japan

Jeremiah P. Tao, MD, FACS
Chief, Oculoplastic & Orbital Surgery
American Society of Ophthalmic Plastic and Reconstructive
    Surgery Fellowship Director
Ophthalmology Residency Director
Associate Professor
Gavin Herbert Eye Institute
University of California, Irvine
Irvine, California, USA

Haruka Tohara, DDS, PhD
Gerodontology and Oral Rehabilitation,
Department of Gerontology and Gerodontology
Graduate School of Medical and Dental Sciences
Tokyo Medical and Dental University
Yushima, Bunkyo
Tokyo, Japan

Andrew P. Trussler, MD, FACS
Plastic Surgeon, Private Practice
Austin, Texas, USA

R. Shane Tubbs, MS, PA-C, PhD
Professor and Chief Scientific Officer
Seattle Science Foundation
Seattle, Washington, USA

Surjith Vattoth, MD, FRCR
Senior Consutant, Neuroradiologist
Hamad Medical Corporation
Doha, Qatar

Swapna Vemuri, MD
Fellow, Oculoplastic and Orbital Surgery
Gavin Herbert Eye Institute
University of California, Irvine
Irvine, California, USA

Koichi Watanabe, MD, PhD
Assistant Professor
Department of Anatomy
Kurume University School of Medicine
Fukuoka-Prefecture, Japan

Eric J. Wright, MD
Chief Resident
Division of Plastic & Reconstructive Surgery
Stanford University Medical Center
Palo Alto, California, USA

Koh-ichi Yamaki, MD, PhD
Professor and Chair
Department of Anatomy
Kurume University School of Medicine
Kurume, Japan

中文版前言

解剖学是外科学的重要基础。随着现代整形美容外科学的飞速发展,整形美容外科医师面临着手术操作更加精准化的挑战。同时,整形美容外科相关的局部解剖学研究成果也在不断更新。

由 Koichi Watanabe、Mohammadali M. Shoja、Marios Loukas 和 R. Shane Tubbs 合著的《头颈部整形外科解剖学》,以整形外科医师的视角将头颈部解剖学领域的最新成果与整形美容外科手术操作进行完美结合。该书对头面和颈部骨骼、肌肉、血管、神经,以及眼、耳、鼻、口等器官的局部解剖结构进行了系统介绍,并通过构建三维解剖模型使读者对局部解剖结构更加了然于心。书中包含大量精美的解剖示意图、人体标本解剖图和临床影像学资料,从多维度对解剖结构和层次进行描述。"手术注解"这一条目则进一步解析了操作中的关键问题和注意事项,有助于读者理论联系实际,快速掌握相关区域的解剖学要点,切实提高手术水平。作为一部解剖学专著,本书对整形美容外科、颌面外科、头颈外科、耳鼻喉科、口腔科、神经外科以及眼科的医师都具有非常现实的借鉴价值。

由于译者水平有限,本书翻译中有关内容不妥之处在所难免,恳请读者不吝指正,在此表示由衷感谢。

王晓军

前　言

本书谨作为介绍头颈外科解剖学的专业书籍,适于整形外科、头颈外科及相关领域外科医生阅读。目前的外科教材中,绝少有着重描述解剖学的著作,特别是在整形外科领域,大多教材上的基础解剖知识仅有寥寥数笔;而传统的解剖学专著又未能充分阐释手术中局部解剖的精髓;这使得整形外科医生难以获得必需的解剖知识以专精其多样化的手术术式,实为缺憾。究其原因,一方面是由于虽然人的大体解剖学研究早在百年前就已臻成熟,但有关头颈区域,特别是整形外科术中所及领域的解剖学研究,目前仍在不断进展;另一方面是由于相对保守的解剖学教材一般不涉及最前沿的知识理论。而在本书中,我们将从整形外科医生的视角出发,尝试深入学习有关头颈外科解剖学的最新知识。

在撰写前言的过程中,我(KW)与导师探讨过学习头颈解剖学最核心的两方面内容,即大体解剖与整形手术本身。这也使我能从两个不同的角度对解剖学问题进行思考。

首先,我的大体解剖学专业导师在其职业生涯中发现,头颈部解剖非常复杂,而且随着个体与年龄阶段的变化,解剖细节亦迥然不同:包括组织厚度的变化及其对衰老的反应,血管、神经与肌肉在个体解剖的变异等。头颈部每一个器官都有其特殊的功能;从另一方面说,头颈部病变一旦涉及手术,那就同时需要神经外科、耳鼻喉科、眼科、口腔科与整形外科医生一齐上阵。深入学习解剖学专业知识对患者的治疗无比重要,而作为外科医生及其他医护人员,还必须熟悉掌握相关领域以外的各种医学知识。遗憾的是,近年来全球各地医学院的课程设置中,解剖学地位均在下滑,这恐怕是由于当代医学生把从解剖学中挤出来的时间,用在了他们更亟待了解的领域里,有些医学院甚至公然取消了大体解剖课。于是解剖学者,特别是大体解剖学家数量减少的悲剧便在意料之中了。这种趋势对整个外科的发展无疑带来了严重的负面影响,因为大体解剖为众外科之基础,外科医生如果怀着成为手术大家的志向,就必须首先专精于大体解剖。

我的第二位导师是整形外科学专家,他告诉我,整形外科手术中最重要的就是要了解术区的三维解剖知识,比如每一根神经、血管在三维构象上走行的空间。识别固定平面上穿行的解剖结构固然重要,但为了手术成功,更关键的是要明白这些结构分别走行在哪些组织层次中。解剖图谱和教科书中描绘了目标结构的详细形态,但这些知识都是二维的,这也就是为什么外科医生中的初学者们脑中浮现的总是其外科领域的二维画面,也因此,手术结果时常不尽如人意,或是发生意外的手术并发症。在高难度外科手术中,外科医生需要在脑中形象地构建术区的三维解剖模型。整形外科医生必须认真学习解剖图谱和教材中的局部解剖知识,并将其在实践操作中加以强化。经过基于精确解剖知识的外科操作训练,外科医生将在面对高难度手术时表现得游刃有余。

我们希望本书的出版,不仅带给外科医生技能上的提高,同时也能推动头颈外科学的发展。感谢解剖学教授 Koh-ichi Yamaki 博士与整形外科教授 Kensuke Kiyokawa 博士在上述前言中所做出的贡献。

目　录

第 **1** 章
脑颅和面颅

David Kahn，*Toomas Arusoo*，*Eric J. Wright*

引言

颅骨分为脑颅和面颅两部分。其中脑颅为脑组织提供保护，面颅则构成面部骨骼。本章主要围绕面颅及与之相关的脑颅详细展开。

脑颅

成人脑颅由 8 块骨组成。额骨、筛骨、蝶骨、枕骨各 1 块，均位于正中线上。颞骨、顶骨各 2 块，位置双侧对称[1]。额骨、顶骨、枕骨形状扁平，共同构成颅顶（头盖骨），该三者均源自神经嵴细胞，待分化为头部间充质后，通过膜内成骨形成。蝶骨和颞骨形状虽不规则，但大体扁平，该二者通过软骨内成骨或多种方式成骨形成，共同构成颅底。筛骨形状完全不规则，对脑颅构成贡献较小，主要参与面颅构成。事实上，脑颅的外凸面及内凹面也正是由诸扁平颅骨及各颅骨的扁平部分共同构成[1]。

尽管在儿童时期，蝶骨和枕骨与其他颅顶骨骼间形成软骨连接，但成人颅顶的各骨缝大多已通过纤维交锁方式闭合[2]。另有部分骨缝内先天被填充着狭窄的结缔组织，故直到成人时仍保持开放。矢状缝来源于神经嵴细胞，而冠状缝来源于轴旁中胚层[2]。新生儿颅骨存在囟门，其中前囟最为突出，其本质为一增宽的骨缝，位于额骨和双侧顶骨的会合点上，在出生后18 个月左右闭合；后囟则多于出生后 1~2 个月闭合[2]。

在 2 周岁前，额骨分为左右两半，分别有独立的

骨化中心，中间形成额缝。一般于 6 周岁左右两半额骨融合，额缝消失；亦有部分成人两半额骨仍未融合，表现为自眉间至前囟点、延正中线分布的、部分或完整的额缝[2]。其中眉间是额骨正前方的光滑凸起部分，位于鼻根部上方；前囟点为冠状缝与矢状缝的交点。

上颌骨与下颌骨上长有牙槽突，容纳并支撑起上下颌牙列。上颌骨同时也是对上面部骨骼构成贡献最大的骨，其构成上腭，上腭与颅底相固定（有关下颌骨的讨论详见第 19 章）。

颅骨外侧有菲薄的翼点，其位于颧弓上方两横指，颧骨额突后方一拇指宽位置，亦为额骨、顶骨、蝶骨及颞骨相交之处[1]。翼点内侧走行脑膜中动脉前支，因此该位置受伤可能导致动脉血管受损，出现硬膜外血肿[1]。

鼻旁窦包括上颌窦、额窦、筛窦和蝶窦，窦腔中充满空气。其中上颌窦、额窦、筛窦于本章讨论，蝶窦相关讨论见第 2 章及第 16 章。有关脑颅及面颅各骨性关节的汇总见表 1.1，各骨主要成骨方式的汇总见表 1.2。

额骨

额骨包括额鳞、眶部和鼻部三部分及左右两个额窦腔隙。

额鳞

扁平的额骨鳞部（又称额鳞），是额骨中最大的一部分，亦构成了人前额的最主要部分[3]。额骨眶上缘突

1

表 1.1　脑颅与面颅中各骨性关节

名称	单块	成对	与以下骨形成骨性关节
额骨	×		顶骨、蝶骨、颧骨、上颌骨、筛骨、鼻骨、泪骨
筛骨	×		额骨、蝶骨、上颌骨、腭骨、犁骨、鼻骨、泪骨、下鼻甲
颞骨		×	顶骨、枕骨、蝶骨、颧骨、下颌骨
鼻骨		×	额骨、上颌骨、对侧鼻骨
犁骨	×		蝶骨、上颌骨、筛骨、腭骨
下鼻甲		×	上颌骨、筛骨、腭骨、泪骨
上颌骨		×	额骨、蝶骨、颧骨、上颌骨、筛骨、腭骨、犁骨、鼻骨、泪骨、下鼻甲
腭骨		×	蝶骨、上颌骨、筛骨、腭骨、犁骨、下鼻甲
颧骨		×	额骨、颞骨、上颌骨、蝶骨
泪骨		×	额骨、上颌骨、筛骨、下鼻甲

Source: Data from Norton NS. Netter's Head and Neck Anatomy for Dentistry. 1st ed. Philadelphia, PA: Elsevier Saunders; 2006.

出成角,为鳞部和眶部的分界线[4](图 1.1)。

额骨鳞部外表面上,距双侧眶上缘中点上方 3cm 的对称凸起位置称额结节[4]。该结构在儿童及成年女性中较为明显。两侧额结节中间有一浅沟,向下延伸至两眉弓中点[4]。眉弓自位于正中的、平滑凸出的眉间向两侧延伸,该结构在男性中较为明显,其与额窦大小有部分关系;如额窦较小,眉弓形态一般不太突出[4]。

眶上切迹(或眶上孔)位于锐利的眶上缘内中 1/3 交界处,其内走行眶上血管及神经[4]。约 50% 的颅骨眶上切迹内侧可以看到额切迹(或额孔)[4]。

手术注解

近年来偏头痛外科治疗的热点集中在了围绕颅内神经受压区的大量解剖学研究上。由于眶上孔或切

表 1.2　脑颅与面颅的成骨方式

名称	结构部分	成骨方式
额骨	鳞部、眶部、鼻部	膜内成骨
筛骨	垂直板、筛板、筛骨迷路	软骨内成骨
颞骨	鳞部、鼓部、岩乳部、茎突	膜内成骨、软骨内成骨
鼻骨		膜内成骨
犁骨		膜内成骨
下鼻甲		软骨内成骨
上颌骨	体部、额突、颧突、腭突、牙槽突	膜内成骨
腭骨	垂直板、水平板、锥突	膜内成骨
颧骨	额突、颞突、上颌突	膜内成骨
泪骨		膜内成骨

Source: Data from Norton NS. Netter's Head and Neck Anatomy for Dentistry. 1st ed. Philadelphia, PA: Elsevier Saunders; 2006.

迹内走行眶上神经,因此其被认作为偏头痛的触发点之一[5]。眶上神经可因该孔或切迹周围筋膜束而受压。除软组织切除手术外,眶上孔切开减压或筋膜束松解术可达到更好的术后效果[6]。该减压手术可通过经眼睑入路接近眶上神经区域。切口位于上睑折痕处,逐步分离至显露眶上神经,切除上方部分肌肉如皱眉肌等,并进行眶上孔切开减压。有报道显示该手术可在内镜下开展[7];同时利用内镜技术,亦可实施颧颞支松解术。

两侧眶上缘向外横向延伸,与双侧颧骨形成凸起的骨性关节,即颧突。颧突向后上方延续一曲线直至颞骨鳞部,称颞线,分为上颞线与下颞线[4]。额骨颞面位于颞线的下方及后方。该颞面的前表面构成颞窝的前部。额鳞后缘下方的粗糙表面与蝶骨大翼相连接[4]。

有关额骨鼻部的讨论详见本章"鼻骨:鼻梁和骨性鼻中隔"一节。有关额骨下表面的讨论详见第 2 章。

额骨眶部

额骨眶部为两个细长、弯曲的三角形骨板,完全由密质骨组成[4](图 1.2)。左右两眶部构成了眶顶的主要部分,其间被一宽的、呈四边形的筛切迹分开,筛切迹内包含筛骨的筛板[4]。含筛骨气房的筛骨迷路与筛切迹侧缘下表面形成骨性关节。该关节左右两边内各分布两条横沟,称前筛管和后筛管,分别走行筛前、筛后神经血管束入眶[4]。

沿后外侧上行的额窦向前开口于筛切迹,侧方开口于鼻棘(图 1.3)。额窦偏离正中矢状面后,在额骨板间上行,很少对称,两窦间存在菲薄的骨性间隔[4]。窦

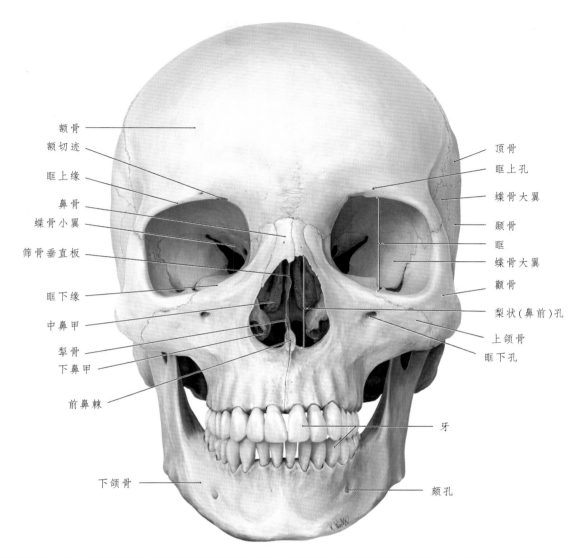

额骨
额切迹
眶上缘
鼻骨
蝶骨小翼
筛骨垂直板
眶下缘
中鼻甲
犁骨
下鼻甲
前鼻棘
下颌骨

顶骨
眶上孔
蝶骨大翼
颞骨
眶
蝶骨大翼
颧骨
梨状(鼻前)孔
上颌骨
眶下孔
牙
颏孔

图 1.1　颅骨正面观。图中可见面颅的界限及面颅与脑颅的关系。特别需注意的部分骨性特征,如鼻前孔,标志着骨性呼吸道的起始;额缝,自鼻根上方突起;以及眶上孔、眶下孔、颏孔等供皮神经穿过的面部孔道,均可在图中看到。(Reproduced from THIEME Atlas of Anatomy, General Anatomy and Musculoskeletal System, ⓒ Thieme 2005, Illustration by Karl Wesker.)

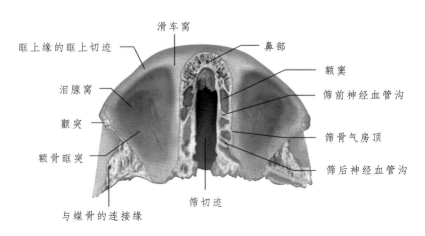

眶上缘的眶上切迹
泪腺窝
颧突
额骨眶突
与蝶骨的连接缘

滑车窝
鼻部
额窦
筛前神经血管沟
筛骨气房顶
筛后神经血管沟
筛切迹

图 1.2　额骨下面观。该图中可清晰地看到筛切迹及筛窦等结构;此外还可看到额骨眶部表面的形态,泪腺窝、与蝶骨的连接缘、颧突等结构都有清晰显示。

道通过额鼻管可与同侧鼻腔的中鼻道相交通[4]。

额窦骨折

手术注解

额窦骨折可能诱发感染或导致外观畸形。大约10%的面部骨折累及额窦[8]。额鼻管受损可能导致窦腔流出道阻塞,继而出现额窦黏液囊肿。为接近受创区域,手术方式的选择需考虑到骨折在窦腔的哪一面、骨折位移程度及是否累及额鼻管等问题。额窦前壁手术主要围绕矫正创伤导致的外观畸形展开,手术可选取已存在的创面或冠状切口入路。而当后壁骨折移位时,冠状切口同样有利于接近创面以实施额窦颅腔化手术,即去除额窦后壁,使额窦成为颅腔的一部分。手术中必须去除额窦的黏液面,封闭窦流出道并消灭无效腔,以避免创伤后感染。

各种不同的封闭流出道技术均有报道[8]。而根据骨折形式,也存在着保留额窦且并发症较少的治疗方式[9]。

两眶光滑的凹面前侧方各包含一浅窝,内有泪腺。眶板后界与蝶骨小翼相连,形成骨性关节[4]。

筛骨

脆弱的筛骨呈立方形,位于颅底前方,参与构成眶内壁、鼻中隔、顶壁及鼻腔的侧壁。筛骨由水平多孔的筛板、位于正中的垂直板及两侧的筛骨迷路组成[3]。

筛板

如上文所述,水平的筛板填充在额骨的筛切迹内(图1.3a)。该板构成了鼻顶壁的很大部分,内含大量筛孔供嗅神经分支穿过[3]。三角形居中的结构称鸡冠,明显凸起于筛板面,通过其两翼与前方的额骨相连[3]。筛板上鸡冠两侧的凹陷位置为大脑嗅球及大脑直回所在。鸡冠前侧方有两窄裂,引筛前神经血管束自鼻腔穿入前方盲孔[4]。

垂直板

有关垂直板的讨论详见本章"鼻骨:鼻梁和骨性鼻中隔"一节。

筛骨迷路

人的筛骨迷路中平均包含20个薄壁的气房,前、中、后组分别分布有11个、3个、6个气房[4]。侧方的眶板构成了眶内壁的一部分(图1.4)。相邻的骨性关节将除了开口入鼻腔外的全部气房封闭,其中开口于上表面与后部表面的气房分别由额骨筛切迹、蝶骨甲及腭骨眶突封闭[4]。

中后部筛骨气房的上方被额骨眶板覆盖,前方毗邻泪骨,下方与腭骨上颌突及眶突相连,后方则与蝶骨形成骨性关节[4]。故眶板与前方的泪骨和上颌骨额突共同组成了完整的壁。筛骨迷路向后下方发出细长的钩突,穿过上颌窦开口后与下鼻甲筛突相会合[4]。

自筛板下表面起,筛骨迷路内表面向下延长,形成了细长、薄片状、卷曲的中鼻甲,构成了鼻腔外侧壁的一部分(图1.3b);其前下表面则构成了中鼻道的一部分[4](图1.4)。中鼻道的侧壁上分布着筛骨中部气房,其产生筛泡,并开口于筛泡或筛泡上方。后部筛骨气

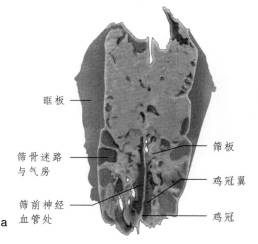
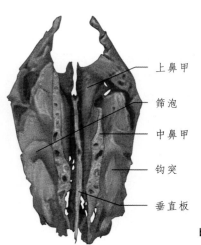

图1.3 (a)筛骨上面观。该视角下筛骨迷路、气房、筛板、鸡冠及鸡冠翼等结构清晰可见。(b)筛骨下面观。从下面看筛骨,可更好地了解鼻甲、钩突及垂直板的形态。

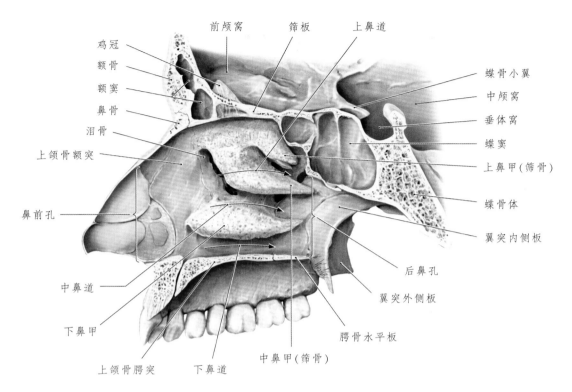

图 1.4　右鼻腔内侧面观。该图中可清晰地看到鼻腔中鼻甲、鼻道、部分硬腭、额窦、组成鼻腔的筛窦与鼻前孔结构。(Reproduced from THIEME Atlas of Anatomy, Head and Neuroanatomy, © Thieme 2010, Illustration by Karl Wesker.)

房以筛骨上鼻甲为界,开口于上鼻道[4]。自中鼻道向前上发出的、弯曲的筛漏斗连接于前方筛窦,并交通了半个颅脑的引流管道,特别是引流额窦的额鼻管[4]。

颞骨

　　成对的颞骨参与了颅底和颅腔侧壁的构成,我们将在后面的章节中进一步详细讨论(图 1.1)。颞骨内容纳着人的听觉和前庭器官,还包含有乳突气房[3]。每块颞骨有 8 个骨化中心,在出生前可见 3 个主要生长中心[2]。颞骨由鳞部、岩乳部、鼓部及茎突构成[3]。颞骨上还有两条与之相关的重要管路。其中外耳道位于颞骨侧面,可将声波传入鼓膜;内耳道位于颞骨内面,负责传导面神经与前庭蜗神经[4]。

鳞部

　　鳞部位于颞骨前上部,是颞骨最大的构成部分,其中又包括最大的菲薄颞部,以及颧突和下颌窝[3](图 1.5)。鳞部向外的颞面构成颞窝的一部分,而向内的凹形大脑面上有供脑膜中血管走行的沟槽[3]。鳞部下缘与前方岩部融合的位置常可看到岩鳞缝闭合的痕迹;后缘与乳突部相融合;前下缘与蝶骨大翼形成骨

性关节;上缘则于鳞缝处与顶骨下部相连[4]。

　　鳞部前外侧延伸出颧突,后者通过其前端斜向后下方的深锯齿与颧骨的颞突相吻合,形成颧弓[3]。颧突下表面形成一短小的关节结节,与颞下颌关节的关节盘相接触,并构成了下颌窝的前界[4]。

　　下颌窝包括前方的关节区和后方的非关节区。前方关节区成凹形,由鳞部组成,其表面光滑,与下颌骨髁突的颞下颌关节盘相接。后方非关节区由鼓部组成,鳞部与鼓部区域以鳞鼓裂为分界[4]。

岩乳部

　　岩乳部相对较大,为精确描述,可进一步分为乳突部及岩部分别讨论。乳突部呈小梁状,内含乳突气房与乳突窦,其构成了颞骨的后部。后方隆起的乳突在成年男性中较大,该结构外侧面为胸锁乳突肌、头夹肌、头最长肌固定点,内侧面则为二腹肌后腹固定点[4]。

　　由密质骨组成的岩部自颅底向上方及前内方倾斜[4]。其内部容纳着听觉和前庭器官,同时岩部亦将大脑颞叶与枕叶分离[3]。部分岩部组织插入蝶骨和枕骨之间[4]。岩部的底部、顶部、三个表面及三条边界将在

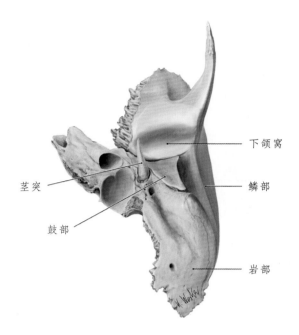

图 1.5 左颞骨下面观。其中颞骨鳞部中含下颌窝；岩乳部内包含听觉与前庭器官；鼓部构成了外耳道的大部分结构；在此图中均有明确显示。（Reproduced from THIEME Atlas of Anatomy, Head and Neuroanatomy. © Thieme 2010, Illustration by Karl Wesker.）

下面的章节中详述。

岩部向前内侧延伸，与蝶骨相交，形成破裂孔。内耳道、岩上窦沟及岩下窦沟等结构位于岩部内侧[3]。

鼓部位于鳞部下方及乳突前方，其内部与岩部相融合，后部则与鳞部及乳突相融合；这使得鼓部形成了窄而不完整的环形[4]。鼓部的后表面构成了外耳道的前壁、底部与后壁，而前表面构成了下颌窝的后壁[3]。尖锐细长的茎突自颞骨下表面向前下方伸出。与颞骨的关系将在后面章节中进一步介绍。

面颅

面颅共包括 15 块不规则骨。其中下颌骨、筛骨、犁骨位于正中线上，各 1 块；上颌骨、下鼻甲、颧骨、腭骨、鼻骨与泪骨左右成对分布，各 2 块。

鼻骨：鼻梁和骨性鼻中隔

鼻骨位于两上颌骨额突间并排排列，共同形成了鼻梁及鼻骨间缝。两块鼻骨均呈不规则矩形，包括内外两个表面及上、下、内、外四缘[4]。外表面横向凸起中心有一小孔，有静脉穿行；内表面横向凹陷，内有一纵

行沟供筛前神经穿过[4]（图 1.6）。

鼻骨上缘为厚锯齿状，与额骨鼻部相咬合，形成鼻额缝[4]（图 1.7）。颅骨上的鼻根处，即额鼻缝与鼻骨间缝交汇处，为一侧颅点。鼻骨内缘与对侧鼻骨相连，尾部突起形成一垂直向骨嵴。该骨嵴构成了骨性鼻中隔的一部分，并与背侧的额骨鼻棘、筛骨垂直板及鼻中隔软骨等结构相连接[4]。

手术注解

鼻筛眶骨折属于上中面部众多骨性外伤的一种。外伤中上颌骨额突与其他相邻骨性结构分离，同时可能造成内眦韧带的移位，导致外伤性眦距过远症。此类型外伤最长见于上鼻部区域的直接受创。在外科手术中，处理该骨折的难点之一即为如何充分暴露该区域众多的解剖结构。采用已存在的创伤裂口入路不失为一种选择，但同时还需要冠状切口、下眼睑切口与龈颊沟切口，以共同达到充分暴露目的[10]。手术中，内眦韧带位置的重建是一核心步骤，根据创伤区域粉碎的程度，可选择直接固定或采用钢丝行穿鼻结扎术来达到重建目的[11]。是否行骨移植取决于重建所需鼻高的不同。该创伤同样可累及周围毗邻的泪系统，后者在术中亦需要修补。

切口下缘头侧紧邻鼻软骨外侧上部，切口侧缘则与上颌骨额突相连，共同构成了鼻上颌缝合线。

额骨鼻部位于左右眶上缘之间，其下方有一鼻切迹，向下与鼻骨相接，左右分别与上颌骨额突及泪骨相连[4]。该切迹通过其后表面上一向前下方的突起，支

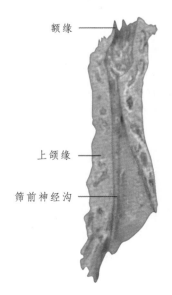

图 1.6 左鼻骨内面观。图中可见鼻骨的四个骨性连接边缘及筛前神经沟。

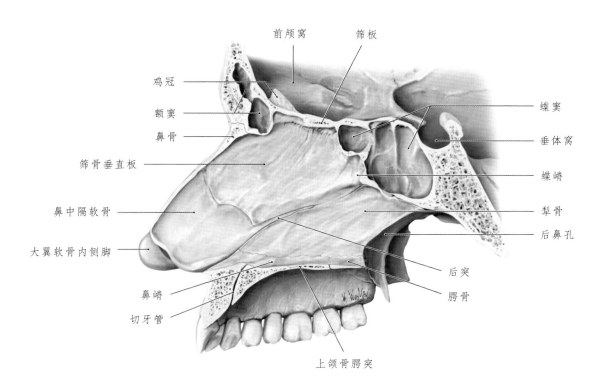

图 1.7　鼻中隔,左侧旁矢状切面观。鼻腔外侧壁及相邻的骨性结构已除去;图中可清晰地看到额骨、鼻骨、犁骨及筛骨在组成骨性鼻中隔时各自的位置及作用。(Reproduced from THIEME Atlas of Anatomy, Head and Neuroanatomy. © Thieme 2010, Illustration by Karl Wesker.)

撑着人的鼻梁。该突起走行于鼻骨及上颌骨额突的后面,止于锐利的鼻棘[4]。鼻棘侧面构成了鼻腔的一部分,并分别向前方与鼻骨嵴、向后方与筛骨垂直板相连,对鼻中隔的构成起到了少部分作用[4]。

　　筛骨垂直板于筛板中线下垂,居正中矢状位,呈扁平矩形,通常稍有偏曲以形成骨性鼻中隔的上部。其前缘与额骨的鼻棘和鼻骨的鼻骨嵴相连[4];后缘上方与蝶骨体嵴突相连,下方与犁骨相连。垂直板下缘较宽,与鼻中隔软骨相接。其上表面有供筛板内侧筛孔通过的沟槽与管道,其他表面较为光滑[4]。

犁骨

　　犁骨位于矢状正中线上,形状菲薄,构成了鼻中隔的下后部。犁骨两面上均有突出表面、斜向前下方走行的沟槽,供鼻腭神经及血管通过[4](图 1.8)。

　　犁骨的上缘在其四个边缘中最厚,形成一个深沟,通过水平突出的两翼与蝶骨体上的蝶嘴相嵌合[4]。犁骨翼还分别于喙侧与蝶甲相连,尾侧与两侧腭骨蝶突、蝶骨翼内板鞘突等结构相连[4]。

　　犁骨前缘喙侧斜向下方,其上部与筛骨垂直板相融合,下部有沟,与鼻中隔软骨相连。前端下降于两侧切牙管之间,与上颌骨切牙嵴的后缘相连[4]。腭骨的中鼻嵴与上颌骨分别与犁骨下缘相结合。犁骨后缘有背裂呈凹状,将两侧鼻孔分隔,且不与任何其他骨骼相连接[3]。

下鼻甲

　　下鼻甲为卷曲薄片状的松质骨,构成了鼻腔侧壁的一部分。有孔的、凸出的内表面上包含着供血管穿过的纵行沟槽。凹陷的内表面构成了下鼻道的一部分[4](图 1.9)。下鼻甲的上缘分为三个区,与前方上颌骨的鼻甲嵴和后方腭骨相连[4]。

　　上缘三区的中区又包含三个骨性连接突起。在此进一步介绍如下:位于唇侧的泪突与泪骨及上颌骨相连,共同构成鼻泪管腔;向上的筛突汇入筛骨钩突;居中的、向腹侧及外侧弯曲的上颌突与上颌骨内侧相汇于上颌窦开口处[4]。下鼻甲前后两端纤细,下缘游离且较厚,呈蜂窝状[3]。

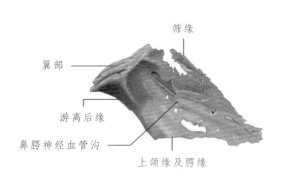

图1.8　犁骨侧面观。图中可见其骨性连接的四个边缘及鼻腭神经血管沟位置。

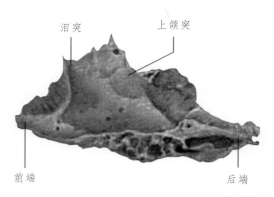

图1.9　左下鼻甲侧面观。下鼻甲构成部分下鼻道,图中可见其上缘、三个突起及游离前缘。

上颌骨

两块上颌骨共同构成了人上腭及面部的大部分骨性结构,包括鼻腔底、鼻腔侧壁的主体与眶底等,同时还参与了颞下窝、翼腭窝的构成。上颌骨由体部、额突、颧突、腭突、牙槽突等部分组成[3]。

上颌骨体部

前面

上颌骨体部呈金字塔状,有前面、颞下(后)面、眶面及鼻面四个表面,内附上颌窦[4](图1.10a)。面向前侧方的前面下方有平台,牙槽突位于牙根背侧。犬齿隆突位于犬齿的牙床上,从较深的、位于外侧的犬齿窝出发,于门齿后方将浅表的切牙窝相互分离。犬齿窝背侧有眶下孔,孔内穿行眶下血管及神经[4]。两侧上颌骨、鼻孔下缘及中央门齿中间共同形成了前正中颌缝。

后面

上颌骨体部的后侧(颞下)凹面构成了颞下窝和翼腭窝的前壁[4]。颧牙槽嵴(颧嵴)与颧突将上颌骨体的前后面分离[4](图1.10b)。上颌结节位于上颌骨后下部,与腭骨的锥突相连接[4]。

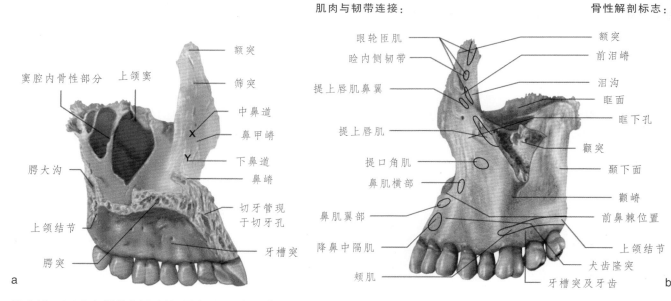

图1.10　(a)左上颌骨内侧面观。图中可见上颌骨体的大部分及腭突、额突、牙槽突、上颌窦等结构。此外还可以清晰分辨出露出骨面的切牙管、腭大沟、鼻甲及鼻嵴等组织。(b)左上颌骨外侧面观。图中可见上颌骨体的其余结构,且能更好地观察与之相关的颧嵴、眶面、颞下面等结构;此外通过该图还能看到外侧的额颧突。

眶面

上颌骨体的眶面形成了眶底的大部分结构。眶面内缘与泪骨、筛骨眶板及腭骨眶突相连。同时,其也构成了眶下沟、部分眶下管与眶下裂的前缘[4]。

鼻面

上颌骨体鼻面的后上界为上颌窦裂孔,该孔较大,可通入上颌窦腔。上颌窦为含气窦,窦口由筛骨和泪骨关节部分封闭。该窦下方为下鼻道的一部分,后方表面粗糙,与腭骨的垂直板相连接[4]。上颌窦裂孔前方有鼻泪沟,后者构成了鼻泪管腔圆周的 2/3;其余 1/3 由泪骨降部与下鼻甲的泪突共同组成[4]。鼻泪管腔可将鼻泪管引入下鼻道。前方倾斜的鼻甲嵴与下鼻甲相连接,将下鼻道与上庭的中鼻道分离开[4]。

颧突

上颌骨体前方的颞下面和眶面汇聚于向侧方突出的颧突上。颧突呈锯齿状,与颧骨的上颌突相咬合。牙槽突较厚,呈弧形向下突出,形如底座支撑着上颌齿列。根据牙齿类型的不同,各牙槽突的深度、宽度和相隔距离各不相同[4]。

额突

额突向后上方突起,与上方额骨鼻部、前方鼻骨及后方的泪骨相连接[4]。垂直的泪嵴将额突一分为二;在泪嵴后方,额突的垂直沟槽与泪骨共同构成了泪窝[4]。额突的内表面构成了鼻侧壁的一部分。额突根部与筛骨相连,封闭了前部的筛骨气房。上颌骨筛嵴则

与后方中鼻甲相连,构成了中鼻道的上缘[4]。

腭突

腭突是位于上颌骨中部最下方的、较厚的水平突起。两侧腭突相连,共同构成了大部分鼻底和骨腭(硬腭)的 3/4[4],其余 1/4 由腭骨的水平板构成,两骨交界处为横行的腭颌缝。腭突后外侧的两沟内走行腭大血管及神经。两侧切牙管开口于漏斗状的切牙窝,上半部上行,将腭大动脉与鼻腭神经的末段送入鼻腔[4]。

偶尔,切牙孔可出现于前内侧或后方[4]。此时居中的颌腭中缝将位于漏斗状切牙窝的后方。

腭突的前内侧缘较厚,与对侧腭突相连,构成了突起的上颌骨鼻嵴,并与上方的犁骨下缘形成一横沟。鼻嵴的最前方突起形成切牙嵴,两侧切牙嵴相连,即构成前鼻棘[4]。

上颌窦

上颌窦位于上颌骨体部,呈金字塔状,是人体最大的鼻旁窦(图 1.11)。上颌窦内壁构成了鼻外壁的一部分,上颌窦顶则构成了眶底的最大部分。上颌窦底、前壁与后壁分别由上颌骨牙槽突、部分腭突、颜面部及颞下面构成。窦顶部可延伸至上颌骨颧突[4]。

上颌窦的窦口位于其后内壁高处上方。周围的部分腭骨垂直板、筛骨钩突、下鼻甲、泪骨与覆鼻黏膜等结构共同限制了窦口的大小[4]。窦口常开于筛漏斗的后部,与中鼻道相交通,在主窦口后方有时可存在一副窦口[4]。

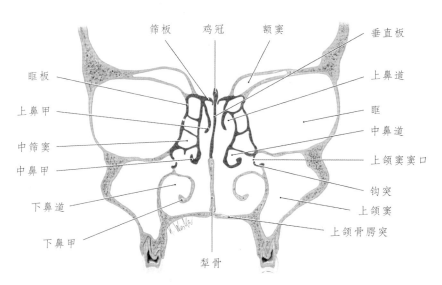

图 1.11 鼻旁窦骨性结构前面观。本冠状位切面图阐明了各鼻旁窦与相应面颅结构的关系。(Reproduced from THIEME Atlas of Anatomy, Head and Neuroanatomy. ⓒ Thieme 2010, Illustration by Karl Wesker.)

腭骨

腭骨成对生长,各包含一水平板、一垂直板及呈"L"形排列的锥突、眶突和蝶突[3](图1.12)。腭骨参与构成了上腭、眼眶和鼻腔的底部,鼻腔侧壁,翼腭窝和翼窝,眶下裂等结构。腭骨位于鼻腔后部,上颌骨与蝶骨翼突之间[3]。

水平板

水平板呈四边形,有鼻面和腭面两个表面及前、后、内、外四个缘。水平板鼻面横向延伸形成鼻底的后部;腭面内缘与对侧腭骨内缘相合于矢状中线,构成了骨腭的后1/4;前缘分别与两侧上颌骨的腭突相连接[4],两侧水平板正中合并后共同组成了鼻嵴的后部,并与犁骨后下缘相连;后缘向后突出形成后鼻棘;外缘与腭骨垂直板相接,形成腭大孔[3]。

垂直板

垂直板有鼻面和上颌面两个表面及前、后、上、下四个缘[4]。垂直板鼻面下部参与下鼻道的构成;上方有一水平生长的鼻甲嵴,与下鼻甲相连。其更上方分别有一压迹构成部分中鼻道,一筛骨嵴参与形成中鼻甲及一水平沟参与形成上鼻道[4]。

垂直板的上颌面与上颌骨鼻面相连接,其后上部形成翼腭窝的内壁,前部则形成上颌窦内壁的一部分。腭沟(即与上颌骨连接处形成的沟槽)于上颌面后方下行,其内走行腭大血管及神经[4]。

垂直板前缘与下鼻甲的上颌突相连,共同参与构成上颌窦内壁;后缘与翼内板相连;上缘上有蝶腭切迹,与蝶骨体相连,共同形成蝶腭孔,该孔将翼腭窝与上鼻道后部相连接[4]。

锥突

锥突自水平板与垂直板结合处向后外侧延伸成角,止于两侧蝶骨翼板之间[3]。锥突后表面构成了翼窝的下部;前外侧表面与上颌结节相连接[4];下表面包含一腭小孔[4]。

眶突

眶突自腭骨垂直板前方向外上突出,形成三个骨性连接关节与两个非关节平面。其前面(上颌面)与前外侧上颌骨相连;后面(蝶面)有一气窦开口,因靠近蝶甲,该气窦常与蝶窦相连[4]。内面(筛面)与筛骨迷路相连;上文所述的眶突气窦即位于筛骨迷路上,该窦可与后部的筛骨气房相交通。眶突气窦偶尔会同时开口于筛面和蝶面,一圆形边将两个非关节平面,即上面(眶面)与侧面相分离,同时构成了眶下裂下界的内缘[4]。

蝶突

腭骨蝶突向上内侧突出,其上表面与蝶甲相连,参与形成腭鞘管。蝶突的上、外表面及后缘分别与翼内板的根部、内表面和鞘突相连接[4];蝶突内缘与犁骨翼相连;内下表面构成鼻根和鼻侧壁的一部分[4]。

颧骨

颧骨呈四边形,构成了人体突出的颊部与上颌的剩余部分,同时还形成了眼眶的前外周、眶壁、眶底、很大部分眶下缘以及颞窝和颞下窝的壁[3]。颧骨有外面、颞面、眶面三个表面,额突及颞突两个突起,另有三个孔和五条边缘[4](图1.13)。

表面

颧骨凸出的外表面(面部)中心位置为颧面孔,其内走行颧面神经及血管;常在一块颧骨上成双存在,偶尔也会缺失。颧小肌和颧大肌分别起于该孔的前方及后方[4]。

颧骨的后内面(颞面)与其内侧的上颌骨颧突相

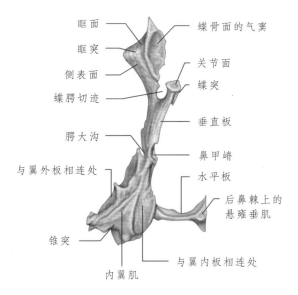

眶面
眶突
侧表面
蝶腭切迹
腭大沟
与翼外板相连处
锥突
内翼肌

蝶骨面的气窦
关节面
蝶突
垂直板
鼻甲嵴
水平板
后鼻棘上的悬雍垂肌
与翼内板相连处

图1.12　左腭骨后面观。腭骨由水平板、垂直板、锥突、眶突、蝶突与其部分关节面组成,在该图中可得到了解。

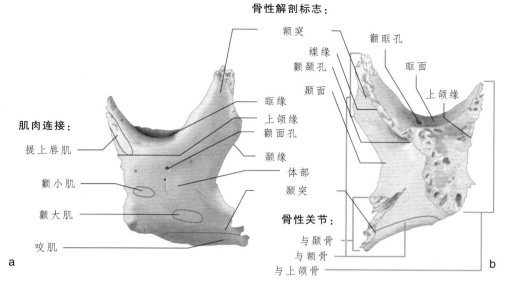

骨性解剖标志：
额突
蝶缘
颧颞孔
颊面
眶缘
上颌缘
颧面孔
颞缘
体部
颧突

肌肉连接：
提上唇肌
颧小肌
颧大肌
咬肌

a

颧眶孔
眶面
上颌缘

骨性关节：
与颞骨
与额骨
与上颌骨

b

图 1.13 （a）左颧骨外面观。颧骨体颊面上近眶面处有颧面孔。图中可见颧骨额突、颧突、眶缘、颞缘、上颌缘的位置。（b）左颧骨内面观。从内部看颧骨，可更好地看到其锯齿状的上颌缘、蝶缘和与额骨、颞骨、上颌骨形成的骨性关节。此角度下亦可看到眶面上的颧眶孔。

连接，形成一光滑、凹陷的表面，其近额突底部有一颧颞孔，孔中走行并传导颧颞神经[4]。

颧骨的眶面可延伸上至额突内侧，并构成眶底的前外侧部分和毗邻的侧壁。眶面光滑凹陷，其上包含颧眶孔，该孔可作为通向颧面孔和颧颞孔的管路开口[4]。

边缘

颧骨的下前缘（上颌缘）与上颌骨相连，其内端逐渐变细为一点，提上唇肌部分依附其上。蜿蜒的后上缘（颞缘）与额突后缘相连贯，形成了颧弓的上缘[4]，颞筋膜依附其上。锯齿状的后内缘上方与蝶骨大翼相连接，下方与上颌骨眶面相连接。该表面有一凹状锯齿结构不与其他骨相连，常构成眶下裂的外边缘[4]。颧骨后下缘表面粗糙不平，是咬肌的附着点；颧骨内上缘（眶缘）构成了眼眶外下周部分[4]。

突起

颧骨额突呈厚锯齿状，上方连接额骨颧突，后方连接蝶骨大翼[4]。尽管大小和组成不同，但眼眶上、颧额缝下方 1cm 处常能看到一颧骨结节，称怀特纳耳（Whitnall）结节[4]。颧骨颞突较为细窄，呈锯齿状，与颞骨颧突相合构成颧弓[3]。

泪骨

泪骨窄小、纤细而脆弱，其成对分布，参与眼眶前内壁的组成[3]。一垂直的泪嵴将两泪骨的外表面（眶面）分开（图 1.14）。泪嵴的唇侧边缘上有一垂直沟，其与上颌骨额突相接，形成了完整的泪囊窝。此垂直沟的内壁与上颌骨鼻部的鼻泪沟、下鼻甲泪突等结构共同参与了鼻泪管的构建。鼻泪管上口位于泪嵴后方的腹尾端，由上颌骨及泪骨的泪钩组成[4]。

泪骨的内面（鼻面）的前下方区域构成了中鼻道的一部分，后上方区域与筛骨相连，组成了部分前

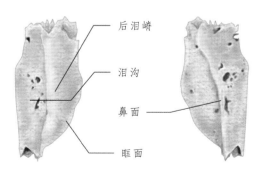

后泪嵴
泪沟
鼻面
眶面

图 1.14 右泪骨外面观。图中清晰显示了泪骨眶面形态及位于后泪嵴前方的泪沟。

筛骨气房。泪骨有前、后、上、下四条边缘,分别与上
颌骨额突、筛骨眶板、额骨及上颌骨眶面相连接[4]。

（肖一丁　译）

参考文献

1. Moore KL, Dalley AF, Agur AMR. Clinically Oriented Anatomy. 6th ed. Baltimore, MD, and Philadelphia, PA: Lippincott Williams & Wilkins; 2010
2. Sadler TW. Langman's Medical Embrology. 12th ed. New York, NY: Lippincott Williams & Wilkins; 2012
3. Norton NS. Netter's Head and Neck Anatomy for Dentistry. 1st ed. Philadelphia, PA: Elsevier Saunders; 2006
4. Standring S, Gray HFRS. Gray's Anatomy: The Anatomical Basis of Clinical Practice. 39th ed. Philadelphia, PA: Elsevier Churchill Livingstone; 2005
5. Fallucco M, Janis JE, Hagan RR. The anatomical morphology of the supraorbital notch: clinical relevance to the surgical treatment of migraine headaches. Plast Reconstr Surg 2012;130(6):1227–1233
6. Chepla KJ, Oh E, Guyuron B. Clinical outcomes following supraorbital foraminotomy for treatment of frontal migraine headache. Plast Reconstr Surg 2012;129(4):656e–662e
7. Kung TA, Guyuron B, Cederna PS. Migraine surgery: a plastic surgery solution for refractory migraine headache. Plast Reconstr Surg 2011;127(1):181–189
8. Tiwari P, Higuera S, Thornton J, Hollier LH. The management of frontal sinus fractures. J Oral Maxillofac Surg 2005;63(9):1354–1360
9. Bell RB, Dierks EJ, Brar P, Potter JK, Potter BE. A protocol for the management of frontal sinus fractures emphasizing sinus preservation. J Oral Maxillofac Surg 2007;65(5):825–839
10. Pawar SS, Rhee JS. Frontal sinus and naso-orbital-ethmoid fractures. JAMA Facial Plast Surg 2014;16(4):284–289
11. Kochhar A, Byrne PJ. Surgical management of complex midfacial fractures. Otolaryngol Clin North Am 2013;46(5):759–778

第 2 章
前颅底

Surjith Vattoth, Philip R. Chapman

引言

传统解剖学中,我们根据颅底的俯视外观将其分为前、中、后三个区域(图 2.1)。在该理论支持下,我们可进一步根据颅内间隔大致划分出前颅窝、中颅窝、后颅窝。前颅底构成了前颅窝的宽阔基底,窝内容物主要为大脑额叶。传统上将前颅底定义为颅底上蝶骨小翼和蝶骨平台前方的区域(图 2.2)。蝶骨小翼自前侧方跨过前床突,小翼后缘及上缘构成一曲线形、如同翼状的嵴,亦是其得名的由来。蝶骨小翼的骨性结构与前方的额骨眶板后缘相融合。蝶骨平台为蝶骨内上方一平台结构;位于筛骨筛板的后方、蝶鞍前壁(鞍结节)的前方。前颅底的中心构成了鼻腔顶部、筛窦顶部及筛骨的筛板。在其外侧,额骨的眶板构成了两侧前颅窝的眶顶部分。前颅底后部正中或旁正中组织由蝶骨平台构成,两侧则由蝶骨小翼构成[1]。颅底的中心或称中颅底,与前颅底以一水平线相分隔,该线自正中蝶鞍前缘出发向两侧延伸至蝶骨小翼后缘,其中经过内侧的前床突[2]。

前颅底正中/旁正中组织构成鼻腔与筛窦顶部

前颅底,特别是构成鼻腔穹顶和筛窦顶部的区域,在出生时仅有极低程度的骨化,其软骨成分随着人的生长发育才逐步骨化。其中鼻腔顶部在出生后 3 个月左右开始骨化,6 个月时基本完成。筛骨正中线

有一向上方的三角形骨状突起称鸡冠,同样于出生后 3 个月开始骨化,1 周岁时骨化基本完成;该结构名称取自拉丁语"crista galli",意思即为公鸡的鸡冠,非常形象。鸡冠为大脑镰的前下缘提供附着点,注意勿与另一概念"额嵴"相混淆;后者同样为大脑镰提供附着点,但位于更前方正中线上,为额骨上一骨性突起(图 2.3)。计算机断层扫描(CT)显示,人群中 10%~15% 的

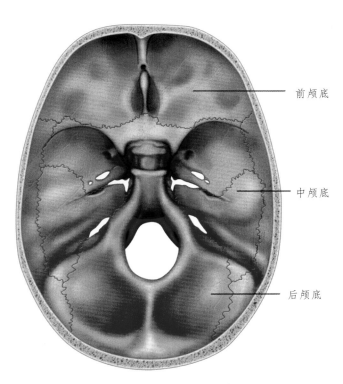

图 2.1 颅底俯视外观。传统解剖学中颅底被分为前、中、后三个区域。

前颅底

中颅底

后颅底

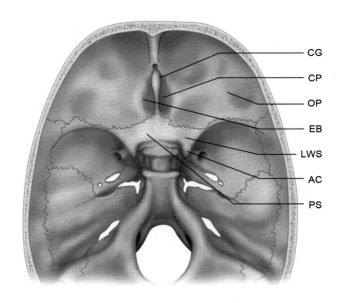

图 2.2 前颅底放大图。前床突（AC）向前方融入蝶骨小翼（LWS）。蝶骨小翼向内与蝶骨的扁平部分，即蝶骨平台（PS）相融合，后者构成了蝶窦腹侧顶壁。蝶骨小翼向前汇入额骨眶板（OP），共同组成眶顶。筛骨（EB）位于前颅底中心，图中可见筛骨的筛板（CP）和鸡冠（CG）结构。

筛骨鸡冠表现为一气腔。尽管从结构上来说，鸡冠属于含气腔很多的筛骨的一部分，但气腔鸡冠却往往是由左侧或右侧上颌窦腔延伸所形成[3]。鸡冠正下方可看到筛骨的垂直板，后者构成了骨性鼻中隔的上部，于出生后 6 个月开始骨化，并逐步与犁骨中形成骨性鼻中隔下部的结构相融合，融合于 2 周岁左右完成[1]。

筛板（筛状板）为筛骨内侧一水平的多孔骨状板；上有两道深沟，分别从正中鸡冠的左右两侧通过。筛板构成了鼻腔的顶部和嗅窝的底部；其中嗅窝为前颅底的最低处，窝内容纳嗅球（图 2.4）。筛板上深沟的中部有细小孔道，负责将嗅神经纤维从鼻穹隆黏膜传入颅内的嗅球。其中沟上最大的孔位于内面，负责传导鼻中隔上部和上鼻甲外侧区域的神经束。在 2/3 以上人群中，后部筛板在出生后 1 周岁方完成骨化；而包括筛板在内的前颅底，则大多需要到 2 周岁才骨化完毕；甚至进入 3 周岁后，我们仍能在人的鼻顶部看到细小缝隙。

筛窦顶壁的内侧部分由位于筛骨筛板外侧的垂直向板层构成；上外侧部分则由额骨眶板上水平的筛凹构成。筛骨上该垂直板层恰位于水平筛板的外侧，厚度仅为筛凹的 1/10[4]。鼻腔内的中鼻甲与筛板前部结构在颅底的骨性连接十分精巧，在外科手术中，该连接处的切断可损伤硬脑膜，造成脑脊液鼻漏。

出生后 3 个月时，筛骨气房均位于筛板平面的下方；而在 6 个月时它们已延伸至筛板水平面的上方。位于筛窦顶更外上方的筛凹区域于出生后 18 个月在额骨眶板上开始发育，于 2 周岁时发育成熟。掌握前颅底自外向内的斜坡状解剖，对于经筛窦入路的前颅底病变手术而言非常重要。利用同一个手术切除轴面，经筛窦入路比经外侧的筛窦顶入路更加安全，因为后者一旦触及筛板区域，就有可能损伤大脑和硬脑膜组织[5]。

自筛窦顶部画一穿过眼眶的水平线，一般经过眶垂直中点的上方（88%），另有 10% 正好经过眼眶垂直中点，还有 2% 在该点下方[6]。对于颅底低位的患者，术前须进行严格的影像学评估。最安全的解剖情况是当经筛窦顶的水平线经过眼眶上 1/3 时；而当该水平线低于眼眶垂直中点时手术相对高危，术中必须注意预防及避免颅底的损伤[1]。

自前方额隐窝延筛窦顶至后方蝶骨平台的矢状面上，颅底亦表现为一下倾的斜坡。该斜坡的倾斜角度在不同人群中变化很大，术前应进行相应的影像学评估。在内镜下经自然窦腔的外科手术中，用"自前向后"的分离手法很容易损伤颅底，而采用"自后向前"的内镜外科操作技术就能有效避免颅底损伤，这是因为该技术下，在确定上鼻道与蝶窦口位置后，我们可以快捷地锁定颅底蝶窦顶的位置[7-11]。

根据筛骨侧板的垂直高度及由此产生的嗅窝深度，Keros 分型将筛窦顶与嗅窝的形态分为 3 型（图 2.5）。当嗅窝旁边不存在筛骨侧板，其深度仅为 1~3mm 时，定义为 Keros 1 型（12%）；随着筛骨侧板高度的逐渐提升，嗅窝深度达到 4~7mm 时，为 Keros 2 型（70%）；8~16mm 时为 Keros 3 型（18%）[12]。8% 的病例中嗅窝两侧深度不对称超过 2mm[13]。在内镜外科手术中，Keros 3 型患者出现医源性侧板损伤概率最高。前筛孔位于筛板前外侧，筛骨与额骨的交界处，其内走行筛前动脉（伴行筛前静脉及神经）（图 2.6），手术中亦可能造成血管的医源性损伤，导致后果严重的大量出血入眶。后筛孔位于筛板后外侧，筛骨与蝶骨的交界处，其内走行筛后动脉、静脉及神经。

前颅底正中/旁正中组织的其他结构

盲孔是正中线上的一个小孔，位于筛骨鸡冠前方，额骨与筛骨交界处（图 2.7）；出生时直径接近 4mm，一般 2 周岁时完成骨化，有时亦延迟至 5 周

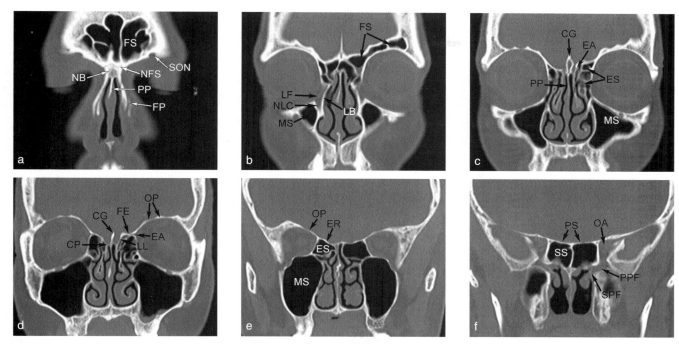

图 2.3　前颅底高分辨 CT 冠状位成像，由前至后。**(a)** 可见两侧含气的额窦(FS)气房，眶上切迹(SON)标志着眶上神经及伴行血管自眶入前额的出口。成对鼻骨(NB)于鼻梁前方，与上方鼻额缝(NFS)相融合。筛骨垂直板(PP)形成骨性鼻中隔上部。鼻下方与侧方由上颌骨的额突(FP)提供骨性支撑。**(b)** 额窦(FS)气房向后延伸至眶顶。在眼眶内下部位有一凹陷，称为泪腺窝(LF)，窝内容纳泪囊。泪腺窝内壁由泪骨(LB)构成；泪腺窝与骨性鼻泪管(NLC)相通。**(c)** 继续向后方可见矢状面上呈纤细骨性突起的鸡冠(CG)，筛骨垂直板(PP)形成骨性鼻中隔上部，该层次还能看到筛窦(ES)与上颌窦(MS)，同时可见筛板外侧板上有一小孔，供筛前动脉(EA)穿过。**(d)** 该层次下可看到筛板与筛窦顶。同样可看到筛骨筛板(CP)上呈矢状中线骨性突起的鸡冠(CG)结构。筛板侧缘由一垂直骨板构成，称为筛板外侧板(LL)。筛窦外侧顶部由眶内侧一水平骨性突起构成，称为筛凹(FE)。该层次中，可见附近筛前动脉(EA)出眶，并向前内入筛板。**(e)** 再向后方，筛骨垂直板及筛窦顶(ER)变平，额骨眶板自额窦处分离两眶。图中可见后方筛窦(ES)及上颌窦(MS)。**(f)** 再往后通过眶顶(OA)，可找到蝶窦(SS)气房。在该层次中同时可见到中线上一扁平骨顶，即蝶骨平台(PS)，以及部分翼腭窝(PPF)、蝶腭孔(SPF)等结构。

岁[14]。盲孔、鼻与前额区域的骨化缺陷可导致额筛脑膨出，又分为三个亚型：额鼻型(40%~60%)脑膨出、鼻筛型(30%)脑膨出和鼻眶型(10%)脑膨出。额筛脑膨出患者中的 80% 同时存在相关的眼或颅内畸形[15]。

在宫内发育早期，前颅底前交界处，上方部分骨化的额骨与下方鼻骨之间有一小囟门，称前囟。此时，在发育期的鼻骨后方、鼻被囊软骨前方亦有一小块区域覆盖硬脑膜，称前鼻区。当颅软骨开始骨化时，前囟逐渐闭合，如闭合失败即会导致额鼻型脑膨出。在此情况下，一小部分软脑膜或软脑膜连同部分脑组织会从上方额骨与下方鼻骨之间，通过前囟疝入前额的眉间或鼻背部，分别称为脑膜膨出或脑膜脑膨出[16]。

随着前颅底的颅软骨自后向前骨化，只留下前方鼻被囊处的一小部分软骨，此后鼻骨也将骨化；在两者之间的鼻前区便逐步被骨性结构包围而缩小，最终仅留下一个很小的硬脑膜憩室，位于未来筛骨鸡冠的

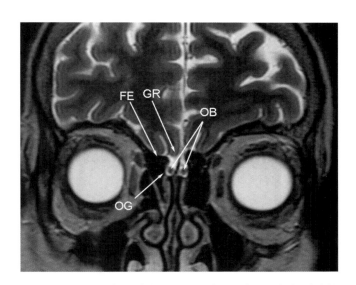

图 2.4　经眶冠状位 T2 加权 MRI。图中可见额叶、嗅球、嗅沟的结构关系。嗅球(OB)位于额叶直回(GR)下方。嗅沟(OG)深度和其与筛窦顶的关系个体差异较大。筛窦顶的侧面为筛凹(FE)。

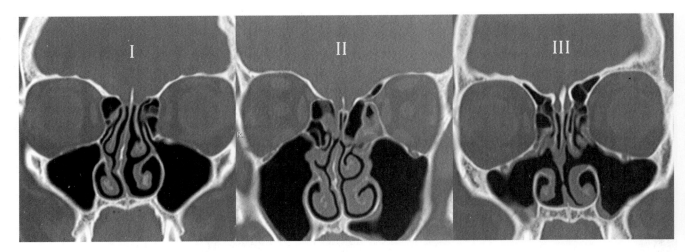

图 2.5　三个不同患者的冠状位 CT，嗅窝深度各不相同，分别属于 Keros 分型的 I～Ⅲ型。左图中嗅窝深 3mm（I 型），中间图为 5mm（Ⅱ型），右图为 8mm（Ⅲ型）。

前方，即为上文提到的盲孔。在一段时间内，盲孔与其前下方的鼻区皮肤可通过一硬脑膜构成的管路（称前神经管）相连，此后该管路逐渐退化。如退化失败，可导致鼻筛型脑膨出，即脑组织从缺陷的盲孔中疝入前鼻区及鼻腔；而脑膨出的质量效应又会将鼻骨向前拱出；在前颅底缺陷盲孔后方的筛骨鸡冠可能中裂甚至消失，有时可能带来相应的筛板缺陷或消失[17]。最少见的额筛或前顶脑膨出亚型称为鼻眶型脑膨出，是由于泪骨或上颌骨额突发育缺陷，软脑膜及脑组织向内下方疝入眼眶所导致。

　　鼻皮窦与相应的皮样或表皮样囊肿和鼻脑组织异位（又称鼻神经胶质瘤）同样会表现为先天性的鼻正中肿块；虽与额筛脑膨出的胚胎发育模式类似，但诊断上本质不同。鼻皮窦的窦腔壁由真皮构成，形态易变，可延伸至颅内，有时仅表现为鼻部的小凹窝。鼻皮窦中不含脑组织或软脑膜组织，但当窦道中合并皮样或表皮样囊肿时，常被混淆诊断为额筛脑膨出。鼻神经胶质瘤（该名称其实不准确，因为其并不包含肿瘤组织）由异位的、发育不良的神经胶质组织构成，与颅内组织没有明确的连接关系。约 2/3 的鼻神经胶质瘤位于鼻外，多定位于鼻背部，另 1/3 位于鼻内的鼻骨下方[18]。

其余鼻旁窦与前颅底的解剖关系

　　鼻旁窦的解剖详见第 17 章。本章只针对与前颅底

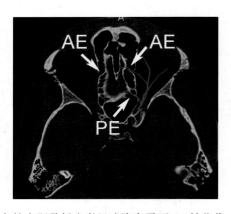

图 2.6　急性右眶骨折患者经嗅隐窝平面 CT 轴位像。图中可见双侧筛前（AE）动脉管，图中特别标注了左侧眼动脉分支位置以说明筛后（PE）动脉走行在更后方。

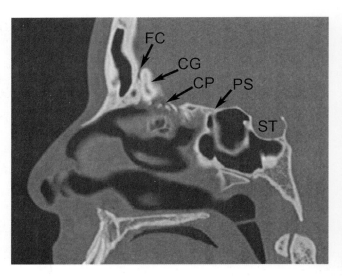

图 2.7　经各鼻旁窦区正中矢状面 CT 重建，可看到自前向后中线上各结构形态及位置。残余的盲孔（FC）位于鸡冠（CG）前方，图中可见筛板（CP）上的穿孔。蝶骨平台（PS）形态扁平，为蝶窦的腹侧顶部，位于蝶鞍（ST）前方。

联系紧密的鼻旁窦相关区域展开讨论。

额窦由一中隔分为左右两部分,有时也可出现多个间隔。额隐窝为额窦的引流通路,可将窦腔内液体引流至中鼻道;后者同样为前筛窦和上颌窦的引流终点(图 2.8)。筛骨钩突下方与鼻腔中的下鼻甲相连,组成上颌窦的内上壁,同时亦构成筛漏斗的边界。筛漏斗上边形成将上颌窦与前筛窦引入中鼻道的引流通路,其向上及水平向外连接于筛骨纸样板(或称筛骨侧板或眶内壁)或向内连接于中鼻甲或前颅底。当钩突向内与鼻腔的中鼻甲或前颅底相连接时,额隐窝将开口于筛漏斗。该解剖关系的临床重要性在,筛漏斗的感染可能影响到额窦,甚至造成额窦、前筛窦与上颌窦的联合感染。另一方面,当钩突向外汇入筛骨纸样板时,额隐窝则独立地直接将额窦引流入中鼻道前部;在该情况下,筛漏斗上部由一袋状盲端封闭,称之为终隐窝[19];此时筛漏斗发炎仅可能导致前筛窦炎和上颌窦炎,不会影响到额窦。但终隐窝的存在,会提高额窦炎的发生率,这可能由于额隐窝与中鼻道间缺少解剖学屏障的缘故,从而不能有效阻止鼻腔内诸如过敏原、刺激物或感染源等炎症诱发因子进入额窦,从而增加额窦炎的发生率[20]。

额隐窝的后界定义为筛泡与筛前动脉向上方延伸的平面,其中筛泡为一个突出的前部筛房,构成筛漏斗的外上缘;筛前动脉是眼动脉的分支之一[21],它从眶中发出,穿过筛骨纸样板上一孔道后,在额隐窝正后方位置进入前筛窦,穿窦后进入前颅窝。如前文

所述,前筛孔位于筛骨筛板的前外侧,在该区域进行外科手术时应注意避免损伤。孔中发出的脑膜前动脉进入硬脑膜,同时其鼻支动脉可经筛板再次进入鼻腔。

额隐窝大致呈锥形或倒漏斗形,上方顶点为额窦口[22]。前筛房的气腔形态各异,但无论主气房还是附属气房都会压缩额窦的引流通路。鼻丘气房与 1~4 型 Kuhn 额隐窝气房分布于额隐窝前面,泡上气房与额泡气房可见于额隐窝后面,而眶上筛气房则分布于额隐窝后外侧[23]。鼻丘气房位于前部筛骨气房的最前方,通常存在于额隐窝前下方及额窦下方,上颌骨额突后方、鼻骨后内方、泪骨内上方及钩突外上方也可见到。在冠状位 CT 上看到的鼻丘气房位于额隐窝下方和中鼻甲外侧,是一个重要的外科解剖标志,在内镜手术中可通过打开该腔隙的方法进入额隐窝。鼻丘气房的炎性疾病可能导致额隐窝阻塞,从而使额窦孤立于前筛窦和上颌窦,窦腔内液体逐渐混浊[24]。在 CT 上就可以观察到鼻丘气房与上颌窦疾病之间的密切联系,并有助于开展内镜下的窦腔功能恢复手术[25]。

额隐窝(Kuhn)气房自前筛窦延伸至额隐窝,均见于鼻丘气房的后上方。Kuhn 3 型、4 型气房与鼻丘气房类似,其后壁与上壁在额隐窝内形成间隔[23]。Kuhn 1 型气房为鼻丘上方、额窦底部下方的单个额隐窝气房;Kuhn 2 型气房为额隐窝内的多发气房,位于鼻丘上方,但可延伸至额窦内;Kuhn 3 型气房为单个巨大的额隐窝气房,向上方进入额窦内;Kuhn 4 型气房为单个的孤立气房,与额窦相隔绝。在两侧额窦中间可见一窦间气房,其产生于额窦,并可能导致额隐窝的狭窄[26]。目前认为在导致额窦炎的病理过程中,黏膜炎症起到了比鼻丘气房或 Kuhn 1~3 型气房更为关键的作用[27]。

如前文所述,附属气房位于额隐窝后部,包括额泡气房、泡上气房和眶上筛气房。额泡气房由前颅底后方的额隐窝气腔化而来,自额窦口延伸至真额窦腔内。泡上气房可见于筛骨筛泡上方,与额泡气房类似,同样位于额隐窝后部,但它们不会延伸至额窦。眶上筛气房可见于筛窦顶与眶内壁之间,由前筛窦产生;该气房可开放并汇入额隐窝侧面,可将额隐窝后方与额窦外上方的额骨眶板气腔化。在冠状位 CT 上可看到该气房位于额窦外侧,而额泡气房位于额窦内侧[28]。附属气房的存在可导致额窦引流通路的狭窄,从而大大增加额窦炎的发生概率。位于后方的泡上气房会缩短额隐窝的前后径,造成其狭窄;而额泡气房不仅导致额隐窝狭窄,同时可导致更上方的额窦口狭

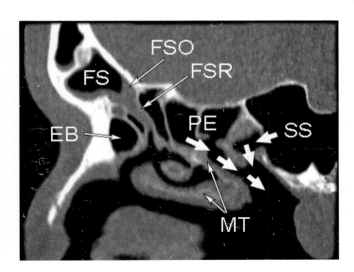

图 2.8 经鼻旁窦区旁矢状面 CT 重建。图中可见额窦(FS)、额窦口(FSO)与额窦隐窝(FSR)。额窦隐窝呈锥形,向下延伸至中鼻道。图中同时可见筛泡(EB)、后部筛骨气房(PE)及蝶窦(SS)。箭头标记处为中鼻甲(MT)。

窄;眶上筛气房则直接导致额窦口狭窄[27]。

前颅底后部的另一个重要的鼻旁窦结构为蝶筛气房,又称 Onodi 气房;该气房位于筛骨气房后部,延伸至蝶窦前部的上侧和外侧,毗邻视神经。视神经管与颈动脉管的分离与 Onodi 气房相关[29]。在经鼻内镜手术中,Onodi 气房可被视为视神经管上的膨大部分,应避免切开以防损伤视神经。

(肖一丁　译)

参考文献

1. Harnsberger HR. Anterior skull base. In: Harnsberger HR, Osborn AG, Macdonald AJ, Ross JS AJ, eds. Diagnostic and Surgical Imaging Anatomy: Brain, Head & Neck, Spine. 1st ed. Philadelphia, PA: Amirsys; 2010:II12–II25
2. Chapman PR, Bag AK, Tubbs RS, Gohlke P. Practical anatomy of the central skull base region. Semin Ultrasound CT MR 2013;34(5):381–392
3. Som PM, Park EE, Naidich TP, Lawson W. Crista galli pneumatization is an extension of the adjacent frontal sinuses. AJNR Am J Neuroradiol 2009;30(1):31–33
4. Kainz J. Heinz Stammberger. The roof of the anterior ethmoid: a place of least resistance in the skull base. Am J Rhinol. 1989;3:191–199
5. Nuss DW, O'Malley BW. Surgery of the anterior and middle cranial base. In: Cummings CW, ed. Cummings Otolaryngology Head and Neck Surgery. 4th ed. St Louis, MO: Elsevier Mosby; 2005:3760–3775
6. Meyers RM, Valvassori G. Interpretation of anatomic variations of computed tomography scans of the sinuses: a surgeon's perspective. Laryngoscope 1998;108(3):422–425
7. Stankiewicz JA, Chow JM. The low skull base: an invitation to disaster. Am J Rhinol 2004;18(1):35–40
8. Kim E, Russell PT. Prevention and management of skull base injury. Otolaryngol Clin North Am 2010;43(4):809–816
9. Messerklinger W. [Endoscopy technique of the middle nasal meatus] (author's transl). Arch Otorhinolaryngol 1978;221(4):297–305
10. Wigand ME. Transnasal, endoscopical sinus surgery for chronic sinusitis. II Endonasal ethmoidectomy. HNO 1981;29:287–293
11. Gray ST, Wu AW. Pathophysiology of iatrogenic and traumatic skull base injury. In: Bleier BS, ed. Comprehensive Techniques in CSF Leak Repair and Skull Base Reconstruction. Adv Otorhinolaryngol. 2013;74:12–23
12. Keros P. [On the practical value of differences in the level of the lamina cribrosa of the ethmoid]. Z Laryngol Rhinol Otol 1962;41:809–813
13. Savvateeva DM, Güldner C, Murthum T, et al. Digital volume tomography (DVT) measurements of the olfactory cleft and olfactory fossa. Acta Otolaryngol 2010;130(3):398–404
14. Osborn AG. Anomalies of the skull and meninges. In: Osborn AG, ed. Osborn's brain: imaging, pathology, and anatomy.1st ed. Salt Lake City, UT: Amirsys; 2013:1187–1208.
15. Hoving EW, Vermeij-Keers C. Frontoethmoidal encephaloceles, a study of their pathogenesis. Pediatr Neurosurg 1997;27(5):246–256
16. Hedlund G. Congenital frontonasal masses: developmental anatomy, malformations, and MR imaging. Pediatr Radiol 2006;36(7):647–662, quiz 726–727
17. Barkovich AJ. Congenital malformations of the brain and skull. In: Barkovich AJ, ed. Pediatric Neuroimaging. 4th ed. Philadelphia: Lippincott Williams & Wilkins; 2005:308–313
18. Barkovich AJ, Vandermarck P, Edwards MS, Cogen PH. Congenital nasal masses: CT and MR imaging features in 16 cases. AJNR Am J Neuroradiol 1991;12(1):105–116
19. McLaughlin RB Jr, Rehl RM, Lanza DC. Clinically relevant frontal sinus anatomy and physiology. Otolaryngol Clin North Am 2001;34(1):1–22
20. Turgut S, Ercan I, Sayin I, Başak M. The relationship between frontal sinusitis and localization of the frontal sinus outflow tract: a computer-assisted anatomical and clinical study. Arch Otolaryngol Head Neck Surg 2005;131(6):518–522
21. Wormald PJ. Three-dimensional building block approach to understanding the anatomy of the frontal recess and frontal sinus. Oper Tech Otolaryngol–Head Neck Surg 2006;17:2–5
22. Kuhn FA. Chronic frontal sinusitis: the endoscopic frontal recess approach. Oper Tech Otolaryngol–Head Neck Surg 1996;7:222–229
23. Lee WT, Kuhn FA, Citardi MJ. 3D computed tomographic analysis of frontal recess anatomy in patients without frontal sinusitis. Otolaryngol Head Neck Surg 2004;131(3):164–173
24. Vattoth S, Sullivan JC. Face and Neck Anatomy. In: Canon CL, ed. McGraw-Hill Specialty Board Review: Radiology. 1st ed. New York: McGraw-Hill; 2010:99–114
25. Bradley DT, Kountakis SE. The role of agger nasi air cells in patients requiring revision endoscopic frontal sinus surgery. Otolaryngol Head Neck Surg 2004;131(4):525–527
26. Coates MH, Whyte AM, Earwaker JW. Frontal recess air cells: spectrum of CT appearances. Australas Radiol 2003;47(1):4–10
27. Lien CF, Weng HH, Chang YC, Lin YC, Wang WH. Computed tomographic analysis of frontal recess anatomy and its effect on the development of frontal sinusitis. Laryngoscope 2010;120(12):2521–2527
28. Zhang L, Han D, Ge W, et al. Computed tomographic and endoscopic analysis of supraorbital ethmoid cells. Otolaryngol Head Neck Surg 2007;137(4):562–568
29. Weinberger DG, Anand VK, Al-Rawi M, Cheng HJ, Messina AV. Surgical anatomy and variations of the Onodi cell. Am J Rhinol 1996;10(6):365–370

第 **3** 章
中颅底

Philip R. Chapman，Surjith Vattoth

引言

人们习惯上以蝶鞍前缘(鞍结节)的水平面为界，分为前颅底和中颅底。中颅底向两侧延伸达蝶骨小翼的内侧缘，并包括鞍突前内侧。中颅底的后缘由中间的鞍背及两侧坚硬的嵴构成。由颅顶从上向下看，颅底外观上很自然地分成 3 个经典的解剖区域。颅底的解剖学边界与颅内空间相符，分为颅前窝、颅中窝、颅后窝。而对于当前先进的断层成像技术下的中颅底三维结构或者复杂外科手术及放射治疗方法的实用性，这种经典的分类方法并没有太多实际作用[1,2]。

中颅底的三维解剖还应该包括邻近的眶尖区及视神经管等结构，如视神经及其传导的视神经交叉、眶上裂、翼腭窝及鞍区。另外，蝶鞍上及蝶鞍旁结构，如脑垂体及垂体柄、海绵窦、颈内动脉、脑神经、Meckel 室、颅底小孔、蝶窦、岩尖、岩斜区、岩枕裂、破裂孔及部分鼻咽等，这些结构同样应该归入中颅底。这个区域大致类似球形结构，上极是视神经交叉，下极是鼻咽，卵圆孔位于两侧，翼腭窝是球的前极，桥前池是球的后极。以这种三维的方式划分中颅底的解剖结构，能够更好地从病理上区分病变的发生区域。同时，这也清楚地阐明了不同区域连接处复杂的解剖学关系，并帮助我们评估跨区域病变的起源及进展。中颅底的两侧主要是蝶骨大翼，形成凹陷窝构成颅骨的底部，大脑的颞叶位于其中[1,3]。

球形结构的中心：蝶骨和蝶窦

蝶骨体部位于中央，两侧是大翼和小翼结构，翼突位于蝶骨下面，由内侧板和外侧板构成。蝶骨体部包括上方的蝶鞍区和下方的蝶窦。向后它构成斜坡的前上壁部分，其后下部分通过软骨与枕骨相结合，形成蝶-枕骨软骨。蝶-枕骨软骨连接将蝶骨底与枕骨底分离(图 3.1)。脊索瘤可发生于软骨连接处的残留脊索，血管丰富的骨髓常常是骨髓瘤或转移癌的前期表现。蝶骨的小翼构成前颅底的后缘，其内有视神经管通过。蝶骨的大翼构成颅中窝的底部。眶上裂位于蝶骨小翼的上内方及蝶骨大翼的下外方。视柱是蝶骨体和蝶骨小翼连接处鞍突的一段突起的骨桥结构，在眶上裂处分开[4,5]。蝶骨的骨质结构、蝶窦及与周围颅底骨、脉管、孔隙的相互连接，可通过高分辨率计算机断层扫描(CT)薄层切片及骨算法重建得到良好的显示(图 3.2 和图 3.3)。

蝶窦根据气化程度(或者缺少气化)可分为甲介型、鞍前型及鞍型[6]。甲介型中，蝶骨主要是实性骨质，无充气蝶窦的发育。鞍前型中，蝶窦存在气化，但气化程度未达后部蝶鞍前的冠状水平。鞍型蝶窦的气化程度达后下的蝶鞍及后方的斜坡边缘。鞍型蝶鞍的前壁和底部非常薄，常不足 1mm 厚。蝶窦的气化程度可达视柱和前床突，导致视神经管及眶上裂的边界非常薄。翼管穿过蝶骨体，圆孔位于蝶窦顶部的两侧，同

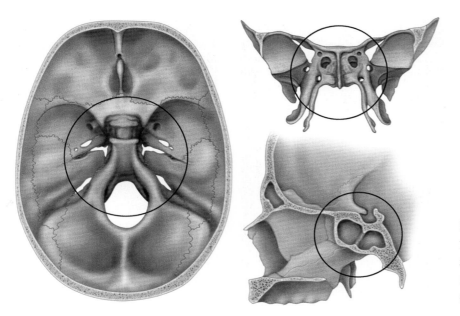

图 3.1 蝶骨及中颅底骨质结构上方、前方、侧方视角下的三维插图。圈起来的区域代表了中颅底的范围,包括了脑垂体在内的颅内部分,以及包括鼻咽在内的颅外部分。

蝶窦关系密切[7]。蝶窦紧邻颈内动脉(ICA)及海绵窦。颈内动脉沿着蝶窦外侧壁的颅内部分的浅槽内走行。两侧颈内动脉的颈动脉间距存在差异,使垂体手术风险增高。蝶窦间隔也存在较大的差异。尽管大多数情况下蝶窦间隔都是单一的,但也可由旁边多个隔膜共同构成,插入颈动脉附近[8]。蝶窦手术进行术前影像学评估时,需充分考虑蝶窦周围关键组织的病变扩散、骨质破坏及潜在的医源性损伤。

球中心上方的颅内结构

蝶鞍和蝶鞍上部

蝶鞍(土耳其鞍)是蝶骨体部的鞍形凹陷区域。蝶鞍支座(也称之为垂体窝)支撑着垂体腺(图3.4)。蝶鞍的前缘是蝶鞍结节,后缘是鞍背,上外侧是后床突。鞍背与其后的斜坡相连。视交叉沟位于蝶鞍结节的前面,视神经管的内侧。蝶骨平面作为前颅窝的一部分,位于蝶鞍结节和视交叉沟之前。双侧蝶骨小翼的内侧构成蝶鞍的前床突。垂体窝的底部是不足 1mm 厚的皮质骨壁,即硬骨板。鞍隔是覆盖于蝶鞍上方的向下凸出的薄层折叠,中间穿孔处有垂体柄通过。垂体柄在通过脑脊液(CSF)到下丘脑的过程中,在鞍上池处充盈扩大。鞍上池内同时还容纳有视神经交叉及 Willis 环。大的蝶鞍或蝶鞍上部病变,包括脑垂体腺瘤及咽鼓管瘤,会导致视神经交叉受压。

海绵窦

海绵窦是位于蝶鞍两侧的硬脑膜静脉窦,之间通过海绵间窦相连,与多支动静脉相交通,包括眶周的眼上静脉、颅中窝前部的蝶顶窦、流向 Galen 静脉方向的中脑周围池的基底静脉、咀嚼肌间隙的翼静脉丛、岩尖处的基底静脉丛。海绵窦内这些静脉分支血流方向为通过岩上窦汇入乙状窦,通过岩下窦汇入颈内静脉。颈内动脉海绵窦瘘的磁共振成像(MRI)及 CT 图像,可见静脉通道被高压力的动脉血充盈,管腔扩大[9]。

海绵窦有五个壁[1,10]。海绵窦的内侧壁包括靠上的蝶鞍部分及靠下的硬脑膜部分,靠上的部分由薄的单层硬脑膜与垂体腺的外侧缘相分隔,靠下的部分硬脑膜较厚,与颈动脉沟相连。垂体腺瘤侵及海绵窦时,MRI 的冠状图显示颈内动脉海绵窦段下方的海绵窦间隔内侧静脉闭塞(称为海绵窦颈动脉沟静脉室),其阳性预测值(PPV)可达 95%[11]。MRI 冠状图中,颈内动脉的海绵窦段超过 67%的部分受累(100%PPV),以及肿瘤突破边界到达海绵窦以内及以上颈内动脉的外侧壁(85%PPV),均提示肿瘤侵及海绵窦。如果海绵窦内颈内动脉受累范围不超过 25%,或者肿瘤没有侵犯到海绵窦以内及以上颈内动脉的内侧壁附近,海绵窦受侵及可能性基本排斥,阴性预测值可达 100%。

海绵窦的外侧壁从前方的眶上裂及前床突延伸到后方的岩尖,形成双层结构,即薄的外脑膜层及厚的内硬脑膜层,并参与构成颞叶的内侧缘。动眼神经(CN Ⅲ)、滑车神经(CN Ⅳ)、三叉神经的眼分支(CN

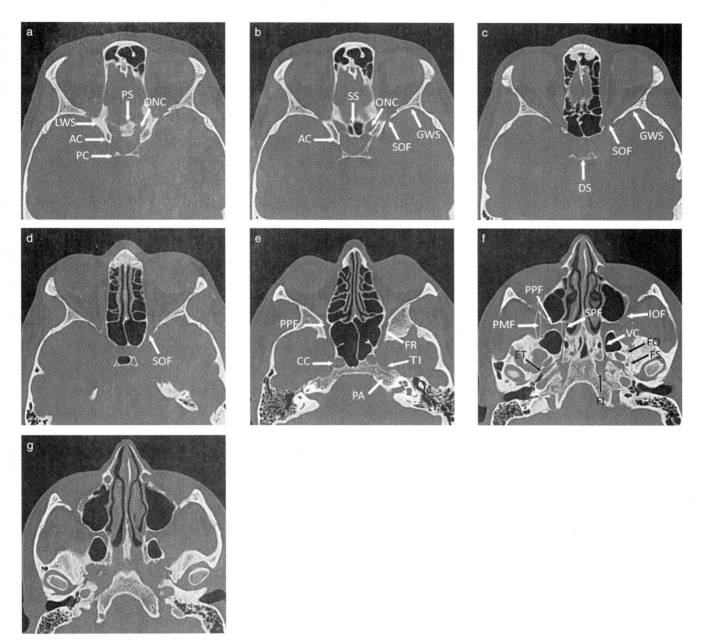

图 3.2 颅底轴位从上至下非增强 CT 解剖图（a~g）。（a）蝶鞍的后外侧缘是后床突（PC），前外侧是前床突（AC），前床突的骨质投影显示与蝶骨小翼（LWS）相连接。前床突的内侧可见视神经管（ONC），其内有视神经及眼动脉通过。蝶骨平面（PS）是蝶鞍前的一段水平面骨，参与构成蝶窦的顶部。（b）沿着轴面向下，眶上裂（SOF）逐渐变得明显。视神经管（ONC）向内与蝶窦（SS）紧密相连，向外成为前床突（AC）的骨支撑。（c）鞍背（DS）位于蝶鞍的后垂直缘。在这个平面，颅中窝（尤其海绵窦）与眶尖由软组织相连，通过眶上裂。眶上裂通过眼静脉，三叉神经的第一支，以及第 Ⅲ、第 Ⅳ、第 Ⅵ 脑神经。注意蝶骨大翼（GWS）的位置。（d）这张图中，蝶窦由单个矢状隔膜分隔，蝶窦的自然开口一般位于隔膜的两侧，与后鼻腔相通，使黏液通过窦口进入鼻腔。眶上裂（SOF）的位置如图中所示（箭头）。（e）在这个平面，岩尖（PA）类似椎形，向中间延伸至颞骨。岩尖的上内缘形成浅凹，即三叉神经压迹（TI）。颈动脉管（CC）的内开口与蝶窦被一层薄的密质骨分隔。圆孔（FR）与翼腭窝（PPF）的上凹处相通。（f）破裂孔（FL）呈三角形，软骨平面位于斜坡与岩尖之间。咽鼓管（ET）位于颈动脉管的外侧面，方向为由外向内，由上向下。卵圆孔（FO）及棘孔（FS）位于蝶骨的外侧面。翼管（VC）内有翼管神经，从破裂孔向翼腭窝（PPF）走行。翼腭窝外侧通过大孔径的翼上颌裂（PMF）与咀嚼肌间隙相连，内侧通过小孔径的蝶腭孔（SPF）与鼻腔相连。眶下神经由翼腭窝穿过眶下裂（IOF）进入面颊部。（g）在这个平面，鼻咽顶部的软组织从鼻咽腹部延伸到斜坡。这些软组织与咽鼓管结节及破裂孔周围的组织相连。

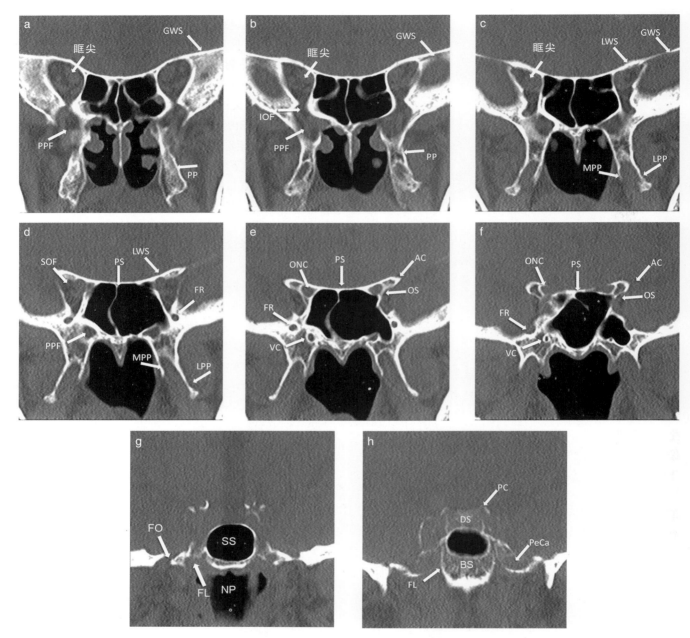

图 3.3 中颅底冠状位从前向后非增强 CT 解剖图 (a~h)。(a)翼突(PP)水平的眶尖部位冠状图显示了翼腭窝与眶尖的相互关系。(b)翼腭窝(PPF)内包含脂肪、上颌内动脉的远端分支、静脉、翼腭神经节及结缔组织。翼腭窝紧邻眶下裂(IOF),并最终与眶尖相连。(c)眶顶部由蝶骨小翼(LWS)构成,内侧翼状板(MPP)和外侧翼状板(LPP)位于翼突(PP)的后方。(d)眶尖附近可见一斜向外上方的裂孔,即眶上裂(SOF),其内有眼静脉,三叉神经的第一支,以及第Ⅲ、第Ⅳ、第Ⅵ脑神经通过。(e)圆孔(FR)开口于翼腭窝(PPF)的上凹处。冠状面显示,圆孔位于翼管(VC)的上外侧。(f)蝶窦的冠状图显示了前床突(AC)与视神经管(ONC)的相互关系。蝶窦的顶部平坦,即我们所说的蝶平面(PS)。视柱(OS)是视神经管外侧缘的一段薄的骨连接桥梁。在这个平面,圆孔开口于颅中窝,其内的三叉神经第二支进入海绵窦外侧壁。(g)蝶窦的冠状图显示了与外侧的卵圆孔(FO),其内有三叉神经第三支通过,并经此进入咀嚼肌间隙;同时内侧的破裂孔(FL)边界显示不清。(h)蝶鞍后方的冠状图显示后床突(PC)位于蝶鞍的上外侧,蝶鞍的后壁是鞍背(DS),斜坡的上半部形成蝶骨,也称之为蝶骨底(BS)。

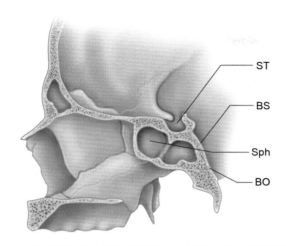

图 3.4　中颅底的矢状图显示蝶鞍(ST)的骨解剖。蝶鞍的前壁很薄,通过前壁将蝶鞍与蝶窦(Sph)分隔。斜坡由靠上的蝶骨底(BS)及靠下的枕骨底(BO)构成。

V1)位于海绵窦的外侧壁层中。只有展神经(CN VI)是唯一位于海绵窦内的神经,与颈内动脉的海绵窦段伴行(图 3.5)。在下方,海绵窦的内侧壁和外侧壁相互融合,一起构成蝶骨体的外侧缘。值得注意的是,融合发生在上颌神经(三叉神经第二支,CN V2)的上方,且上颌神经及下颌神经(三叉神经第三支,CN V3)并不属于海绵窦,尽管包绕两者的硬脑膜是相互连续的[1,12]。

　　海绵窦后方与岩下窦相通(岩下窦通过岩斜裂缝汇入颈内静脉)。海绵窦的后壁从鞍背的外侧缘延伸到 Meckel 腔的内上方。海绵窦的后下方是岩尖,展神

经(CN VI)在蝶岩韧带下走行,通过 Dorello 管进入海绵窦的后壁,可见展神经实质位于海绵窦内,颈内动脉海绵窦段的外侧(图 3.6)。岩尖炎可导致 Gradenigo 综合征,引起展神经麻痹(因 Dorello 管受累引起)及三叉神经痛,三叉神经痛因炎症可进入邻近的 Meckel 腔,而 Meckel 腔内有三叉神经节存在[13]。

　　海绵窦的矩形前壁从前床突下的视柱延伸到眶上裂,海绵窦的下缘构成圆孔的上止点,圆孔内有三叉神经第二支(CN V2)通过。海绵窦的顶部从前方的视柱及眶上裂延伸至后方的岩尖及小脑幕的边缘。它的内侧与鞍隔相连,外侧被前岩突皱襞与海绵窦外侧壁分隔。前岩突皱襞是一厚的条索状硬脑膜,从前方的前床突至后方的小脑幕缘。后岩突皱襞是从后床突至小脑幕缘的分隔皱襞。床突间皱襞是从前床突至后床突的一段薄的硬脑膜条带。这三个皱襞的解剖学意义是它们在海绵窦顶部形成了一个标志性三角区域——动眼神经三角(图 3.7)。第三脑神经动眼神经(CN III)由后上方进入动眼神经三角,在后床突附近

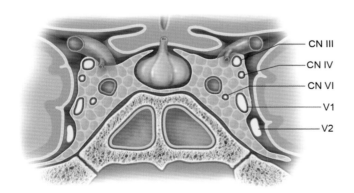

图 3.5　海绵窦的后面观。颈内动脉海绵窦段位于海绵窦的中部。第六脑神经展神经(CN VI)是唯一真正位于海绵窦内的神经。海绵窦的外侧缘从上向下依次可见动眼神经(CN III)、滑车神经(CN IV)、眼神经(CN V1)、上颌神经(CN V2)。海绵窦的外侧壁分为两层,外层是脑膜层,内层是硬脑膜层。动眼神经、滑车神经及眼神经位于内层硬脑膜层内。

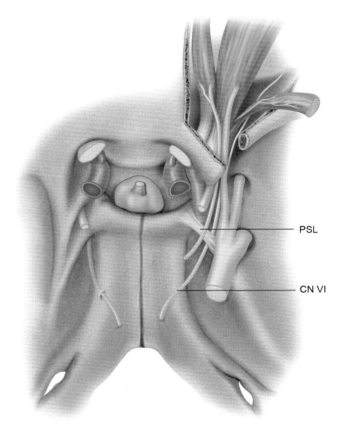

图 3.6　右侧的第六脑神经展神经(CN VI)进入海绵窦的后壁,在蝶岩韧带(PSL)下穿过,通过 Dorello 管,在海绵窦内走行,位于颈内动脉海绵窦段的外侧。

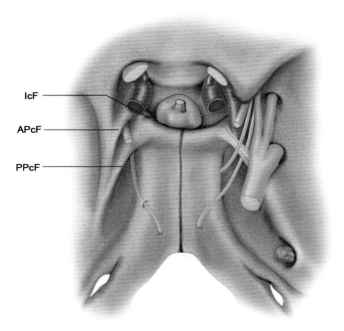

图 3.7 第三脑神经动眼神经在左侧从海绵窦的顶部传入。硬脑膜皱襞增厚，形成三个皱襞：前岩突皱襞（APcF）、后岩突皱襞（PPcF）、床突间皱襞（IcF）；这三个皱襞形成动眼神经三角。

进入海绵窦外侧壁双层结构中。第四脑神经滑车神经（CNⅣ）从动眼神经三角的后外侧穿入，位于动眼神经的后方[14]。

颈内动脉

颈内动脉除了是连接颈部近端及远端组织的重

要结构，还与中颅底关系密切。Bouthillier 系统通过对颈内动脉血流经过的解剖部位进行详细分区，将颈内动脉分为七段[15]（图 3.8），从颈部起源到 Willis 环中止，这七段分别为颈段（C1）、岩段（C2）、破裂孔段（C3）、海绵窦段（C4）、床段（C5）、眼段（C6）和交通段（C7）。颈内动脉的 C1 颈段没有分支，在颅底处进入颈动脉管。颈内动脉 C2 岩段在颈动脉管内走行，其后内侧的骨质厚实，而前外侧及下壁骨质薄，顶部被硬脑膜覆盖。颈内动脉 C2 岩段的分支是进入中耳的小的颈鼓动脉，翼管动脉通常起自颈外动脉分支的上颌动脉，偶尔作为颈内动脉的分支与上颌动脉相交通。颈内动脉 C2 岩段中止于破裂孔处，内侧部分被与破裂孔软骨相连的纤维软骨组织包绕，过渡为颈内动脉 C3 破裂孔段。破裂孔并不是位于单独的一块骨质内，实际是软骨构成的裂缝，分隔岩尖与内侧的蝶骨底及后方的枕骨底。咽升动脉的脑膜支通过破裂孔[1]，然后颈内动脉向上走行进入海绵窦，穿过岩舌韧带的下方（岩舌韧带自岩尖达蝶骨体颈动脉沟的舌部），颈内动脉的 C4 海绵窦段起于此。岩蝶韧带或称 Gruber 韧带（岩蝶韧带自岩尖达后床突）位于岩舌韧带的下方。展神经（CNⅥ）位于颈内动脉海绵窦段水平部的外侧，并与其相伴行，穿过岩蝶韧带的下方[16-18]。

颈内动脉 C4 海绵窦段向上然后向前沿着海绵窦水平走行。颈内动脉海绵窦段水平部位于蝶骨体外侧的一段浅沟内，称为颈动脉沟。颈内动脉可经过此处骨质裂隙进入蝶窦，同时也增加了经蝶内镜手术的潜

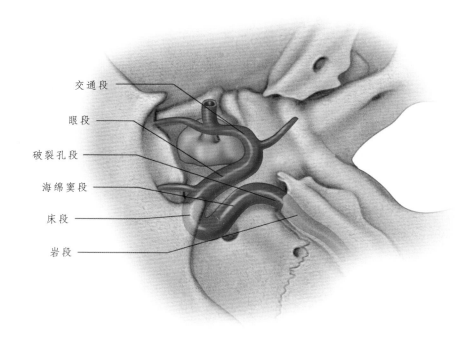

图 3.8 颈内动脉七段分类系统。从近端到远端将颈内动脉分为如下七段：C1颈段（未示）、C2岩段、C3破裂孔段、C4海绵窦段、C5床段、C6眼段和C7交通段。除了颈段外，其他部分均与中颅底关系密切。

在风险。颈内动脉海绵窦段有三条恒定分支:脑膜垂体干、海绵窦下外侧干、包膜动脉。垂体脑膜干(背侧主要动脉)起自颈内动脉海绵窦段后曲部凸侧面中央的管壁,先向上走行然后转向前,变成水平段,又分成三条分支:小脑幕动脉(Bernasconi 动脉和 Cassinari 动脉)、脑膜背侧动脉、垂体下动脉。海绵窦下外侧干(外侧主要动脉及海绵窦下方主要动脉)起自颈内动脉海绵窦段的水平部,发出小动脉供养海绵窦内颅神经及小脑幕。这条动脉有非常重要的临床意义,因为它通过圆孔、卵圆孔、棘孔与颈外动脉分支相吻合。McConnell 包膜动脉发自颈内动脉海绵窦内的最上段,供应垂体前叶及鞍膈的下方及周边。

颈内动脉随后在海绵窦上缘垂直向上,沿前床突内侧走行,通过两个硬膜环,即近侧硬膜环(在前方形成海绵窦的真正顶部)和远侧硬膜环(代表硬脑膜内及硬脑膜外颈内动脉的解剖学分界)。近侧硬膜环和远侧硬膜环之间这段短的垂直方向的位于前床突内侧的颈内动脉,即颈内动脉 C5 床段。颈内动脉 C5 床段没有已命名的动脉分支。变异的颈内动脉血管瘤如果硬脑膜内近端破裂出血,会形成颈动脉-海绵窦瘘;如果硬脑膜内远端破裂出血,会形成蛛网膜下腔出血,危及生命。尽管硬膜环在影像图上无法直接看到,但我们可以根据以下信息推测出近侧硬膜环的大概位置:①近侧硬膜环形成视柱的上内侧缘,通过一块微小的骨头与蝶骨小翼前床突相连;②近侧硬膜环分隔视神经管内侧与眶上裂外侧[19]。远侧硬膜环位于近侧硬膜环之上,是颈内动脉硬脑膜内段及硬脑膜外段的分界,在高分辨率 3D CT 冠状位脑池影像或 3D T2 MRI 上,远侧硬膜环可视为是脑脊液(CSF)及海绵窦的汇合点[20]。

颈内动脉 C6 眼段起自远侧硬膜环,在蛛网膜下腔内走行,向前方发出眼动脉,向后下内方发出垂体上动脉至蝶鞍。颈内动脉 C7 交通段起于紧靠后交通动脉(PCOM)起点的近侧,止于颈内动脉分叉处,分叉处分成大脑前动脉和大脑中动脉。脉络膜前动脉于后交通动脉远端附近起于颈内动脉交通段。

球后部的结构

岩尖和岩斜连接

岩尖的锥体形斜边是颞骨岩部前内侧的延续,讨论岩尖时需充分考虑中颅底的 3D 结构。岩尖内气化

程度差异较大,60% 为骨髓,33% 为气化的气腔,7% 为坚硬的骨质(图 3.9)。岩尖内气腔直接与乳突及中耳腔相连,病变可互相间直接扩散。岩尖气化程度有 5%~10% 的不对称性,MRI 中非气化的骨髓脂肪呈 T1 高信号有可能会被认为是病变组织。岩尖气腔内容易发生炎症,并向非气化的骨髓组织内转移[21-23]。Dorello 管、岩枕裂、Meckel 腔与岩尖关系密切,有重要的临床意义。Dorello 管是覆盖岩尖上内侧的两层硬脑膜间的管腔结构,在后床突的下方与蝶骨体的后外侧融合。Dorello 管内有展神经(CN Ⅵ)通过,被岩下窦包绕,岩下窦与前方的海绵窦相同,可经海绵窦引流至岩下窦。岩枕裂(岩斜裂)是一段连接颞骨岩部下内侧及斜坡下外侧的倾斜的软骨。岩枕裂由软骨构成,CT 图像不显影,但是作为颅底软骨瘤的经典好发部位,软骨瘤可表现为不同程度的骨密度显影[24]。

Meckel 腔

Meckel 腔由颅中窝后内侧岩蝶连接处的局部硬脑膜外翻形成。三叉神经节(半月神经节)位于 Meckel 腔前下方,三叉神经腔静脉的更后方。Meckel 腔后方,三叉神经于岩尖上方及岩蝶连接外侧形成一小的压迹,称为三叉神经压迹。然后三叉神经在脑池段进入颅后窝,从底部进入脑桥。Meckel 腔的前内侧与海绵窦的后外下侧相对,位于颈内动脉破裂孔段或海绵窦段近端的外侧,此处颈内动脉向上前方进入海绵窦。在 Meckel 腔内,三叉神经发出三条主要的分支。眼支(V1)从前内方进入海绵窦的外侧壁;上颌神经(V2)在海绵窦下向前方走行,进入圆孔;下颌神经(V3)向下外方通过卵圆孔进入咀嚼肌间隙[25]。

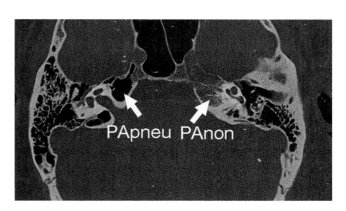

图 3.9　岩尖轴位 CT 图显示岩尖的气化程度差异明显。右侧岩尖气化程度良好,密度显影为气腔结构(PApneu)。对侧岩尖未气化,密度显影为松质骨结构(PAnon)。

球前方及下方的颅外结构

眶尖和翼腭窝

眶尖通过蝶骨小翼内的视神经管及蝶骨大小翼间的眶上裂与中颅底相通，通过眶下裂与翼腭窝相通。眼眶部肿瘤如视神经鞘脑膜瘤、炎症如眶尖假瘤、真菌感染如侵袭性真菌病等可扩散进入中颅底，反之亦然。由于眶尖与海绵窦及翼腭窝相通，眶尖综合征可引起视力丧失、眼肌麻痹及多种颅神经受累症状。面部危险三角区的感染可引起眼上静脉血栓，并进一步导致海绵窦血栓。尽管以往经典的理论认为，面静脉及眼上静脉缺乏相应的静脉瓣，使面中部的感染容易向海绵窦扩散，但最近的尸体立体显微镜研究显示这些静脉内也存在静脉瓣。面静脉与海绵窦之间的血流方向被认为是感染从面中部向海绵窦扩散的主要原因，而不是因为静脉瓣的缺失[26]。

视神经管位于蝶骨小翼内，视神经及眼动脉在视神经管内通过。视柱位于蝶骨小翼下根部，沿着蝶骨小翼的前床突走行，在视神经管外侧将视神经管与眶上裂分隔。视柱内充满骨髓，T1加权MRI中呈高信号显影，位于前床突的下内侧，将视神经与动眼神经及其他颅神经分隔。蝶骨体的前内侧形成视神经管的内侧缘，蝶骨小翼上根部的一段薄的骨桥形成视神经管

的顶部[27]。眼动脉位于视神经管内，在视神经的下外侧，周围有硬脑膜鞘包裹，然后眼动脉离开硬脑膜，在视神经上方从外侧交叉至内侧，并发出视网膜中央动脉，包绕在视神经周围。睫状神经节位于眶后部眼动脉的外侧，视神经及外直肌之间。

眶上裂（SOF）是蝶骨小翼上内侧和蝶骨大翼下外侧间的一段斜行裂隙（图3.10）。其通过海绵窦将眶部与颅中窝相连。Zinn环是眶尖一段韧厚的纤维腱膜环，Zinn环将眶上裂分为内侧的肌锥内区[包括动眼神经（CN Ⅲ）、展神经（CN Ⅵ）和鼻睫神经]和外侧的肌锥外区[包括滑车神经（CN Ⅳ）、额神经、泪神经、眼上静脉]。下斜肌起自眶缘的前下壁，除了下斜肌以外的眼外肌均来自Zinn环。除了眶上裂内侧的裂隙，Zinn环还包绕视神经管，因此视神经及眼动脉也属于肌锥内区结构。

SOF肌锥内区范围较广，位于海绵窦正前方，包括动眼神经（CN Ⅲ）、展神经（CN Ⅵ）和鼻睫神经。动眼神经分为上、下两支，上支支配上直肌和提上睑肌，下支支配内直肌、下直肌及下斜肌。展神经位于动眼神经上支的外侧，支配外直肌。鼻睫神经位于更上方，是三叉神经的分支眼神经（CN V1）的三条分支之一，为进入眼眶前在海绵窦远端走行的神经分支。

眼神经的其他两条分支为额神经和泪神经，分别位于眶上裂肌锥外区的下方和外上方。支配上斜肌的

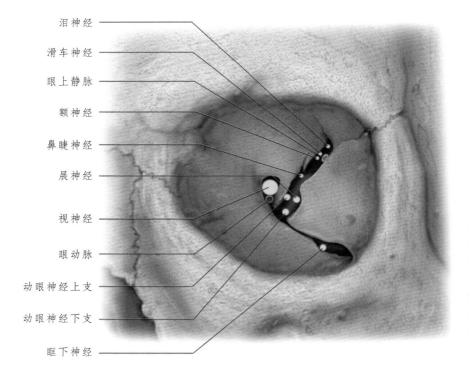

泪神经
滑车神经
眼上静脉
额神经
鼻睫神经
展神经
视神经
眼动脉
动眼神经上支
动眼神经下支
眶下神经

图3.10　眶尖结构。上直肌、内直肌、下直肌、外直肌在后方汇集，且连接一致密纤维组织环——Zinn环。Zinn环包绕视神经管及眶上裂的下内侧。视神经管内有视神经及眼动脉通过。动眼神经（CN Ⅲ）从眶上裂的内侧进入，并分为上、下两支。鼻睫神经及展神经（CN Ⅵ）同样从眶上裂的内侧进入。眶上裂的外侧包括滑车神经（CN Ⅳ）、额神经、泪神经、眼上静脉（SOV）。

滑车神经(CN Ⅳ)也在 Zinn 环外部由眶上裂肌锥外区进入眼眶,位于额神经之上及泪神经的下内方。眼上静脉位于眶上裂肌锥外区内神经的更外侧。

眶下裂是眼眶底部和外壁(蝶骨大翼)之间的斜形裂隙。眶上裂连通翼腭窝及咀嚼间隙,其内有眶下神经、颧骨神经(三叉神经第二支上颌神经的分支)、眼下静脉分支及导静脉(位于眼下静脉和翼静脉丛之间)通过[28,29]。

翼腭窝(PPF)内由脂肪组织构成,前方为上颌窦,后方为蝶骨翼突。腭骨垂直板构成翼腭窝的内壁(图3.11)。翼腭窝的内侧有小的翼腭神经节、上颌神经(V2)及颌内动脉,上颌神经通过圆孔进入翼腭窝,颌内动脉远端通过翼上颌裂进入翼腭窝。即使通过高分辨率 CT 和 MRI 也很难区分翼腭窝内的血管和神经节。尽管翼腭窝范围很小,但是它紧邻中颅底、眼眶、腭部、鼻腔,这些部位的周围神经肿瘤、感染可通过翼腭窝相互扩散、浸润。

咀嚼肌间隙

翼上颌裂是翼腭窝进入鼻咽咀嚼肌间隙 (颞下窝)的外开口。翼腭窝的内缘由腭骨形成,蝶腭孔是它进入上鼻道的黏膜层内开口。鼻咽血管纤维瘤常起源于此区域。翼腭窝与上方的眶上裂相通。眶下裂是它

进入眼眶的前开口,其内有眶下神经(上颌神经的分支)及眶下动脉通过。上颌神经颅内部分位于海绵窦外侧壁的下方,通过圆孔进入翼腭窝。圆孔在 CT 和 MRI 轴状面影像容易识别,为海绵窦外侧壁旁边连接翼腭窝及颅中窝的管道,而在冠状面影像图中位于偶尔气化的蝶窦外侧隐窝之上。翼管在蝶骨体内走行,是连接翼腭窝及破裂孔的管道,而破裂孔是蝶骨和颞骨间颈内动脉岩段水平部的前内下方软骨管道。冠状面影像图中可见翼管位于圆孔的内下方,偶尔可见翼管和圆孔之间气化的蝶窦外侧隐窝。翼腭管是翼腭窝下方常见的管道,其内有腭神经通过,最后在硬腭处分为前方的腭大孔和后方的腭小孔[30,31]。

容纳咀嚼肌的咀嚼肌间隙通过以下三条途径与中颅底相通:①蝶骨大翼的小孔(三叉神经的分支下颌神经通过卵圆孔);②岩小神经、上颌动脉脑膜支及导静脉;③脑膜中动脉、静脉及下颌神经的脑膜支通过后外侧的微小棘孔。这些小孔在 CT 图像上很容易辨认,位于颈动脉管岩段水平部的前外方。前面已经提到,咀嚼肌间隙通过翼上颌裂与翼腭窝相通,因此外周神经的肿瘤可以通过此途径扩散进入中颅底。咀嚼肌间隙的浸润性病变也可侵袭骨质,并向颅内扩散。咀嚼肌间隙的表面为颈深筋膜浅层覆盖,向下延伸与下颌骨上方的内侧翼状肌及咬肌相连,内上方紧

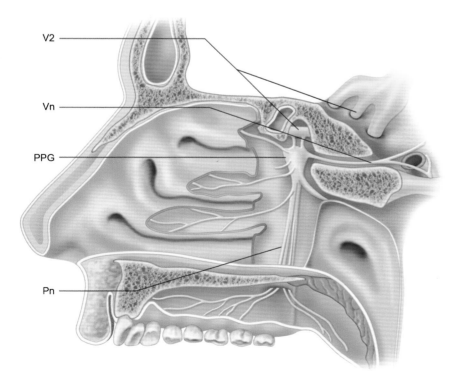

图 3.11 翼腭窝(PPF)。鼻部外侧壁解剖后面观,暴露蝶腭孔和翼腭窝。翼腭神经节(PPG)与多条神经相连。上颌神经(V2)在翼腭窝的上部走行。翼管神经(VN)起自翼腭神经节,在翼管内穿行。腭大神经及腭小神经(Pn)向下通过腭管进入腭黏膜下。

邻颅底的卵圆孔和棘孔。外上侧，咀嚼肌间隙延着颅骨外表面延伸，直到颞肌[32]。

鼻咽

鼻咽紧邻中颅底蝶骨底及斜坡区的下方，是评估肿瘤及侵袭性病变颅内扩散的重要区域（图 3.12）。鼻咽前上方达后鼻孔，后方达咽后壁及椎前间隙，两侧为咽旁间隙。鼻咽与口咽被软腭分隔，通常认为软腭的后方为鼻咽，软腭的前下方为口咽。在软腭后方，人们随意地用一条沿着硬腭或者 C1 的上缘或者寰枢关节的假想水平线划分鼻咽和口咽[33,34]。

咽部被颈深筋膜中层覆盖，颈深筋膜中层又称内脏筋膜层或咽黏膜层，因此口咽和鼻咽又合称为内脏间隙或咽黏膜间隙（PMS）。鼻咽浅层黏膜为 PMS 的上皮细胞，可发生鼻咽鳞状细胞癌[5]。黏膜下有淋巴组织、副唾液腺及残留的脊索细胞，可引起相应的良性及恶性病变，如淋巴瘤、唾液腺肿瘤及脊索瘤。咽扁桃体又称腺样体，位于鼻咽顶部的中线，儿童容易发生咽扁桃体发炎肿大。

枕骨的咽结节在后方与咽缝中线及成对的咽上缩肌相连，而咽上缩肌又与翼突内侧板的下半部分相连。咽上缩肌和颅底之间形成的间隙被咽颅底筋膜填充。咽颅底筋膜是包绕咽部并于颅底相连的坚韧腱膜组织，咽颅底筋膜在前下方与翼突内侧板相连，向上延伸到颅底。咽颅底筋膜填充咽上缩肌与颅底之间形成的间隙，并向后延伸，与蝶骨体、岩尖、破裂孔相连，再向后达枕骨的咽结节及椎前肌。因此，破裂孔位于咽颅底筋膜内，而卵圆孔位于咽颅底筋膜的外侧。咽鼓管及腭帆提肌通过咽颅底筋膜的后外侧的缺损进入鼻咽，此处又称为 Morgagni 窦。坚韧的咽颅底筋膜可防止肿瘤从鼻咽向中颅底扩散，反之亦然，但 Morgagni 窦及破裂孔 （即使破裂孔被纤维软骨包绕）是咽颅底筋膜的两处缺损， 肿瘤可经过 Morgagni 窦及破裂孔相互扩散[35]。

腭帆张肌和腭帆提肌位于鼻咽的两侧。咽鼓管圆枕是咽鼓管软骨的中部凸起，连同腭帆提肌及表面覆盖的黏膜形成一道突向鼻咽的脊[33]。咽鼓管咽口是咽鼓管圆枕前方的黏膜凹陷区域。咽隐外侧，或称 Rosenmüller 窝，是咽鼓管圆枕后上方另一个黏膜凹陷区域。Rosenmüller 窝是鼻咽癌的一个重要好发部位，CT 轴位影像图中位于咽鼓管的后方，冠状面影像图中位于咽鼓管圆枕的上方。

咽鼓管连接中耳和鼻咽（图 3.13）。咽鼓管后外侧的骨质部分起于鼓室前壁， 向前内下方走行到达鼻咽， 在 CT 轴位影像图中位于颈动脉管岩段近端的外下方。咽鼓管的骨质部分和软骨部分在蝶岩沟附近融合，蝶岩沟是蝶骨大翼后缘和颞骨岩部前缘间的一段裂隙。CT 轴状位影像中可见咽鼓管软骨部分呈软组织密度显影，紧邻卵圆孔和棘孔的后方，与鼻咽相通。鼻咽内肿物，尤其是 Rosenmüller 窝的肿物，可压迫咽鼓管开口，导致中耳及乳突积液。脑部 CT 或者鼻旁窦 CT 扫描时发现单侧的中耳或乳突积液， 对于评估鼻咽内肿物病变非常重要。

咽后间隙（RPS）位于咽的后面，颈深筋膜中层（内脏筋膜）之后，颈深筋膜深层（椎前筋膜）之前。咽后间隙向上达枕骨底，颅底至颈胸段之间细薄的翼状筋膜将咽后间隙分为前方真正的咽后间隙和后方的危险间隙。在 C6 至 T4 水平，翼状筋膜与前方的颈深筋膜中层（内脏筋膜）相互融合，止于真正的咽后间隙下方。后方的危险间隙继续向下走行，使颅底的感染可向下蔓延至后纵隔。咽后间隙尤其是外侧，容纳正常脂肪及咽后淋巴结。咽后淋巴结（RPLN）分为外侧组和内侧组， 外侧组淋巴结位于上颈椎横突水平，当

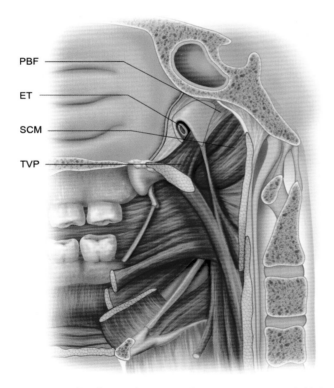

图 3.12　黏膜下鼻咽示意图。咽上缩肌（SCM）通过咽颅底筋膜（PBF）附着于颅底。咽鼓管（ET）穿过咽颅底筋膜中的 Morgagni 窦。从咽鼓管软骨部中可以看到腭帆张肌（TVP）向下延伸至软腭的侧缘。

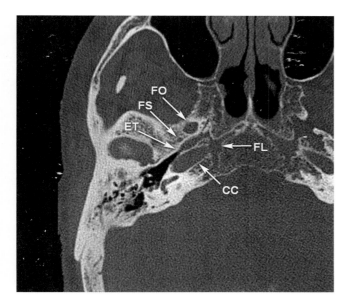

图 3.13 颅底的轴位 CT 图像展示了中央颅底区侧缘的各种孔、裂和管之间的关系。颈内动脉斜行穿过颈动脉管(CC),并从软骨间隙上方的破裂孔(FL)穿出。咽鼓管(ET)由骨部和软骨部组成,从中耳向内下方走行至鼻咽部。咽鼓管、颈动脉管和棘孔(FS)之间的位置较为紧密。

鼻咽、口咽、喉咽及鼻腔发生鳞状细胞癌时,外侧组淋巴结常受累,发生病理性改变。值得注意的是,影像学上只有这些淋巴结位于颈内动脉的内侧且距离颅底2cm 以内时才被称为咽后淋巴结。如果淋巴结位于颅底 2cm 以内,但是位于颈动脉鞘的前方、后方或者外侧,这些淋巴结属于Ⅱ区颈淋巴结。淋巴结位于颅底下方 2cm 以外,不属于咽后淋巴结[36]。

椎前间隙(PVS)位于咽后间隙的后方,被颈深筋膜深层(椎前筋膜)包绕。舌骨以上的颈部椎前间隙内有椎前肌(颈长肌和头长肌)、椎体、椎间盘、椎管、椎动脉及膈神经。在鼻咽水平,大的头长肌和小的头前直肌位于椎前间隙之后。椎前间隙内病变与前方的咽后间隙病变及两侧的颈动脉间隙内病变有时难以区分,尤其是病变范围较大时。影像学上有用的提示包括椎前间隙内脓肿可以使椎前肌抬升,而咽后间隙内脓肿不会。同样,椎前间隙肿瘤如横纹肌肉瘤容易侵蚀椎体前的骨质,而颈动脉间隙肿瘤如神经母细胞瘤容易侵犯颈椎的两侧[1,29]。

(陈波 译)

参考文献

1. Chapman PR, Bag AK, Tubbs RS, Gohlke P. Practical anatomy of the central skull base region. Semin Ultrasound CT MR 2013;34(5): 381–392

2. Borges A. Imaging of the central skull base. Neuroimaging Clin N Am 2009;19(3):441–468

3. Morani AC, Ramani NS, Wesolowski JR. Skull base, orbits, temporal bone, and cranial nerves: anatomy on MR imaging. Magn Reson Imaging Clin N Am 2011;19(3):439–456

4. Laine FJ, Nadel L, Braun IFCT. CT and MR imaging of the central skull base. Part 1: Techniques, embryologic development, and anatomy. Radiographics 1990;10(4):591–602

5. Laine FJ, Nadel L, Braun IFCT. CT and MR imaging of the central skull base. Part 2. Pathologic spectrum. Radiographics 1990;10(5): 797–821

6. Rhoton AL Jr. The sellar region. Neurosurgery 2002;51(4, Suppl) S335–S374

7. Unal B, Bademci G, Bilgili YK, Batay F, Avci E. Risky anatomic variations of sphenoid sinus for surgery. Surg Radiol Anat 2006;28(2): 195–201

8. Hamid O, El Fiky L, Hassan O, Kotb A, El Fiky S. Anatomic variations of the sphenoid sinus and their impact on trans-sphenoid pituitary surgery. Skull Base 2008;18(1):9–15

9. Vattoth S, Cherian J, Pandey T. Magnetic resonance angiographic demonstration of carotid-cavernous fistula using elliptical centric time resolved imaging of contrast kinetics (EC-TRICKS). Magn Reson Imaging 2007;25(8):1227–1231

10. Miyazaki Y, Yamamoto I, Shinozuka S, Sato O. Microsurgical anatomy of the cavernous sinus. Neurol Med Chir (Tokyo) 1994;34(3): 150–163

11. Cottier JP, Destrieux C, Brunereau L, et al. Cavernous sinus invasion by pituitary adenoma: MR imaging. Radiology 2000;215(2):463–469

12. Tubbs RS, Hill M, May WR, et al. Does the maxillary division of the trigeminal nerve traverse the cavernous sinus? An anatomical study and review of the literature. Surg Radiol Anat 2008;30(1):37–40

13. Hardjasudarma M, Edwards RL, Ganley JP, Aarstad RF. Magnetic resonance imaging features of Gradenigo's syndrome. Am J Otolaryngol 1995;16(4):247–250

14. Isolan GR, Krayenbühl N, de Oliveira E, Al-Mefty O. Microsurgical anatomy of the cavernous sinus: measurements of the triangles in and around it. Skull Base 2007;17(6):357–367

15. Bouthillier A, van Loveren HR, Keller JT. Segments of the internal carotid artery: a new classification. Neurosurgery 1996;38(3):425–433

16. Liu XD, Xu QW, Che XM, Mao RL. Anatomy of the petrosphenoidal and petrolingual ligaments at the petrous apex. Clin Anat 2009; 22(3):302–306

17. Chapman PR, Gaddamanugu S, Bag AK, Roth NT, Vattoth S. Vascular lesions of the central skull base region. Semin Ultrasound CT MR 2013;34(5):459–475

18. Tubbs RS, Hansasuta A, Loukas M, et al. Branches of the petrous and cavernous segments of the internal carotid artery. Clin Anat 2007;20(6):596–601

19. Hashimoto K, Nozaki K, Hashimoto N. Optic strut as a radiographic landmark in evaluating neck location of a paraclinoid aneurysm. Neurosurgery 2006;59(4):880–895, discussion 896–897

20. Watanabe Y, Nakazawa T, Yamada N, et al. Identification of the dis-

tal dural ring with use of fusion images with 3D-MR cisternography and MR angiography: application to paraclinoid aneurysms. AJNR Am J Neuroradiol 2009;30(4):845–850

21. Connor SE, Leung R, Natas S. Imaging of the petrous apex: a pictorial review. Br J Radiol 2008;81(965):427–435

22. Isaacson B, Kutz JW, Roland PS. Lesions of the petrous apex: diagnosis and management. Otolaryngol Clin North Am 2007;40(3): 479–519, viii

23. Razek AA, Huang BY. Lesions of the petrous apex: classification and findings at CT and MR imaging. Radiographics 2012;32(1):151–173

24. Balboni AL, Estenson TL, Reidenberg JS, Bergemann AD, Laitman JT. Assessing age-related ossification of the petro-occipital fissure: laying the foundation for understanding the clinicopathologies of the cranial base. Anat Rec A Discov Mol Cell Evol Biol 2005;282(1): 38–48

25. Woolfall P, Coulthard A. Pictorial review: Trigeminal nerve: anatomy and pathology. Br J Radiol 2001;74(881):458–467

26. Zhang J, Stringer MD. Ophthalmic and facial veins are not valveless. Clin Experiment Ophthalmol 2010;38(5):502–510

27. Daniels DL, Mark LP, Mafee MF, et al. Osseous anatomy of the orbital apex. AJNR Am J Neuroradiol 1995;16(9):1929–1935

28. Aviv RI, Casselman J. Orbital imaging: Part 1. Normal anatomy. Clin Radiol 2005;60(3):279–287

29. Vattoth S, Sullivan JC. Face and neck anatomy. In: Canon CL, ed. McGraw-Hill Specialty Board Review: Radiology. 1st ed. New York: McGraw-Hill; 2010:99–114

30. Daniels DL, Mark LP, Ulmer JL, et al. Osseous anatomy of the pterygopalatine fossa. AJNR Am J Neuroradiol 1998;19(8):1423–1432

31. Curtin HD, Williams R. Computed tomographic anatomy of the pterygopalatine fossa. Radiographics 1985;5(3):429–440

32. Harnsberger HR. Anterior skull base. In: Harnsberger HR, Osborn AG, Macdonald AJ, Ross JS AJ, eds. *Diagnostic and Surgical Imaging Anatomy: Brain, Head & Neck, Spine.* 1st ed. Philadelphia, PA, Amirsys; 2010:II26–II35

33. Siddiqui A, Connor SEJ. Imaging of the pharynx and larynx. Imaging 2007;19:83–103

34. Dubrulle F, Souillard R, Hermans R. Extension patterns of nasopharyngeal carcinoma. Eur Radiol 2007;17(10):2622–2630

35. Som PM, Curtin HD. Fascia and Spaces of the Neck. In: Som PM, Curtin HD, eds. *Head and Neck Imaging.* Vol 2. 3rd ed. St. Louis: Mosby; 2003:1805–1827

36. Som PM, Curtin HD, Mancuso AA. Imaging-based nodal classification for evaluation of neck metastatic adenopathy. AJR Am J Roentgenol 2000;174(3):837–844

第 **4** 章
头皮及颞区软组织

Noriyuki Koga

引言

头皮是覆盖头顶的软组织。解剖学上位于颅骨顶部,边界与前额的眶缘、颧骨额突、颧弓上缘、外耳孔、颞骨乳突、枕骨上项线相连[1]。头皮与其他皮肤的主要不同在于,除了前额部,其他部位的头皮几乎都有头发覆盖。在横断面,除了颞区,头皮呈层状结构,一般分5层,从外向内依次为皮肤、皮下脂肪(致密结缔组织)、帽状腱膜(腱膜层)、疏松结缔组织、骨膜(图4.1)。其中,皮肤、皮下组织和帽状腱膜间连接紧密,各层间很难进行钝性分离。因此,皮肤至帽状腱膜常被合称为浅筋膜层,而疏松结缔组织又被称为深筋膜层[2]。

头皮(皮肤)和皮下脂肪层

头皮的基本结构与其他区域的皮肤相似,但是头皮的真皮层较身体其他部位的真皮层明显增厚,且血运丰富。同时,头皮有大量的毛发。

皮下组织包含有大量的毛囊和汗腺。类似手掌和足底,头皮内有大量的纤维隔,将头皮皮肤层和帽状腱膜层紧密连接。皮下脂肪被纤维隔分为很多小的脂肪团。在这一层,帽状腱膜层内的网状血管发出大量的穿支动脉及静脉到达皮肤,并有支配皮肤感觉的神经相伴行。

帽状腱膜

帽状腱膜是枕额肌的中间腱膜,在前方连接额肌,在后方连接枕肌(图4.2)。额肌起自帽状腱膜,在眶上缘与眼轮匝肌及降眉间肌交叉后附着于眉的真皮。一般额肌由外上方向内下方走行,因此前额的中部,两侧额肌之间会形成一个"V"形的区域,帽状腱膜向下延伸至前额的"V"形部分。枕肌起自枕骨的上项线,向上走行,连接帽状腱膜。额肌和枕肌都受面神经支配,面神经的颞支支配额肌,耳后神经支配枕肌。额肌的功能是提眉,可形成横向的皱纹。枕肌的功能是牵拉帽状腱膜,保持头皮张力,但是枕肌已逐渐退化变薄,只能起到辅助额肌的作用。在颞部,帽状腱膜过渡为颞浅筋膜,颞浅筋膜是面部浅表肌肉腱膜系统(SMAS)的一部分[3,4]。在同一平面,颞浅筋膜包括颞顶肌和耳上肌。头皮的主要血管在帽状腱膜层内走行,并发出大量的分支供应皮肤及皮下脂肪层。因此,当发生头皮帽状腱膜和皮下脂肪层撕脱伤时,常常可发生大出血。

疏松结缔组织

疏松结缔组织层又称为帽状腱膜下层和腱膜下平面(图4.3),位于帽状腱膜和骨膜之间,使头皮具有活动性。疏松结缔组织层一般厚1~3mm,肉眼观呈半透明、泡沫状。Chayen等人报道疏松结缔组织层又可分为三层,内外两层疏松的蜂窝组织层和中间一层致

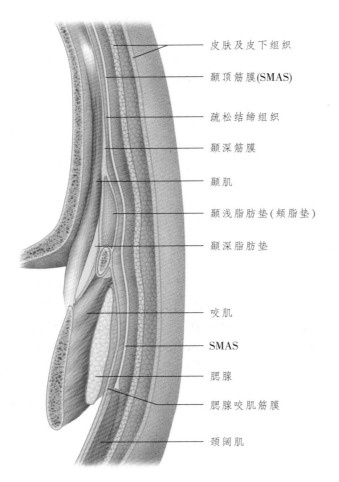

皮肤及皮下组织

颞顶筋膜(SMAS)

疏松结缔组织

颞深筋膜

颞肌

颞浅脂肪垫(颊脂垫)

颞深脂肪垫

咬肌

SMAS

腮腺

腮腺咬肌筋膜

颈阔肌

图 4.1 头皮的分层结构。头皮从外向内分为 5 层:皮肤(S),皮下脂肪(致密结缔组织)(C),帽状腱膜(A),疏松结缔组织(L),骨膜(P)。

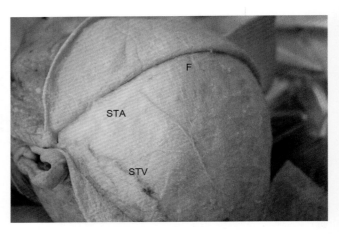

图 4.2 帽状腱膜(尸体解剖图,左侧观)。显露左侧额肌、帽状腱膜及颞浅筋膜。F,额肌;STA,颞浅动脉;STV,颞浅静脉。

密的筋膜层,即外层(疏松的蜂窝组织)、致密筋膜层和深层(疏松的蜂窝组织)[5]。疏松结缔组织层的血管肉眼下观察不到,只有在显微镜下可观察到血管。疏松结缔组织层的血供主要通过两条途径:第一条途径为帽状腱膜内血管丛垂直发出穿支动脉供血;第二条途径为头皮主要大血管直接供血,这些血管包括颞浅动脉、眶上动脉、滑车上动脉。由于这些血供,我们可以制成非常薄的头皮软组织瓣进行类似耳再造这样的操作[6]。

骨膜

骨膜是头皮最深一层皮下组织。骨膜与颞区的颞

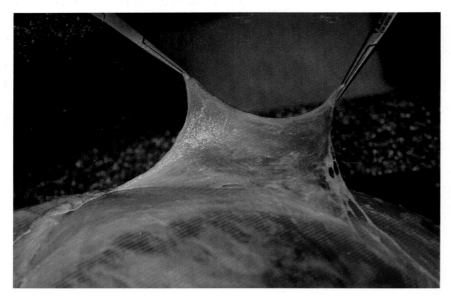

图 4.3 头皮疏松结缔组织层(尸体解剖图)。

筋膜相连,在颞窝的颞肌下无骨膜层。

头皮的血液循环

对于头皮的动脉血供,眼动脉的分支眶上动脉及滑车上动脉供应头皮的前方;颈外动脉的分支颞浅动脉、耳后动脉及枕动脉分别供应头皮的外侧或后方(表4.1)。这些动脉在头顶部相互交通,形成丰富的血管网。这些交通的血管形成了帽状腱膜的血管丛,帽状腱膜的血管丛再发出分支垂直进入表浅的皮下脂肪层或深层的疏松结缔组织层及骨膜。这些头皮主要动脉形成的血管丛同样存在于疏松结缔组织层,与帽状腱膜层血管丛发出的穿支血管相互交通。

头皮静脉一般与动脉伴行,即对应滑车上静脉、眶上静脉、颞浅静脉、耳后静脉及枕静脉,这些静脉最后汇入颈内静脉。滑车上静脉及眶上静脉通过面静脉汇入颈内静脉,然而一些眶内走行的部分也进入颅内海绵窦。颞浅静脉通过顶孔内走行的导静脉与颅腔内的上矢状窦相通。在对顶骨区域进行骨膜下剥离时,此静脉可维持顶骨的血供。

头皮区手术注解

头皮瓣

头部软组织缺损重建时,需优先考虑头皮瓣。尽管被称为皮瓣,实际上头皮瓣的剥离范围位于帽状腱膜下。头皮瓣大部分属于随意皮瓣,也可以根据头皮主要知名血管(如颞浅动脉)供血范围制成轴型皮瓣。

额肌骨膜瓣

额肌骨膜瓣常用于前颅底外伤或肿瘤切除后修复重建,因为它血供非常丰富,同时很薄且富有弹性(图4.4)。额部骨膜瓣有时候也用于修复前颅底的缺损。当整个前颅底缺损用大的骨膜瓣覆盖时,瓣周围区域的血供常常不可靠,因此,如果是大的缺损,常常需要额肌瓣带着骨膜进行修复。

颞区软组织层次结构的特点

颞区软组织的层次结构与头皮其他部位的层次结构明显不同。它们之间主要有两点不同:①颞肌是最深层结构;②颞肌下没有骨膜,头部其他部位的骨膜与颞深筋膜相连。由于以上的不同,颞区的层次结构从浅向深可分为:皮肤、皮下组织、颞浅筋膜、帽状腱膜下(也称为无名筋膜或疏松蜂窝组织)、颞深筋膜(又分为表浅层和深层两层)、颞肌和骨膜下组织。

颞浅筋膜与头部其他部位的帽状腱膜相连,在面部与SMAS相连,在颈部与颈阔肌相连[3,4]。颞浅筋膜解剖上包括耳上肌及颞顶肌。这些肌肉是与耳廓相连的表情肌,然而外科手术时这些肌肉很难清晰地在颞浅筋膜中分离出来。

帽状腱膜下层与颞区一样,由疏松结缔组织构成,且覆盖整个颅顶区域,使头皮具有一定的活动性。由于颞浅动脉等轴型血管的供血,颞区此层血供非常丰富。帽状腱膜下层与颞深筋膜之间可见一层菲薄的脂肪组织。对于颧弓上方周围的颞区组织层次,Moss等人报道了一种叫作颞下间隔的纤维隔膜。这种纤维隔膜与外耳道及颞韧带附着点(位于颞线的最前缘与眼眶的外侧缘)相连,同时连接于颞浅筋膜及颞深筋膜。也有报道认为此处是由纤维及脂肪组织构成的三角区域,他们发现面神经的颞支在此处颧弓上部的颞区脂肪组织内的颞浅筋膜下走行[7]。

颞深筋膜为一层覆盖颞肌的白色厚筋膜层。上2/3的颞深筋膜为单层,为颞线上方的骨膜的延续。向下达颧弓上,分为两层:浅层和深层。然后颞深筋膜的这两层附着于颧弓,并分别覆盖颧弓的浅层和深层(图4.5)。颞深筋膜这两层之间与颧弓形成的间隙内可见颞浅脂肪垫。关于颞深筋膜向骨膜的延续,目前仍存在争议。Casanova等人提出,头部的骨膜经过一层称为无名筋膜的类似薄膜的薄层结缔组织,这层筋膜位于帽状腱膜下层及颞筋膜层之间[8]。

颞深筋膜的下方可见颞深脂肪垫,这层脂肪组织与颧弓下的颊脂肪垫相连。上述提到的颞浅脂肪垫属于筋膜包绕的脂肪组织,与颞深脂肪垫不相通[9]。

颞肌位于颞深筋膜的下方,颞肌属于咀嚼肌,起

表4.1　头皮的血液循环

动脉	起源	分布
眶上动脉	眼动脉(颈内动脉分支)	头皮前部
滑车上动脉	眼动脉(颈内动脉分支)	头皮前部
颞浅动脉	颈外动脉	头皮外侧
耳后动脉	颈外动脉	头皮后部
枕动脉	颈外动脉	头皮后部

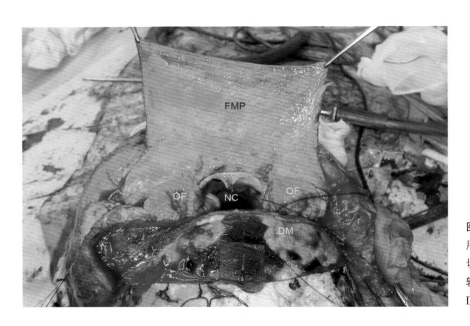

图 4.4 额肌骨膜瓣。一例前颅底肿瘤,应用额肌骨膜瓣修复前颅底缺损。前额颅骨切开及眶上缘截骨后,掀起额肌骨膜瓣,并转移覆盖前颅底缺损。FMP,额肌骨膜瓣;DM,硬脑膜;OF,眶隔脂肪;NC,鼻腔。

自颞下窝,止于下颌骨的喙突(图 4.6)。外颅底颞窝处没有骨膜,因此颞肌下不是骨膜,而是一层薄的粗糙结缔组织。

颞区的血液循环形态

颞浅动脉、颞中动脉及颞深动脉是颞区的主要供血动脉(表 4.2)。颞浅动脉是颈外动脉的两条终末支之一,由上颌动脉在下颌骨颈部下发出分支,然后在腮腺内走行,在颧弓后端的下缘由深处进入表浅脂肪层,最后在耳前垂直向上走行。从皮肤层到帽状腱膜下层的广泛区域都有颞浅动脉的血供。颞中动脉是颞浅动脉的分支,在颧弓上缘由颞浅动脉分出后,穿过颞深筋膜在深层走行,主要提供颞深筋膜的血供。有些颞中动脉的分支在颞肌内走行,为颞肌的后部供血。通常上颌动脉发出两条分支为颞肌供血,这两条动脉即颞深前动脉和颞深后动脉。颞深动脉由上颌动脉发出后,在翼外肌的表面走行,然后进入颞肌的深面,颞深后动脉供应颞肌的中间部,颞深前动脉供应颞肌的前部。根据 Nakajima 的详细报道[10],这些动脉间可观察到三种血管吻合方式:①皮肤到颞浅筋膜间的颞浅动脉分支血管丛与帽状腱膜下血管丛通过穿支动脉的方式相互吻合;②颞筋膜的颞中动脉终末支与颞肌内的血管丛相互吻合;③在颞线附近,帽状腱

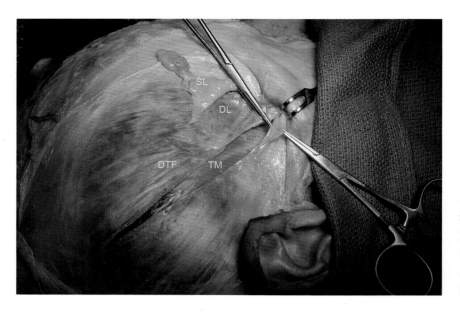

图 4.5 右侧颞深筋膜(尸体解剖图)。切开颞深筋膜,暴露颞肌。镊子所持分别为颞深筋膜的浅层和深层。颞深筋膜深浅两层间的脂肪组织为颞浅脂肪垫。DL,颞深筋膜深层;DTF,颞深筋膜;SL,颞深筋膜浅层及颞浅脂肪垫;TM,颞肌。

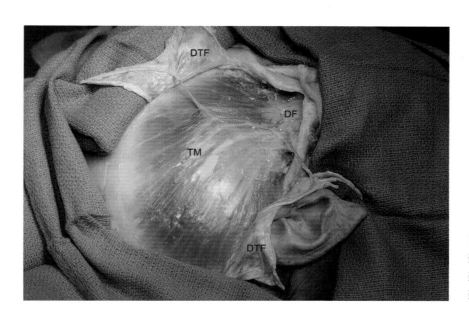

图 4.6 右侧颞肌(尸体解剖图)。中间切开颞深筋膜,去除颧弓,可见有残留的颧骨。颞肌下,颞深脂肪垫与颊脂肪垫相连。DF,颞深脂肪垫;DTF,颞深筋膜;TM,颞肌。

膜下层血管丛与颞肌内血管丛相互吻合。当我们应用颞区的软组织瓣时,需充分考虑软组织瓣的血供及血管间的相互吻合。

颞区手术注解

颞浅筋膜瓣(颞顶筋膜瓣)

颞浅筋膜瓣是以颞浅动脉为血管蒂的薄层肌肉瓣,主要用于修复面部、外耳、硬脑膜及形成游离皮瓣修复四肢[11,12]。

颞深筋膜瓣

颞深筋膜瓣以颞中动脉为蒂,不仅可制成单个筋膜瓣,也可以用作双叶瓣,或者与颞浅动脉为蒂的颞浅筋膜瓣一起形成复合瓣[13]。

颞肌骨膜瓣

颞肌骨膜瓣薄而灵活,以颞肌为蒂(图 4.7)。颞肌骨膜瓣的血管蒂是以颞深动脉向颞肌供血。制备颞

表 4.2 颞区的血液循环

动脉	来源	分布
颞浅动脉	颈外动脉终末支之一	皮肤至帽状腱膜下
颞中动脉	颞浅动脉分支	颞深筋膜和颞肌后部
颞深前动脉	上颌动脉分支	颞肌前部(颞深前动脉)
颞深后动脉		颞肌中间部(颞深后动脉)

肌骨膜瓣时,需将顶骨骨膜及疏松结缔组织连同颞肌一起分离,不要将颞嵴下方宽 2cm 的区域内的颞肌与颞深筋膜进行剥离,因为此处有颞肌和帽状腱膜下层的吻合血管丛。这样从颞深动脉而来的血供才能通过血管网达到顶骨中部区域的骨膜[14]。在顶骨中部将骨膜分开可以制成双侧颞肌骨膜瓣,用于修复前颅底及中颅底的缺损。

颞肌瓣

颞肌瓣常常作为带蒂皮瓣,用于面瘫患者眼睑及唇部的动态修复[15,16]。

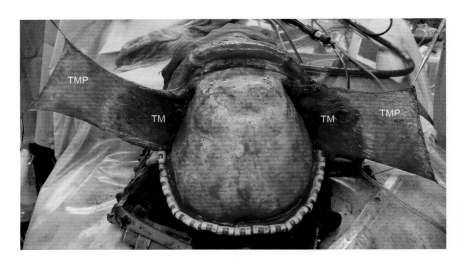

图 4.7　颞肌骨膜瓣。双侧冠状切口掀起的颞肌骨膜瓣，连同颞肌和颞深动脉一起掀起，颞深动脉提供皮瓣的血供。TM，颞肌；TMP，颞肌骨膜瓣。

（陈波　译）

参考文献

1. Tolhurst DE, Carstens MH, Greco RJ, Hurwitz DJ. The surgical anatomy of the scalp. Plast Reconstr Surg 1991;87(4):603–614

2. Tremolada C, Candiani P, Signorini M, Vigano M, Donati L. The surgical anatomy of the subcutaneous fascial system of the scalp. Ann Plast Surg 1994;32(1):8–14

3. Mitz V, Peyronie M. The superficial musculo-aponeurotic system (SMAS) in the parotid and cheek area. Plast Reconstr Surg 1976; 58(1):80–88

4. Stuzin JM, Baker TJ, Gordon HL. The relationship of the superficial and deep facial fascias: relevance to rhytidectomy and aging. Plast Reconstr Surg 1992;89(3):441–451

5. Chayen D, Nathan H. Anatomical observations on the subgaleotic fascia of the scalp. Acta Anat (Basel) 1974;87(3):427–432

6. Carstens MH, Greco RJ, Hurwitz DJ, Tolhurst DE. Clinical applications of the subgaleal fascia. Plast Reconstr Surg 1991;87(4):615–626

7. Moss CJ, Mendelson BC, Taylor GI. Surgical anatomy of the ligamentous attachments in the temple and periorbital regions. Plast Reconstr Surg 2000;105(4):1475–1498

8. Casanova R, Cavalcante D, Grotting JC, Vasconez LO, Psillakis JM. Anatomic basis for vascularized outer-table calvarial bone flaps. Plast Reconstr Surg 1986;78(3):300–308

9. Stuzin JM, Wagstrom L, Kawamoto HK, Baker TJ, Wolfe SA. The anatomy and clinical applications of the buccal fat pad. Plast Reconstr Surg 1990;85(1):29–37

10. Nakajima H, Imanishi N, Minabe T. The arterial anatomy of the temporal region and the vascular basis of various temporal flaps. Br J Plast Surg 1995;48(7):439–450

11. Brent B, Upton J, Acland RD, et al. Experience with the temporoparietal fascial free flap. Plast Reconstr Surg 1985;76(2):177–188

12. Tegtmeier RE, Gooding RA. The use of a fascial flap in ear reconstruction. Plast Reconstr Surg 1977;60(3):406–411

13. Hirase Y, Kojima T, Bang HH. Double-layered free temporal fascia flap as a two-layered tendon-gliding surface. Plast Reconstr Surg 1991;88(4):707–712

14. Kiyokawa K, Tai Y, Inoue Y, et al. Efficacy of temporal musculopericranial flap for reconstruction of the anterior base of the skull. Scand J Plast Reconstr Surg Hand Surg 2000;34(1):43–53

15. Gillies SH, Millard DR. The Principles and Art of Plastic Surgery. London: Butterworths; 1957

16. Frey M, Giovanoli P, Tzou CHJ, Kropf N, Friedl S. Dynamic reconstruction of eye closure by muscle transposition or functional muscle transplantation in facial palsy. Plast Reconstr Surg 2004; 114(4):865–875

第 5 章
面部皮肤的动脉血供

Nobuaki Imanishi

引言

面部皮肤的动脉血供主要由面动脉、颞浅动脉，以及与三叉神经皮肤分支相伴行的上颌动脉和眼动脉的分支。分支血管在皮下软组织中走行，到达真皮后形成真皮下血管丛。本章将通过基本的血管造影详细描述面部每一区域的动脉血管供应。因为面部动脉血供丰富，面部局部皮瓣坏死很少发生。但是，了解面部动脉的基本知识对于面部皮瓣的解剖非常重要。

面部皮肤的动脉

面部皮肤主要的三条供血动脉为颞浅动脉、面动脉、眼动脉。颞浅动脉发出面横动脉、颧眶动脉，并分出额支和顶支。面动脉发出颏下动脉、下唇动脉、上唇动脉、鼻外侧动脉，并形成内眦动脉。眼动脉发出滑车上动脉、眶上动脉、鼻背动脉、睑外侧动脉和睑内侧动脉。上游动脉的分支在面部形成了紧密联系的血管网（图 5.1）。此外，源自上颌动脉的眶下动脉、颧面动脉和颏动脉与三叉神经的皮肤分支相伴行。由于颧面动脉和颏动脉供血的皮肤范围很小，它们对于面部的血供仅起到补充的作用。

面部各区域的血管构成

前额

前额部分的血液供应主要来自滑车上动脉、眶上

动脉和颞浅动脉的额支（图 5.2）。这些动脉及其分支形成了紧密的血管丛。滑车上动脉在前额中部血供起主导作用。动脉主干于内眦韧带上方穿过眶隔，然后于皱眉肌与眼轮匝肌间上行，同时发出分支滋养皱眉肌下方的疏松结缔组织[1,2]。滑车上动脉于眉上 1cm 处穿过额肌，走行约数厘米后达到真皮下层（图 5.3）。在此过程中，不断发出小分支营养真皮及额肌。滑车上动脉并不进入额肌深部。前额皮瓣原本包括额肌，但从动脉解剖的观点来看，并非必须包括肌肉本身。因此，前额皮瓣更可以认为是筋膜皮瓣，而非肌皮瓣。

上睑

上睑的血液供应有四个动脉弓：边缘动脉弓、周边动脉弓、眶浅动脉弓和眶深动脉弓[3]（图 5.4 和图 5.5）。边缘动脉弓靠近上眼睑边缘，而周边动脉弓是由来自眼动脉的睑外侧动脉与睑内侧动脉于睑板的上缘处吻合形成的。

边缘动脉弓于睑板前下缘走行，同时发出分支进入到眼轮匝肌和睑板的前面和后面。其中，眼轮匝肌前面和睑板后面的动脉于肌肉和睑板的下缘走行。上行分支中，一些小血管伴行支配皮肤、眼轮匝肌和睑板。边缘动脉弓同时发出小分支滋养眼睑边缘。

周边动脉弓走行于穆勒肌与睑板连接处，发出下行分支滋养睑板前后面。这些下行分支与边缘动脉弓的上行分支相交汇。

眶浅动脉弓和眶深动脉弓沿着眼眶的上缘走行于眼轮匝肌的前面和后面。动脉弓主要的血供来自于滑车上动脉。眼眶内侧的眶上动脉与睑内侧动脉，以及眼眶外侧的颧眶动脉、面横动脉、颞浅动脉参与形

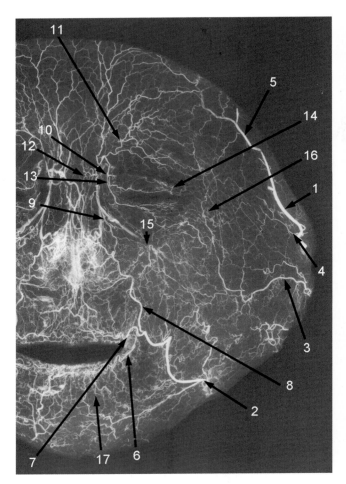

图 5.1 面部血管造影。1,颞浅动脉;2,面动脉;3,面横动脉;4,颧眶动脉;5,额动脉;6,下唇动脉;7,上唇动脉;8,鼻外侧动脉;9,内眦动脉;10,滑车上动脉;11,眶上动脉;12,鼻背动脉;13,睑内侧动脉;14,睑外侧动脉;15,眶下动脉;16,颧面动脉;17,颏动脉。

成眶浅动脉弓和眶深动脉弓。位于眼轮匝肌前面的眶浅动脉弓和位于眼轮匝肌后面的眶深动脉弓的降支血管与边缘动脉弓的升支血管相连。

皮肤的血供基本上来自于眶浅动脉弓和边缘动脉弓以及之间的连接血管,因此上眼睑局部皮瓣应于眼轮匝肌上方提高,以保护这些血管。眼轮匝肌内部无主要动脉,眼轮匝肌的血供由来自肌肉前、后面的升支血管和降支血管的小分支提供。肌皮瓣方面,以V-Y推进皮瓣为例,其血供主要来自眶深动脉弓和边缘动脉弓及其连接静脉。因此,外科操作不可超过眼轮匝肌的后方。

鼻和上唇

面动脉于嘴角处发出上唇动脉,之后形成内眦动

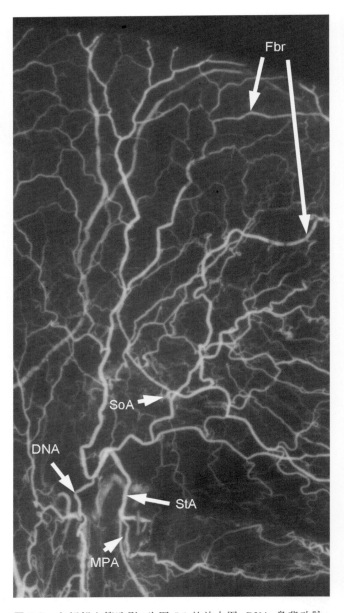

图 5.2 左额部血管造影。为图 5.1 的放大图。DNA,鼻背动脉;Fbr,颞浅动脉额支;MPA,睑内侧动脉;SoA,眶上动脉;StA,滑车上动脉。

脉营养内眦[4]。12%的病例中,可以通过内眦动脉直径略微缩小从而识别面部动脉的末梢部分[5]。88%的病例中,面动脉终止在鼻翼点,朝着鼻翼点的面部动脉的终末梢称为鼻外侧动脉(图5.6)。在这种情况下,较细的血管或血管丛通过来自内眦周围的滑车上动脉的分支与鼻外侧动脉相连。

鼻外侧动脉于鼻翼点处分成两支。一条为翼下分支,沿着鼻孔下缘到达中柱,为鼻翼点和鼻基底供血。此外,翼下分支的几条分支还走行至上唇。另一条为

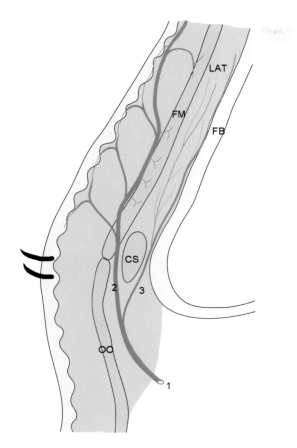

图 5.3　滑车上动脉矢状示意图。1,滑车上动脉;2,主干于皱眉肌与眼轮匝肌间上行;3,疏松结缔组织分支。CS,皱眉肌;FB,额骨;FM,额肌;LAT,疏松结缔组织;OO,眼轮匝肌。

翼上分支,沿着鼻翼点外侧上行,发出分支为鼻翼点外侧部分、鼻尖、鼻背供血。

上唇动脉走行于唇黏膜与靠近红唇上缘的口轮匝肌之间。上唇动脉不总是包括一条血管,35%的病例会包括两条血管。这条血管于中间走行,向两侧唇黏膜和皮肤发出上行分支,之后与对侧同名血管汇合。

分布于皮肤的上行血管于红唇上缘穿透口轮匝肌,发出分支为红唇、皮肤、口轮匝肌供血(图 5.7)。上行血管中,一些位于人中处的血管有时很大,称为鼻中隔动脉。黏膜侧上行的血管发出分支为口轮匝肌和唇黏膜供血。在中柱的基底部,上唇动脉的上行分支和鼻外侧动脉的翼下支的终末梢汇合形成血管网。在中柱基底部,从血管网分出的两条血管上行达到鼻尖。其中一条是沿着中柱上行的动脉,于鼻尖处达到血管网。另一条动脉进入鼻中隔并沿着鼻中隔软骨的前缘上行。这条动脉也通过鼻翼点和鼻外侧软骨的小开口到达鼻尖血管网。此外,这条动脉还发出前后分支。前侧分支到达鼻翼处软骨的内侧脚和内侧脚之间的中柱。后侧分支到达鼻中隔软骨。上唇和肌肉的皮肤血管结构与上眼睑类似(图 5.3)。

颊部

从动脉解剖学角度来看,颊部被面动脉和颞浅动脉所环绕。因此,颊部血供主要来自面动脉、面横动脉和颧眶动脉的分支(图 5.8)。这些动脉间有互补的关

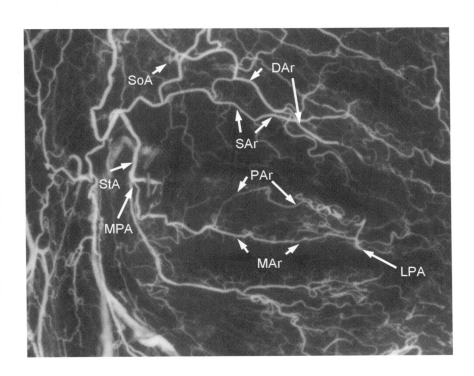

图 5.4　左眼睑血管造影。为图 5.1 放大图。DAR,眶深动脉弓;LPA,睑外侧动脉;MAr,边缘动脉弓;MPA,睑内侧动脉;PAr,周边动脉弓;SAr,眶浅动脉弓;SoA,眶上动脉;StA,滑车上动脉。

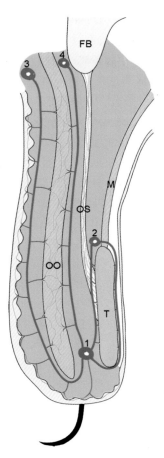

图 5.5 上眼睑矢状示意图。1,边缘动脉弓;2,周边动脉弓;3,眶浅动脉弓;4,眶深动脉弓。FB,额骨;M,穆勒肌肉;OO,眼轮匝肌;OS,眶隔;T,睑板。

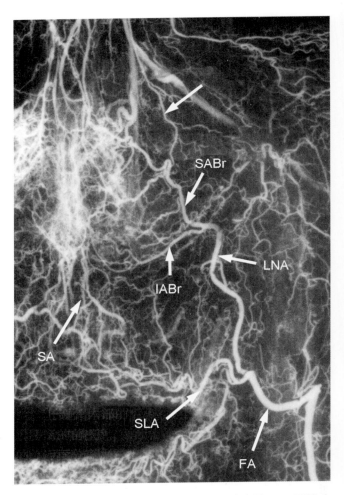

图 5.6 左上唇和鼻部血管造影。为图 5.1 放大图。FA,面部动脉;IABr,翼下支;LNA,鼻外侧动脉;SA,隔动脉;SABr,翼上支;SLA,上唇动脉。箭头显示为内眦供血的细血管。

系。例如,颧眶动脉比较细的时候,面横动脉就会较粗(图 5.1)。此外还分布有眶下动脉和颧面动脉。颧面动脉主要起补充作用。

真皮和皮下组织层均存在皮下血管网[6]。皮下血管网并不是随意分布的,表现有一定轴性[7]。在鼻唇沟和周围组织中,面动脉和鼻外侧动脉发出细小分支垂直上行[8]。每侧皮肤区域内的分支也较小(图 5.9)。因此,鼻唇沟处的 V-Y 推进皮瓣适合于小的垂直血管,然而,面横动脉和颧眶动脉的分支及面动脉的近端部分相对较大,血管的延续性比较明显。在这个区域,皮下血管网按轴性排布。在眶下区域,眶下动脉经过眶下孔后呈放射状走行,然而其对皮肤的血供非常小。

下唇

下唇动脉主要有面动脉和颏下动脉。面动脉有两条分支。一条为下唇动脉,另一条分支在下唇和颏之间水平走行。此外,颏下动脉的部分上行分支参与了血供(图 5.10)。

在 67% 的病例中,面动脉从下颌骨下缘处分出下唇动脉,25% 的病例则是在嘴角处分出,8% 的病例是从上唇动脉分出。下唇动脉于口轮匝肌与颊肌间走行到达下唇。其于唇红白部分交界处跨过口轮匝肌和唇黏膜,同时分出分支营养皮肤与唇黏膜(图 5.11)。皮肤下行分支穿过口轮匝肌的上缘或者穿透肌肉,然后下行分出小的血管为皮肤和肌肉供血。黏膜侧的下行分支同样分出分支为肌肉和黏膜供血。

面动脉水平支于下唇和颏部之间走行,于下颌骨下缘上行。之后于口轮匝肌和降下唇肌间的黏膜层走

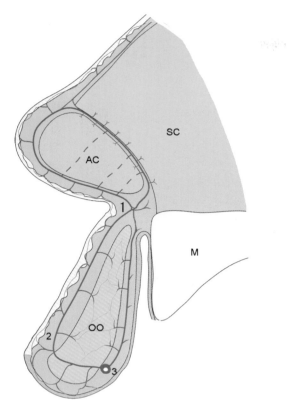

行。50%的病例中,其与对侧同名动脉相汇合,直径不会减小。17%的病例中,走行从水平转为垂直,之后与下唇动脉的分支汇合。50%的病例中,面动脉比下唇动脉的分支粗。面动脉水平支于口轮匝肌的下缘发出上行分支营养双侧的皮肤和黏膜。上行分支与下唇动脉的下行分支相吻合。颏下动脉会发出从颏到达下唇的上行分支。在起始部位,它从降下唇肌的后方经过,到达口轮匝肌处时分叉。其分支与面动脉的水平走行分支的上行段汇合。下唇和颏的血供不仅来自三根主要动脉,此外还有上述的面动脉和颏动脉的直接分支。颏动脉的分支仅起补充作用。

图 5.7　上唇和鼻部矢状示意图。1,翼下支终末部分;2,鼻中隔动脉;3,上唇动脉。AC,鼻翼处软骨内侧脚;M,上颌骨;OO,眼轮匝肌;SC,鼻中隔软骨。

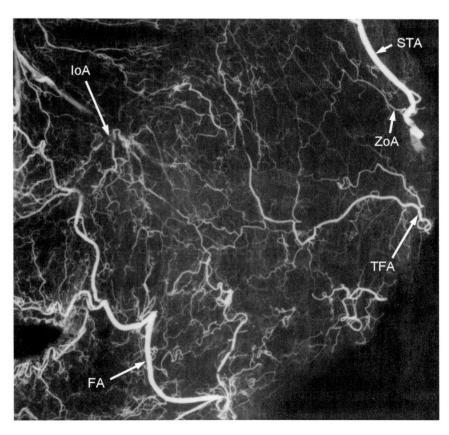

图 5.8　左侧颊部血管造影。FA,面动脉;IoA,眶下动脉;STA,颞浅动脉;TFA,面横动脉;ZoA,颧眶动脉。

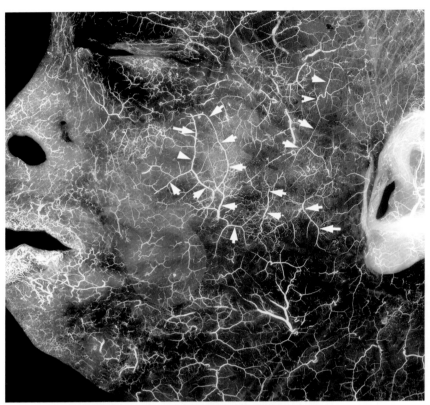

图 5.9 血管造影显示颊部皮下血管丛。绿色区域有面动脉或鼻外侧动脉分出的小动脉。每条进入皮下平面的小动脉都为一部分皮肤区域供血。在另一侧颊部区域,进入皮下的血管相对较粗,并存在丰富的血管交通(箭头)。

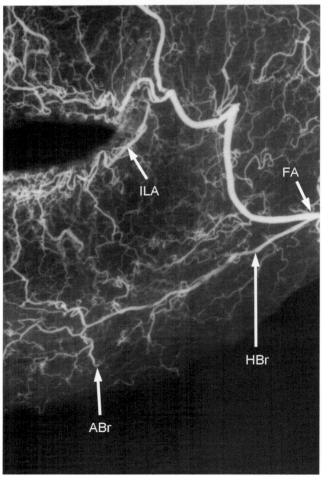

图 5.10 左下唇血管造影。为图 5.1 的放大图。ABr,颏下动脉上行分支;FA,面动脉;Hbr,下唇和颏之间水平走行的分支;ILA,下唇动脉。

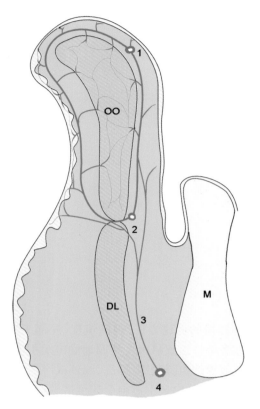

图 5.11　下唇矢状示意图。1,下唇动脉;2,下唇和颏之间水平走行的分支;3,颏下动脉上行分支;4,颏下动脉。DL,降下唇肌;M,下颌骨;OO,眼轮匝肌。

（王晨羽　译）

参考文献

1. Nakajima H, Imanishi N. Nasal reconstruction by the median forehead flap. In: Ogawa Y, ed. *Facial Reconstruction by Various Local Flaps: Recent Advancement*. 1st ed. Tokyo: Kokuseidou Co.; 2000:93 (in Japanese)
2. Kishi K, Imanishi N, Shimizu Y, Shimizu R, Okabe K, Nakajima H. Alternative 1-step nasal reconstruction technique. Arch Facial Plast Surg 2012;14(2):116–121
3. Kawai K, Imanishi N, Nakajima H, Aiso S, Kakibuchi M, Hosokawa K. Arterial anatomical features of the upper palpebra. Plast Reconstr Surg 2004;113(2):479–484
4. Barry KB. Face and scalp. In: Standring S, ed. Gray's Anatomy, 40th ed. Edinburgh: Churchill Livingstone/Elsevier; 2008:467.
5. Nakajima H, Imanishi N, Aiso S. Facial artery in the upper lip and nose: anatomy and a clinical application. Plast Reconstr Surg 2002; 109(3):855–863
6. Imanishi N, Nakajima H, Minabe T, Aiso S. Angiographic study of the subdermal plexus: a preliminary report. Scand J Plast Reconstr Surg Hand Surg 2000;34(2):113–116
7. Chang H. Arterial anatomy of subdermal plexus of the face. Keio J Med 2001;50(1):31–34
8. Imanishi N. Arterial anatomy of the nasolabial flap. Jpn J Plast Surg 2014;57(3):223–230 (in Japanese)
9. Kawai K, Imanishi N, Nakajima H, Aiso S, Kakibuchi M, Hosokawa K. Arterial anatomy of the lower lip. Scand J Plast Reconstr Surg Hand Surg 2004;38(3):135–139

第6章

面颈部动脉

Yelda Atamaz Pinar，Figen Govsa，Servet Celik

引言

安全有效的外科重建操作依赖于对面部和颈部动脉解剖清晰的了解。尸体血管造影和专题研究显示，颈内动脉和颈外动脉是头颈部区域供血的主要来源。

面部皮肤和软组织的动脉血供来自于颈外动脉的分支，即面动脉、上颌动脉和颞浅动脉的分支。而额部中央、眼睑、鼻部上侧则是通过颈内动脉系统由眼动脉供应的。眼动脉分出分支为面部供血，包括泪腺动脉、滑车上动脉、眶上动脉、鼻背动脉和鼻外侧动脉。

因为颈外动脉和颈内动脉之间在眼部、鼻外侧、前额通过几处吻合口存在交通，因而了解区域动脉知识对于皮瓣解剖很重要。大多数皮瓣都是依赖于动脉血管结构，因而设计不同的皮瓣时必须考虑这些因素。为了安全地操作动脉皮瓣，常规推荐术前和术中行多普勒检查。

头颈部主要动脉区域在皮肤、深层软组织和骨骼的分支已有详细的三维描述[1-3]。颈外动脉提供头外侧、面部、颈部大部分的供血。颈内动脉提供面部中央区域的供血，包括眼部、鼻部上2/3、额部中央[4]（图6.1、图6.2和图6.3）。

颈内动脉和眼动脉系统分支之间存在丰富的交通（滑车上动脉或眶上动脉）（图6.4a），且内眦动脉、颞浅动脉通过面横动脉与面动脉存在交通（图6.4b）。面动脉和上颌动脉间通过眶下动脉和颏动脉有多处吻合（图6.4c）[3,5]。

面部缺损的重建方法，包括植皮、局部皮瓣、带蒂皮瓣和显微外科组织移植[6]，然而远处组织不能为面部结构提供理想的组织轮廓、厚度、纹理或形状。因此，需要反复的修整，同时还可能会引起供区的畸形[1,7]。肌肉和其他组织非常重要，因为它们可提供血管吻合网以防止血管危象的发生。

胚胎期动脉出现的改变，比如退化或再现，可以导致血管结构吻合特征的改变，常表现为不存在的血管出现或者存在的血管消失。胚胎时期的发育对于解剖的变化影响很大[8,9]。多普勒超声有助于确定血管的特征，以及提供动脉中血液反流和转流的情况[7,10]。

颈外动脉

颈总动脉在甲状软骨上缘分为颈外动脉和颈内动脉。颈动脉分叉位于舌骨大角尖端下方 13.2 ± 5.6 mm 处。颈外动脉由皮肤、浅筋膜、颈阔肌、深筋膜、胸锁乳突肌上缘覆盖。其在起始部位轻微转折后上行[11]。在发出前（甲状腺上动脉、舌动脉、面动脉）、后（咽升动脉、枕动脉、耳后动脉）分支后，颈外动脉于下颌骨颈部向后方倾斜，分出终末分支，即颞浅动脉和上颌动脉（图6.1和图6.2）。

手术注解

在50%~80%的人群中，甲状腺上动脉、舌动脉和面动脉是以独立分支发出；18%~31%存在舌动脉–面动脉分支，1%~18%存在甲状腺上动脉–舌动脉分支，2.5%存在甲状腺上动脉–舌动脉–面动脉分支[8,9,11,12]

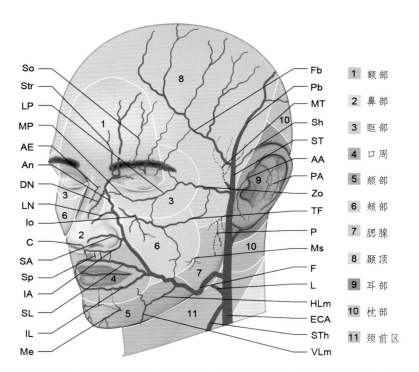

图 6.1　头颈部浅动脉前外侧斜面观。动脉区域包括：1,额部：Str,So,MP(O 区)；2,鼻部：DN,AE,An(F-O 区)；3,眶部：MP,LP,Io (O-Max-Zo 区)；4,口周：SL,IL(F 区)；5,颊部：Me,IL(Max-F 区)；6,颊部：Io,TF(Mx-ST 区)；7,腮腺：TF,Ms(ST 区)；8,颞顶：Fb,Pb, MT(ST 区)；9,耳部：AA,PA(ST-ECA 区)；10,枕部：O(ECA 区)；11,颈前区：STh(ECA 区)。AA,耳前动脉；AE,筛前动脉；An,内眦动脉；C,鼻小柱动脉；DN,鼻背动脉；ECA,颈外动脉；F,面部动脉；Fb,颞浅动脉额支；HLm,唇颏动脉水平部；IA,翼下动脉；IL,下唇动脉；Io,眶下动脉；MP,睑内眦动脉；Ms,咬肌动脉；Me,颏动脉；Mx,上颌动脉；MT,颞中动脉；L,舌动脉；LN,鼻外侧动脉；LP,睑外侧动脉；P,腮腺支；PA,耳后动脉；Pb,颞浅动脉顶支；SA,翼上动脉；Sh,耳轮上动脉；SL,上唇动脉；So,眶上动脉；Sp,鼻中隔动脉；ST,颞浅动脉；STh,甲状腺上动脉；Str,滑车上动脉；TF,面横动脉；VLm,唇颏垂直动脉；Zo,颧眶动脉。

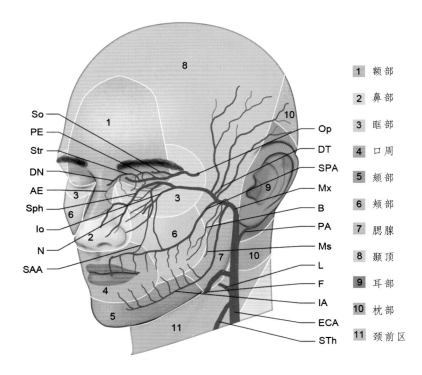

图 6.2　头颈部深动脉前外侧区斜面观。动脉区域包括：1,额部：Str,So,MP(O 区)；2,鼻部：DN,AE, An(F-O 区)；3,眶部：MP,LP,Io(O-Max-Zo 区)；4, 口周：SL,IL(F 区)；5,颊部：Me,IL(Max-F 区)；6, 颊部：Io,TF(Mx-ST 区)；7,腮腺：TF,Ms(ST 区)；8, 颞顶：Fb,Pb,MT(ST 区)；9,耳部：AA,PA(ST-ECA 区)；10,枕部：O(ECA 区)；11,颈前区：STh(ECA 区)。AE,筛前动脉；B,颊动脉；DN,鼻背动脉；DT, 颞深动脉；ECA,颈外动脉；F,面动脉；IA,翼下动脉；Io,眶下动脉；L,舌动脉；Ms,咬肌动脉；Mx,上颌动脉；N,鼻腭动脉；PA,耳后动脉；PE,筛骨后动脉；Op,眼动脉；SAA,上牙槽动脉；SPA,上牙槽后动脉；Sph,蝶腭动脉；So,眶上动脉；Str,滑车上动脉；STh,甲状腺上动脉。

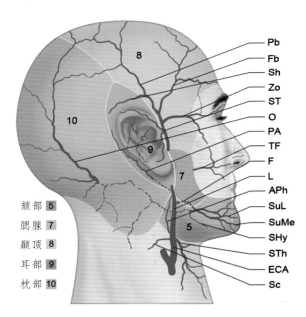

图 6.3　颈外动脉分支后外侧观。动脉区域包括：5，额部：Me(Mx区)，Shy，SuL(L区)，SuMe(F区)；7，腮腺：TF，Ms(ST区)；8，颞顶：Fb，Pb，MT(ST区)；9，耳部：AA，PA(ST-ECA区)；10，枕部：O(ECA区)。APh，咽动脉升支；ECA，颈外动脉；F，面动脉；Fb，颞浅动脉额支；L，舌动脉；PA，耳后动脉；Pb，颞浅动脉顶支；O，枕动脉；Sc，胸锁乳突肌支；SHy，舌骨上动脉；Sh，耳轮上动脉；ST，颞浅动脉；STh，甲状腺上动脉；SuL，舌下动脉；SuMe，颏下动脉；TF，面横动脉；Zo，颧眶动脉。

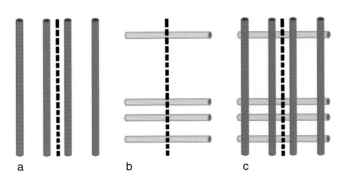

图 6.4　三种形式的血管吻合示意图。(a)颈动脉间血管吻合(内眦动脉和鼻背动脉)。(b)面横动脉吻合(根动脉、鼻外侧动脉、边缘动脉和鼻下动脉)。(c)多边系统(颈动脉间和面横动脉)。红色，颈动脉间；橙色，面横动脉间。

(图 6.5)。颈动脉分叉处在甲状软骨上缘。甲状腺上动脉起始处与颈动脉分叉处的距离为 3.3±4.3mm，距离舌动脉起始处 10.5±5.2mm，距离面动脉起始处 18.2±8.8mm[8,9,12]。

甲状腺上动脉

虽然有时会出现变化，总体来讲，颈外动脉于舌骨大角下方分出甲状腺上动脉[8,9,11,12](图 6.6)。于起始处，甲状腺上动脉常有一个下转角。于胸锁乳突肌前缘下方上行一小段距离进入颈动脉三角，然后下行进入舌下肌(图 6.5a)，同时发出许多分支为邻近肌肉和甲状腺供血，并与对侧血管和甲状腺下动脉汇合。

手术注解

甲状腺上动脉起始处常位于舌骨大角尖端下方 13±4.5mm 处。其距离甲状软骨上缘 7.1±6.4mm，距离甲状腺上缘水平面 26.1±12.1mm[8,9,12]。

舌动脉

舌动脉从颈外动脉分出，于甲状腺上动脉与面动脉之间上行。它在舌骨大角内侧斜向上行(图 6.5)，然后转向下方，从后方经过二腹肌和茎突舌骨肌，之后于舌骨舌肌下方水平前行，最终上行为舌深动脉。

手术注解

分支情况多变。解剖差异常由胚胎期的发育变化引起(图 6.5 和图 6.6)。颈外动脉、甲状腺上动脉、舌动脉、面动脉的解剖特征和变化，表现在它们的分支形式、长度、外径方面，对于安全实施头颈部抗肿瘤药物用药时的动脉内导管植入术、良性和恶性肿瘤的手术切除和显微动脉植入的操作有重要意义[8,9,12]。

舌动脉起始处距离颈动脉分叉处 12±5.9mm，距离面动脉 5.3±5.2mm，距离甲状软骨上缘 15.6±7.7mm。

枕动脉

枕动脉大部分由颈外动脉分出(89%~95%)或者是与从颈外动脉分出的耳后动脉共用主干(5%~10%)。29%的病例，枕动脉起始部距下颌角平均为 13.4mm(5~22mm)；57%的病例小于 17.6mm(4~32mm)，14%的病例介于两者之间。88%的人枕动脉从颈外动脉后侧发出，8%的人从外侧发出，4%的人从内侧发出。其于头夹肌和胸锁乳突肌下方穿行，经过上下的曲折过程到达头皮底部[11,13,14]。动脉的平均长度在 9cm(3.4~12.5cm)。枕动脉分出下行、水平和垂直分支(图 6.3)。水平分支沿着颈脊走行，于中线与对侧枕动脉汇合。垂直分支沿后颅走行，并与耳后动脉、颞浅动脉、眶上动脉相交通(图 6.7c,d)。下行分支分入斜方肌，并为斜方肌、夹肌、胸锁乳突肌供血，下行分支还

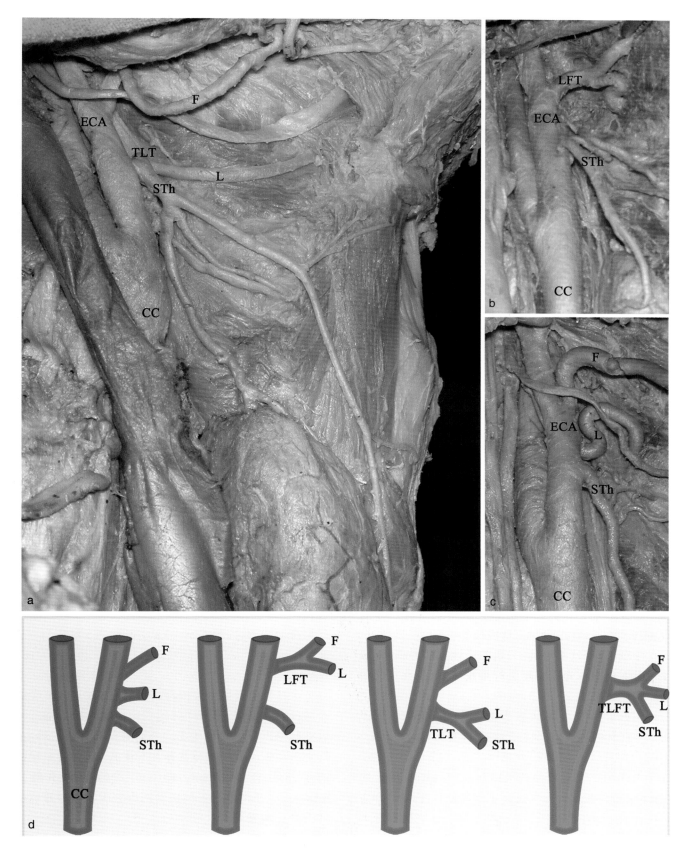

图6.5　颈外动脉前分支。(a)甲状腺上动脉–舌动脉分支病例。(b)舌动脉–面动脉分支病例。(c)甲状腺上动脉、舌动脉和面动脉独立分支病例。(d)颈外动脉前分支的类型。CC,颈总动脉;ECA,颈外动脉;F,面动脉;L,舌动脉;LFT,舌动脉–面动脉;TLFT,甲状腺上动脉–舌动脉–面动脉;TLT,甲状腺上动脉–舌动脉;STh,甲状腺上动脉。

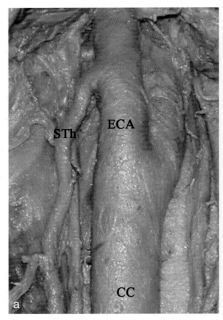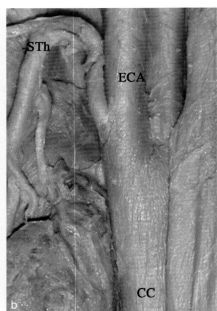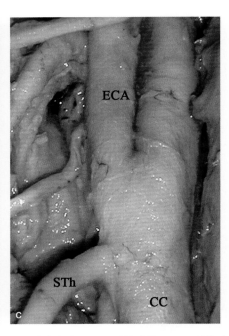

图 6.6　甲状腺上动脉起始处。(a)从颈外动脉发出。(b)从颈动脉分叉处发出。(c)从颈总动脉发出。CC,颈总动脉；ECA,颈外动脉；STh,甲状腺上动脉。

与颈深动脉、颈横动脉的上行分支相交通[2,15]。

　　胸锁乳突肌动脉主要发自枕动脉,但有时作为颈外动脉的独立分支(图 6.3)。胸锁乳突肌动脉分支的起始处距离颈外动脉 14.4mm。之后向下向后穿过舌下神经,并为胸锁乳突肌及其包膜供血[11]。

手术注解

　　枕动脉是枕骨下区的主要动脉。颈-枕部皮瓣的血管网包括枕动脉与颈动脉吻合处下行分支的皮肤穿支和肌皮穿支,以及颈背区脊髓动脉的皮肤分支。颈-枕部皮瓣可用来修复切除下颌骨或口底和舌底后,或者关闭咽食管瘘和气管瘘后的缺陷。因为颈-枕部皮瓣血供丰富,胸锁乳突肌的供区发病率很小,所以倾向于用它作为肌皮瓣进行重建修复,既稳定又耐用。胸锁乳突肌上 1/3 的血供来自枕动脉的分支,中部 1/3 的血供来自甲状腺上动脉的分支(42%),或是颈外动脉的分支(23%),或二者皆有(27%)。下 1/3 血供来自肩胛上动脉的分支[2,15]。在枕骨下区,枕动脉进入胸锁乳突肌处与枕外隆突点之间的平均距离为 4.8cm(3.9~6.5cm),与乳突下部之间的平均距离为 5.1cm(3.9~5.9cm)。通常,枕动脉于胸锁乳突肌前缘下方 1.5~2cm 进入肌肉。枕动脉进入胸锁乳突肌再从表面出来的长度高达 4cm,这一汇入点可作为重要参考点。研究显示,枕大神经穿过枕动脉外侧到达枕外隆

突点。枕动脉活检应在枕动脉外侧 4~5cm 之间、枕外隆突近侧 1~3cm 之间实施,以免损伤血管炎患者的枕动脉[2,4,15]。

耳后动脉

　　耳后动脉由颈外动脉发出,位于二腹肌和茎舌骨肌上方,茎突顶点对侧[7,16,17]。其与乳突尖的平均距离为 0.29cm,深入小叶和耳后动脉沟走行。耳后动脉于腮腺深面上行至颞骨茎突,然后在此点分出耳支和枕支(图 6.1、图 6.2、图 6.3 和图 6.7c,d)。枕支向后走行,越过胸锁乳突肌,上方到达头皮,下方到达耳后,并与枕动脉吻合(图 6.7c,d)。

手术注解

　　上耳根血管网主要由耳后动脉形成。从乳突尖进入颞顶筋膜之前,耳后动脉的平均长度为 75.6mm。耳后动脉分出耳后支和枕支,耳后支营养耳廓后表面,枕支沿耳后动脉沟走行营养耳后皮肤。乳突尖距枕支的平均距离为 8.4mm,距耳后支的平均距离为 6.8mm。三角窝和耳舟的血管网由颞浅动脉和耳后动脉的分支构成。

面动脉(颌外动脉)

　　面动脉起自颈外动脉分出的舌动脉处上方一点

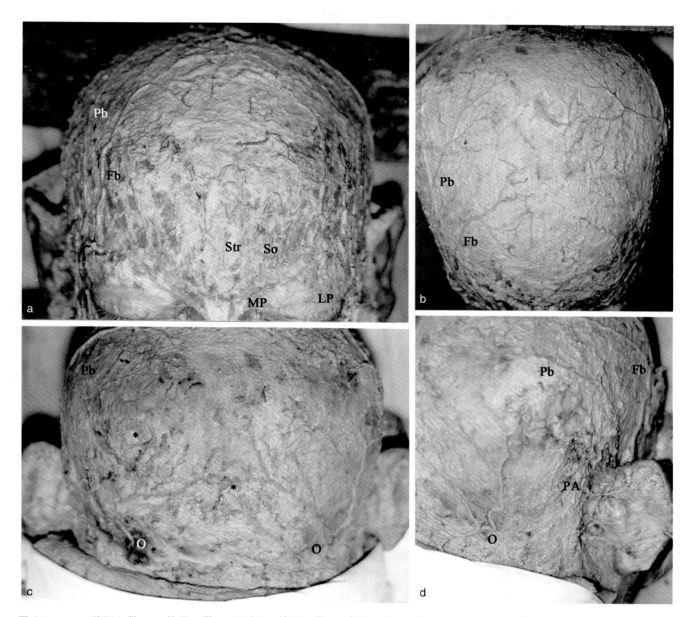

图 6.7　(a,b)前额血供。(c)枕骨血供。(d)耳后区域的血供。红色乳胶注入颈总动脉。Fb,颞浅动脉额支;LP,睑外侧动脉;MP,睑内侧动脉;O,枕动脉;PA,耳后动脉;Pb,颞浅动脉顶支;So,眶上动脉;Str,滑车上动脉;*,吻合处。

的舌骨大角。面动脉可起自颈外动脉的不同分支(图 6.5)。因此,面动脉起始处距离颈总动脉分叉处 19.6± 8.7mm(10~35mm),距甲状软骨上缘的水平面 15.4± 8.4mm。面动脉于二腹肌后腹和茎舌骨肌后方上行,在下颌下腺处形成环形沟槽。于咬肌前下角,下颌骨体转向上。之后向上向前穿过颊部到达口角。面动脉距口角 13.5mm(8~23mm),距中线 45mm(28~60mm)。随后沿鼻上行且终止于内眦动脉与眼结合处(图 6.1 和图 6.8)。

面动脉有多个分支[6,18~20]。面部分支包括腭升动脉、下唇动脉、扁桃体动脉、上唇动脉、腺动脉、鼻外侧动

脉、颏下动脉、内眦动脉、肌性动脉。面动脉及其分支主要为颏区、嘴唇、耳下咬肌区、颊部、眶部、眶下和鼻部供血(图 6.1 和图 6.3)[3~5,7,11]。

颏下动脉

颏下动脉是颈动脉分支里最大的分支(图 6.3)。颏下动脉起始处距面动脉 27.5mm(19~41mm),距下颌角 23.8mm(1.5~39mm)[2,21]。70%~80%的人颏下动脉可深入二腹肌前腹。它距起始部 16.8mm(9~34mm),经过下颌舌骨肌神经表面。92%的人可见两侧颏下动脉汇合[20]。颏下动脉与舌下动脉、下牙槽动脉的下颌舌

骨肌分支相交通；于下颌联合处上行达下颌骨边界并分为深、浅两支。浅支经过包膜并与下唇动脉相交通。深支于肌肉、骨骼间走行，为嘴唇供血，并与下唇动脉、颏动脉交通[20]。

手术注解

由下颌舌骨肌上部分构成的轴向颈阔肌肌皮瓣的血供主要来自颏下动脉[2,21]。推荐沿着蒂部将面动脉起始部与静脉分开，以增加皮瓣旋转度。颏下动脉的直径（1.7~2.2mm）非常适宜显微血管吻合[5,21]。颏下动脉长度为58.9mm（35~108mm）；距二腹肌前腹31.5mm（26~38mm）[21]。

面动脉穿过下颌骨下缘在咬肌前下角斜入面部。下颌角与面动脉经过下颌骨下缘的距离为26.6mm（15.5~38mm）[21]。这一过程十分曲折。颏下动脉发出细小分支营养咬肌、降口角肌（图6.8a）。

下唇动脉

下唇动脉自口角处上行；向上向前经过降口角肌或穿过口轮匝肌（图6.1和图6.8a）。下唇动脉起始处距口角19.3±10mm（4~35mm），于肌肉和黏膜间沿着下唇边缘弯曲走行。下唇动脉长度为34.5±20.8mm（29~67mm）[18,20,21]。它为唇腺、黏膜和下唇肌肉供血。下唇动脉与对侧同名动脉、下牙槽动脉的颏支相交通。

手术注解

下唇动脉起始处在口角与下颌骨下缘间发生改变。下唇动脉可于口角上方（8%）、口角下方（22%）、

口角处（60%）从面动脉分出[10,18,20]。下唇动脉和唇颏动脉从颊肌下缘发出，向前向深侧进入降口角肌。下唇处存在不同的动脉分布，比如双侧下唇动脉间的端端吻合以及下唇动脉与颏下动脉间的吻合。垂直、水平走行的唇颏动脉位于下唇和颏下部之间（面横动脉交通）。口角距唇颏动脉水平支29.1±24.2mm（7~71mm），距垂直支28±12.1mm（10~52mm）。水平支长度为26.8±10.7mm（16~49mm），垂直支长度为13±4mm（1~17mm）[10,18,20,21]。唇颏动脉与面动脉、下唇动脉、颏下动脉形成交通，并在到达颏下区的过程中发生改变（图6.1）[10,18,20,21]。为了安全地操作唇颏动脉皮瓣，推荐常规术前、术中应用多普勒超声进行评估[7,10]。

上唇动脉

面动脉向深部抵达笑肌、颧大肌，浅支抵达颊肌，同时发出其主要分支——上唇动脉。在靠近口角处，它向前发出3~5个分支抵达颊肌和颧大肌（图6.8）[20]。

唇部动脉血供依赖于口角处上唇动脉和下唇动脉形成的血管网（图6.4b，面横动脉吻合）。上唇的血供主要来自于上唇动脉、颏下动脉和翼下动脉。下唇的血供来自下唇动脉的升支和颏动脉的分支[11,18]。

手术注解

上唇动脉比下唇动脉更粗、更迂延。上唇动脉有5%的病例起始于口角，25%起始于口角上方，70%起始于口角下方。常在内侧口角外8±4.4mm（1~18mm）处，长度为4.8±12.2mm（29~67mm）。84.8%的病例中，

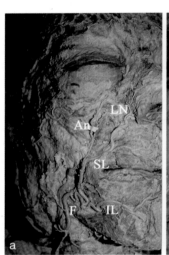
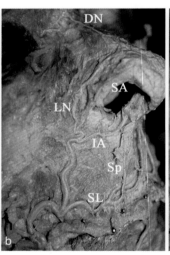
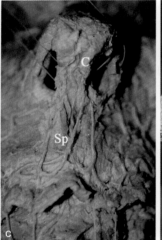
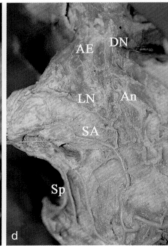

图6.8 面动脉走行及其分支。红色乳胶在解剖前注入颈总动脉。(a)成双的面动脉。(b)鼻型面动脉。这些吻合位于鼻翼支与上唇动脉支之间。(c)鼻中隔支延续为鼻小柱动脉。(d)内眦型面动脉。这些吻合位于表浅上行动脉与下鼻翼支之间。AE，筛骨前动脉；An，内眦动脉；C，鼻小柱动脉；DN，鼻背动脉；F，面动脉；IA，翼下动脉；IL，下唇动脉；LN，鼻外侧动脉；SA，翼上动脉；SL，上唇动脉；Sp，鼻中隔动脉。

其上唇动脉于口轮匝肌与口腔黏膜间走行;15.2%的病例中,部分上唇动脉掩藏于口轮匝肌中。上唇动脉为上唇供血,并分出 2~3 个分支上行至鼻,为鼻中隔支和鼻翼支(图 6.1 和图 6.8)[10,18,20,21]。一条相当大的分支沿着鼻孔下缘上升到达鼻小柱,称为下鼻翼支,到达鼻尖的动脉称为上鼻翼支。下鼻翼支滋养鼻翼基底部、鼻孔底部和上唇;上鼻翼支参与构成鼻背和鼻尖血管网。上鼻翼支长 14.6±5.9mm(7~26mm),鼻中隔分支长 15.6±6.2mm(10~27mm)[10,18,20]。

上唇动脉于黏膜与口轮匝肌间走行,接近红白唇交界处与对侧动脉交汇于唇中线处[6,7]。位于唇中部的上唇动脉距上红唇下缘 6.9±2.5mm(0.7~11mm),距前缘 5.4±1.8mm(3~9mm),距后缘 3.2±0.7mm[10,18,20]。

其分支分为两组:走行于皮肤、肌肉之间的称为上行表浅分支;穿过肌肉或走行于肌肉与黏膜之间的称为上行深部分支。于鼻小柱基底部,上行表浅分支与下鼻翼动脉支相交通。上行深部分支和下鼻翼支穿过鼻中隔,并向上到达鼻中隔软骨的前缘。鼻小柱分支是上行表浅分支的延续,并成为鼻尖血管丛的一部分(图 6.8b~d)。48.9%的鼻小柱动脉表现为单一分支,38.7%表现为成对存在[20]。

鼻外侧动脉

鼻外侧动脉于鼻唇沟处从面动脉分发出来。向鼻翼沟走行 2~3mm 后延伸至鼻部和颊部之间,分发出上鼻翼动脉和下鼻翼动脉营养鼻部(图 6.1 和图 6.8)。鼻外侧动脉与鼻翼分支、鼻中隔分支、眼动脉的鼻背分支、上颌动脉眶下分支相交通(图 6.1)。面动脉继续移行为内眦动脉,并向睑内侧联合处移行[6,7]。

手术注解

鼻外侧动脉远端小分支与对侧动脉、鼻小柱动脉吻合形成终末分支[5,6,18]。一些研究已经阐述了位于肌腱膜层上方的血管吻合系统与颈内动脉、颈外动脉系统、面横动脉–鼻部血管血供交通的情况,形成皮下血管丛。这解释了为何鼻部重建中局部皮瓣可以采用不同的蒂(图 6.4c,多血管系统吻合)。此外,在皮肤肿瘤切除后,血管吻合的存在可以保证在大血管的结扎后不会出现皮肤坏死;然而,鼻部如此多的血管吻合在注射中容易受损,造成栓塞或小栓塞,尤其是注射填充鼻成形术(图 6.4a,颈动脉间血管吻合)。

内眦动脉

内眦动脉是面动脉的终末分支;与内眦静脉相伴行沿眶部内侧角走行。很容易于内眦内侧 6~8mm 和泪囊前 5mm 的垂直线发现。60%的样本中,其终末支由鼻外侧动脉构成;22%的样本中,由内眦动脉构成。在营养眼轮匝肌和泪囊后与眶下动脉分支汇合。此动脉终末时与眼动脉的鼻背动脉分支汇合(图 6.1 和图 6.8c)[11]。其分支为鼻背动脉交通的交通支(96%),也是眶上动脉(67%)、眶下动脉、旁中央动脉的交通支。旁中央动脉作为额部的主要分支源自内眦动脉(71%)或源自与眶上动脉的交通支(30%)[7,11,20,22]。

手术注解

复杂口鼻黏膜的缺陷,包括上颚、牙槽、鼻中隔、鼻窦、上下唇、口底、软腭的缺陷,可以依赖面动脉及其分支使用轴向肌肉黏膜瓣构建重建。其直径适用于显微血管吻合[6,7,11,20]。大多数皮瓣依赖于通过唇部动脉形成局部轴向血管,但解剖变异会产生问题;它的分支模式变化很大(图 6.8a 和图 6.9)。动脉分支的模式可分为 A~F 6 种类型(图 6.9)[6,7,11,20]。A 型(47%~78%)中,动脉分叉进入上唇动脉、鼻外侧动脉(鼻外侧动脉发出翼下动脉和翼上动脉,终止为内眦动脉)。B 型(38%~60%)同 A 型相似,但鼻外侧动脉终止为翼上动脉(缺少内眦动脉)。C 型(8%~12%)中,面动脉终止为上唇动脉。D 型(3.8%)中,内眦动脉从面动脉主干直接发出,而不是作为鼻外侧动脉的终末支,终止为翼上动脉。E 型(1.4%~3%)中,面动脉终止为退化小分支。F 型为成双面动脉[23]。以解剖学为基础的研究中,在肌皮瓣手术中要评估由于血管损伤导致的血管区域缺损的程度。例如,A 型、B 型和 C 型患者的上唇动脉结扎术不会引起鼻部缺血损伤,因为存在独立供血的鼻外侧动脉。相比之下,D 型或 E 型患者的上唇动脉结扎术更容易引起鼻外侧动脉的血供缺失[7,10]。

面部肌肉黏膜瓣是以上唇动脉顺式或内眦动脉逆行为基础的轴向皮瓣[3,7,10]。鼻唇皮瓣可以使用内眦动脉(上内眦动脉或下内眦动脉)顺式或逆行的方式。多普勒超声有助于定位面部血管并提供面动脉的回流及潜在反向流动的信息[7,10]。

上颌动脉

上颌动脉是颈外动脉两个末端分支中较大的一支,从下颌骨颈部的后面发出(图 6.2),行走于侧面翼状肌表面的颞下窝,并易距颞下嵴 6.64±6.33mm 处见到,其为面部深层结构的供血,可分为下颌、翼状部、翼突腭部三个部分[11],上颌动脉全长 57.38±7.1mm。

上颌动脉的第一部分——下颌部,位于下颌支的深背面。下牙槽动脉于此处发出。上颌动脉的起源部和下牙槽动脉之间的距离为 10.8±6mm[11]。伴随下牙槽神经下降至下颌支内面的下颌孔，进入下颌孔后沿下颌管行走。颏动脉是下牙槽动脉的末端分支，伴神经穿过颏孔来供应下巴和下唇的血供，颏动脉分支最后与颏下动脉和下唇动脉相汇合。

上颌动脉的第二部分——翼状部，在下颌支的覆盖下倾斜着向前向上走行，其走行或深或浅到达翼腭窝的翼外部分，其分支有颞深动脉、咬肌动脉、翼状动脉和颊肌动脉[7,20,21]。颞深动脉（三个分支）在颞肌和颅骨膜之间向前或向后上行并供应相应肌肉血供（图 6.2）。这些动脉和颞中动脉相汇合，前支通过贯穿颧骨的小分支与泪腺动脉相交通（多条吻合）。咬肌动脉侧向通过下颌切迹到咬肌深表面[11]，供给肌肉血供并与面动脉的咬肌分支和面横动脉相汇合（图 6.2）。颊肌动脉在翼状肌和插入的颞肌之间倾斜向前走行，到颊肌的外表面，与面动脉的分支——眶下动脉相汇合（图 6.2）。

上颌动脉的第三部分——翼突腭部，部分位于接近翼腭神经节的翼腭窝，其分支是上牙槽后动脉、翼管动脉、眶下动脉、咽动脉、腭降动脉、蝶腭动脉（图 6.2）。从眶下动脉的方向，是上颌动脉主干的延续[11,24]，同眶下神经一起沿着眶下沟和眶下管走行。眶下动脉穿过眶下孔到达面部并供应下睑、脸颊、鼻外侧的血供（图 6.1 和图 6.2）。在面部，一些分支向上到眼眶内侧角和泪囊，与面动脉的内眦分支相汇合（图 6.2）；一些走行到达鼻部，与眼动脉的鼻背动脉相汇合（图 6.4a）；其他部分在提下唇肌和提口角肌之间下行并与面动脉、面横动脉和颊动脉相汇合（图 6.4c）。

手术注解

咬肌动脉的位置在下颌骨髁突和冠突之间的前后平面之中的三个方位很容易分辨出来：①颈部髁突的前上方；②关节结节的最下方；③下颌切迹的下方。咬肌动脉到颈部髁突的最前上方的平均距离是 10.3mm；到关节结节的最下方距离是 11.4mm；到下颌切迹的最下方距离是 3mm[25]。

颞肌肌皮瓣广泛应用于颅底、口腔重建、口咽缺陷的手术中，颞肌肌皮瓣的血液供应来自以下三个蒂：颞深前动脉、颞深后动脉（两个都是上颌动脉的侧支）、颞中动脉（颞浅动脉的侧支）[25]。颞肌肌皮瓣到颞肌上的分离表浅动脉的距离是 57mm。皮瓣很容易越过中线，进一步拓宽其适应证。不仅比分离颞深筋膜蒂的皮瓣获得更多组织，且很容易越过中线，这是一个重要的方面。

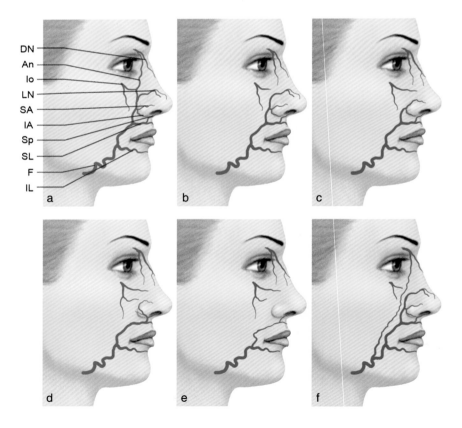

图 6.9　面动脉分型示意图。(a)内眦型。(b)鼻型。(c)鼻翼型。(d)唇型。(e)发育不全型。(f)成双型。An，内眦动脉；DN，鼻背动脉；F，面动脉；IA，翼下动脉；IL，下唇动脉；Io，眶下动脉；LN，鼻外侧动脉；SA，翼上动脉；SL，上唇动脉；Sp，鼻中隔动脉。

颞浅动脉

颞浅动脉从颈外动脉深部发出直到腮腺，从下颌骨齿突背面上升[25~27]。颞浅动脉的重要分支是面横动脉、耳前动脉、颞中动脉、额颞脉和顶脉（图6.1和图6.3），颞浅动脉在到达颧弓之前，发出面横动脉。

面横动脉在发出上颌动脉分支后于腮腺处颞浅动脉处上行，数量从1~3条不等（平均1.34条），平行走行于颧弓前一指宽处（图6.3和图6.10）；在腮腺管和颧弓的下缘之间横穿面部，进入腺体后1~11mm处分为上下两支，上支通常比下支要大。上支位于颧弓5.0~26.1mm（平均14.0mm）处，并低于腺体边缘的水平。许多穿支（76.8%）从上支发出，该结构在手术过程中可见是非常重要的。面横动脉和面神经的颞支和颧支相交，并与面动脉、咬肌动脉、颊动脉和眶下动脉相汇合（图6.10，面部吻合）。

颞中动脉从颧弓上方上升并穿过颞筋膜，分支到颞肌并与上颌动脉的颞深分支相汇合。

耳前动脉通往耳轮及耳屏，其在弓形水平处，在颞浅静脉以下通过到达耳轮。这些动脉供应外耳的前部、小叶及外耳道的一部分，并且与耳后动脉相吻合。螺旋动脉起自颞浅动脉的顶支，其在颞浅动脉弓以上有分支（图6.10a,b）。

手术注解

血管互相吻合形成弓形对于提供更长的皮瓣进行重建具有重要的临床意义，比如，当耳廓后颞浅动脉上的皮肤被用作蒂重建鼻部时，颞浅动脉和耳后动脉的吻合称为Ishio皮瓣[1,10]。

78%~92%的人群中存在颧眶动脉，其起源于颞浅动脉，有时起源于颞浅动脉的额分支。其在颧弓的上缘前方的颞筋膜和眶外侧区之间走行[19,26]。颧眶动脉外侧面部供应腮腺和腮腺管、面神经、面部肌肉和眼眶外部的皮肤[19,26]，其和眼动脉的泪、睑两个分支相汇合（图6.1、图6.3和图6.10）。

颞浅动脉进入颞窝之后，在颧弓上2cm，分成额支和顶支两个分支。多项研究发现，动脉分叉部在颧弓以上的病例占61%~88%，直接覆盖颧弓的占3.8%~26%，在颧弓以下的占7%~11.5%[11,26-28]。

顶支（后面的）作为颞浅动脉的延续在头部的一侧前后扭转向后延伸。顶支在帽状腱膜处与身体同侧、对侧的血管相吻合。小分支在颞顶区也与额支的小分支相吻合（图6.7和图6.10）。向后走行的分支与耳后动脉、头后部的枕动脉相吻合，亦有穿支穿过深筋膜（图6.7和图6.10）。

额支（前面的）上下弯曲走行至前额，与眼轮匝肌的上角相平行，亦有穿支穿过深筋膜和额肌，额支

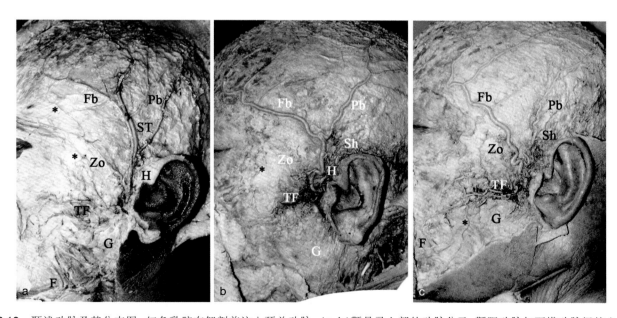

图6.10 颞浅动脉及其分支图。红色乳胶在解剖前注入颈总动脉。(a,b)颧骨弓上部的动脉分叉，颧眶动脉与面横动脉间的血管交通。(c)颧弓处动脉分叉；额支比顶支粗大。F，面动脉；Fb，额支；G，腮腺；H，耳轮动脉；Pb，顶支；Sh，耳轮上动脉；ST，颞浅动脉；TF，面横动脉；Zo，颧眶动脉；*，皮下吻合。

供应此区域的肌肉、皮肤和颅骨膜。其与对侧额支在帽状腱膜层吻合，在前额处与眶上动脉、滑车上动脉吻合，在眼眶和前额周围与颧眶动脉相吻合（图 6.7和图 6.10）。

颞顶部、顶枕部、帽状腱膜骨膜、额部的皮瓣都基于颞浅动脉及其分支设计。使用颞浅动脉皮瓣进行面颈部修复有其优势。首先，端端血管微吻合技术是可行的。通过解剖动脉的远端可将头部或者尾部的血管翻转，以便于实施血管吻合。颞浅动脉及其分支的直径非常适合用于微血管吻合[5,17,25,26]。颞浅动脉的直径为 2.03~2.14mm，额支的直径为 1.61~2.1mm，顶支的直径为 1.44~2.1mm[5,17,25,26]。一支额支萎缩发生的概率为 2%，顶支或额支萎缩的概率在 4%，颞浅动脉发生萎缩的概率为 2%，两个顶支均发生萎缩的概率为 4%[5,17,25,26]。其次，即使颞浅动脉在之前的操作中破裂，额眶动脉依旧存在且很容易通过多普勒或者超声影像进行识别，并且由于其顺延颞浅动脉走行易于寻及[19]。第三，被保护起来的颞浅动脉可留存备用。

颞浅动脉到耳屏的距离对于耳前皮瓣的设计很重要。可将前发际线及颞浅动脉顶支所经区域的皮瓣成功翻转[25,26]。我们对一些头部结构位点进行了标记：骨性外眦中点（A），耳屏点（B），耳上部与头相连的附着点（C），位于附着点上 2cm 处的位点（D）。这些点都以直线形式参与骨性外眦的构成，如 AB、AC和 AD。原始的 Jnri 皮瓣就是以 DF 线为基础，起始于耳上 2cm 处，位于 AD 线的上方，以 45°向前上方延伸到达前发际线。F 点超过了前发际线。需要对顶支是否超过了 DF 线进行检查。根据 Juri 的设计，DF 线是顶枕皮瓣构建的基础，顶支必须位于皮瓣内[27]。AB线长为 80±5mm（65~87mm），AC 线长为 81.8±5.3mm（66.2~88mm），AD 线长为 83.6±4.7mm（72~90mm），DF线长为 11±7.7mm。

熟知额横动脉的位置对帽状腱膜额肌瓣设计十分重要。如果位置比较低，那么帽状腱膜额肌瓣的发际线的切口将于之对应。如果位置比较高，为避免该皮瓣发生静脉淤血，发际线上部的切口必须要包含较动脉更靠前或更靠后的静脉。额横动脉进入前额部的位点易于触及，同时颞浅动脉的额支常在颞部及侧额部走行迂曲。颞浅动脉额支及额横动脉常位于额肌的前部[16,23,27]。根据此点，额横动脉或颞浅动脉额支常在此处迂曲。眶上动脉眶部分支的吻合具有非常重要的临床意义；因此，额横动脉及颞浅动脉额支

的识别非常重要。这个弓形区域对于皮瓣的设计至关重要。

基于解剖学研究，由于颞浅部血管相对于耳后动脉及其分支的走行及口径更加稳定，因此耳后带蒂游离皮瓣的血管蒂来源于颞浅部血管比血管蒂来源于耳后动脉更有利[16,23,27]。

眼动脉

眼动脉的供血区域为眼部、鼻部的上 2/3 以及前额部。其分支包括泪腺动脉、筛动脉、眶上动脉、滑车上动脉及鼻外动脉（图 6.2）。起源于颈内动脉，经视神经孔入眼眶。随后通过眶内侧壁，向前下走行经过上斜肌下缘，随后发出分支。

眶上动脉伴眶上神经经眶上切迹或眶上孔出眶，供养额部及头皮的皮肤及肌肉（图 6.1、图 6.2 和图6.7a,b）。终末支借滑车上动脉及颞浅动脉额支与对侧交通。滑车上动脉供养额中部、头皮及鼻根部。鼻背动脉与鼻外侧动脉及眶下动脉吻合。为眼睑内侧及鼻背部皮肤提供血供。筛前动脉的鼻外支，供应鼻背和鼻尖的皮肤。

手术注解

眼部在颈外动脉系统和颈内动脉系统之间通过几处吻合存在重要的血管交通。这些吻合发生于颈内动脉分支之间——眼动脉、眶上动脉、滑车上动脉、鼻背动脉、内眦动脉（图 6.4c，颈内动脉间血管吻合），以及发生于颈外动脉分支及终末支之间——面动脉（内眦动脉）、颞浅动脉、面横动脉、颞中动脉、颞浅静脉的额支及顶支之间（图 6.4c，面横血管吻合）。

眶上及滑车上血管被描述为位于内眦动脉、滑车上动脉及颞浅动脉之间的"复杂血管吻合系统"[13,29]。软组织充填术中误将充填物注射至动脉中将导致视网膜中央血管的栓塞，同时有潜在的致盲风险[7,19]。为避免此类并发症，注射充填物时需少量注射并采用钝针，并小心地以退行法注射（图 6.4 c，多条吻合）[10,30]。

睑外侧动脉

睑外侧动脉起源于泪腺动脉，分布于眼睑及结膜。血管位于上下眼睑的内侧，与睑内侧动脉吻合，形成动脉环。睑外侧动脉于游离缘附近开始环绕眼睑走行，形成一上一下两个弧，介于睑板与眼轮匝肌之间（图 6.1 和图 6.11）。泪腺动脉分出一个或两个颧支，

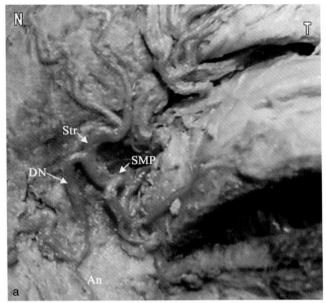

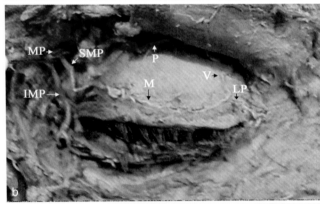

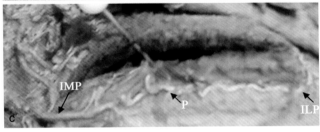

图 6.11 (a)内眦动脉。(b)上眼睑动脉。(c)下眼睑动脉。红色乳胶在解剖前进入颈总动脉。An,内眦动脉;DN,鼻背动脉;ILP,下睑外侧动脉;IMP,下睑内侧动脉;LP,睑外侧动脉;M,边缘动脉弓;MP,睑内侧动脉;P,周围动脉弓;SMP,上睑内侧动脉;Str,滑车上动脉;V,变异动脉;N,鼻侧;T,颞侧。

其中一个通过颧颞孔,到达颞窝与颞深动脉吻合。另一个分支经颧面孔达颊部与面横动脉吻合[10,11,30]。

睑内侧动脉

睑内侧动脉常分出上、下分支供应上、下眼睑的内

侧[10,30]。上睑支于内眦韧带底部进入上眼睑。下睑支向下走行于内眦韧带后进入下眼睑(图 6.11b,c)。

上下眼睑的主要血供来源于动脉弓。上睑动脉弓位于眶侧角颧眶动脉及泪腺动脉的两条外侧睑分支处[11,24]。下睑动脉弓位于眶侧角处,此处有来自泪腺动脉的两条睑外侧分支、面横动脉及位于眼睑内侧内眦动脉的一个分支(图 6.11c)。

上眼睑的血供由三条弓组成:边缘、睑板上和眶隔前,互相之间靠垂直血管网进行吻合。这些垂直分支分布于眼轮匝肌下面的肌下纤维层[30]。眶隔前血管弓由眼动脉分支(眶上动脉、滑车上动脉、睑内侧动脉)供应。边缘血管弓由连接睑板上(60%)及眶隔前区域(20%)的血管网吻合供应。这些区域发出许多小的垂直分支,使得血管吻合网络更加丰富且复杂[24]。

手术注解

皮瓣的颜色符合程度、外形、厚度、活动度都必须与正常的上睑一致。上睑皮瓣无论其是有一个内侧还是外侧的蒂或双蒂,或是岛状皮瓣,都必须基于睑板上血管弓或眶隔前血管弓。

术中损伤边缘血管弓侧支将导致血肿的发生。边缘血管弓位于睑板到睑缘处 3mm 处。意外的出血或与眶隔前血管弓及边缘区血管弓之间的交通动脉变异有关[30]。如果预料到交通支的变异,那么从外眦眼睑的 4.5mm 左右处仔细解剖将能阻止眼睑成形术中的出血。

筛动脉

两条筛动脉一前一后走行。筛后动脉穿过后筛窦,其分支通过筛板间隙下降进入到鼻腔,与蝶腭动脉分支吻合。筛前动脉与鼻睫神经伴行走行于前筛管。随后下降进入到鼻腔中,沿鼻骨内侧表面的凹槽走行。其终末支出现在鼻骨与鼻侧软骨之间的鼻背部(图 6.1 和图 6.2)。

额动脉是眼动脉的其中一个终末支,与滑车上神经一起于眶内侧角出眶上行,通过眶上动脉及对侧动脉的吻合,供应皮肤、肌肉及颅骨外膜。

滑车上动脉

滑车上动脉相对恒定地在内眦纵轴附近的内上眼眶处发出(图 6.11a 和图 6.12)。滑车上动脉在中线外侧 1.7~2.2cm 处离开眶部。然后继续在中线外侧 1.5~2cm 处纵向穿行,之后跨过一条横向无名血管与

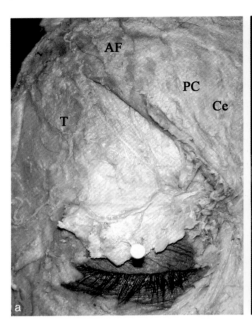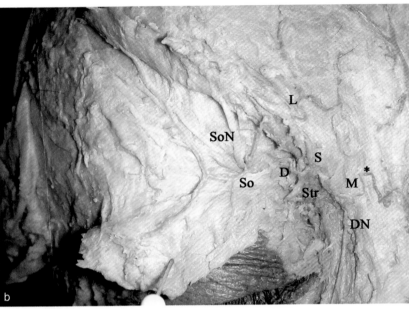

图 6.12 眶额区域神经动脉结构分解 (a,b)。红色乳胶在解剖前注入颈总动脉。照片显示颞浅动脉和眶上动脉吻合；颞浅动脉和滑车上动脉吻合。AF，额动脉上行分支；Ce，中央动脉；D，滑车上动脉深部（肌肉）分支；DN，鼻背动脉；L，滑车上动脉外侧交通支；M，滑车上动脉内侧交通支；PC，中央旁动脉；S，滑车上动脉表浅（皮肤）分支；So，眶上动脉；SoN，眶上神经；Str，滑车上动脉；T，额横动脉；*，跨面部吻合。

对侧动脉吻合（图 6.1、图 6.8d 和图 6.11a）[11,29]。在解剖可见的分支中，60% 为内侧交通支，23% 为外侧交通支，26% 为上睑动脉，7% 为骨膜分支，其余为皮支等。众多附属的肌肉支主要为斜支（19%）、内侧和外侧纵支（53%），以及单一的纵支（47%）（图 6.11a）。

手术注解

滑车上动脉在眼轮匝肌下和皱眉肌上穿行，之后变为表浅动脉。其皮支在眶上缘上方 11.8mm 至 3.6mm 处，中线外侧 13.5mm 至 3.4mm 处可轻易找到（图 6.12）[29]。滑车上动脉在眶上缘上方平均 35mm 处和眶上动脉旁 56mm 处进入皮下层[5,14]。皮支的上 1/3 在真皮层下方和脂肪层上方穿行[29]。其下 2/3 部分在脂肪层下和额肌上穿行，并逐渐成为表浅动脉。肌支穿过额肌，而皮支在皮下穿行。皮支与对侧肌支或眶上动脉及滑车上动脉吻合（图 6.12）[5,29]。

该动脉可能在额正中 1/3 处在骨膜上方穿行，对于临床上皮瓣的设计有重要的意义。正中旁的前额皮瓣由滑车上动脉供血[1,13]。如果不是直视下完成，常见的从前额旁正中 1/3 处皮瓣上去除脂肪的做法可能是很危险的，因为据报道，滑车上动脉可能会变异，在前额的中 1/3 处的骨膜水平穿行，并继续于骨膜水平向上。为了避免任何可能发生的末端或远端部分坏死或表皮松解的风险，远端的 1/3 皮瓣不应该在第一阶段去除脂肪。前额内侧的血供主要来自滑车上动脉和眶上动脉，另外还有非常重要的一部分来自内眦动脉（鼻背动脉、中央动脉和中央旁动脉）[13,29]。

眶上动脉

眶上动脉在上眼眶边缘，位于角膜缘内侧的垂直线上。其自眶上缘的内侧向外侧延伸，之后离开眼眶（图 6.1 和图 6.12）。眶上动脉穿过眶上孔，然后分为深支和浅支[5,28]。眶上动脉有五个分支：侧缘支（91%）、斜支（91%）、纵支（100%）、内侧支、眉支（5%）。内侧支、斜支和侧缘支一般都为深部分支（位于骨膜或肌肉下）。往往存在一个以上纵支，或在起源后迅速产生更小的分支[7,13,29]。斜支在骨膜上运行，向颞浅动脉的额支或眶缘外侧的额横动脉延伸。眶上动脉与眶上神经和眶上静脉相伴行。其为皮肤、肌肉和前额的颅骨膜供血，并与颞浅动脉的额支以及对侧动脉吻合[16,28]。

手术注解

面部的浅表动脉分支无法作为皮瓣设计的依据。眶上动脉深支持续存在，所以我们可以设计基于眶上动脉的皮瓣[7,13]。我们可以利用这些深支，设计血供丰富的前额骨皮瓣。此皮瓣可用于眶顶或内侧壁的重建。

鼻背动脉

鼻背动脉和眼动脉的其他终端分支,从睑内侧韧带上方穿出眼眶,之后发出一条细小分支到达泪囊上方。动脉分为两个终端分支,其中一条跨越鼻根,并与内眦动脉吻合;另一条沿鼻背部运行,为其外表面供血,最终与对侧动脉和鼻外侧动脉吻合[29,31]。

手术注解

鼻背动脉通常在内眦水平线以上 5~7mm 处发出。在其起源后 3~5mm 处,发出一条上中动脉[32]。鼻背动脉与内眦动脉、滑车上动脉、面动脉的鼻翼支,以及上唇动脉有许多的吻合(图 6.9 和图 6.12)。鼻背动脉的两支正中旁纵向分支越过中线交汇[1,28]。

中央动脉起源于鼻背动脉,为眉间和前额中部的横向中 1/3 和下 1/3 供血。中央动脉也有与滑车上动脉的外侧汇合。

手术治疗严重的缺陷时,如眼睑外伤、眶周肿瘤切除术、瘢痕愈合延迟、先天畸形或神经麻痹,可使用皮瓣行眼睑重建。在眶周的操作中,重建的目标是恢复功能正常和外表美观[31,33]。

眼动脉的分支(例如,鼻背动脉、滑车上动脉和内眦动脉终末支)负责内眦区营养供应[22,30]。鼻背动脉皮瓣和内眦动脉皮瓣区的重建可使用前额中线处的皮瓣、前额旁正中皮瓣、单次前额中线处皮瓣、插入的正唇颊瓣或鼻局部皮瓣[10,31-33]。

在鼻背、前额以及嘴唇的皮肤和软组织的中线区域,其双重灌注是恒定的。面部的血管形成了一系列的血管丛,如面部深层血管丛、皮下血管丛及真皮下血管丛。面部深丛在深部穿行,并穿过表情肌,为前面部提供深层循环[6]。此血管丛与真皮下血管丛通过密集的面动脉、眶下动脉和滑车上动脉的小肌皮穿支汇合。面横动脉、颏下动脉及耳后动脉的筋膜皮肤穿支通过面部深层和皮下层到达真皮下血管丛(图 6.4c)[10]。

(王晨羽 译)

参考文献

1. Banks ND, Hui-Chou HG, Tripathi S, et al. An anatomical study of external carotid artery vascular territories in face and midface flaps for transplantation. Plast Reconstr Surg 2009;123(6):1677–1687

2. Behan FC, Rozen WM, Wilson J, Kapila S, Sizeland A, Findlay MW. The cervico-submental keystone island flap for locoregional head and neck reconstruction. J Plast Reconstr Aesthet Surg 2013;66(1): 23–28

3. Houseman ND, Taylor GI, Pan WR. The angiosomes of the head and neck: anatomic study and clinical applications. Plast Reconstr Surg 2000;105(7):2287–2313

4. Marur T, Tuna Y, Demirci S. Facial anatomy. Clin Dermatol 2014; 32(1):14–23

5. Pomahac B, Pribaz J. Facial composite tissue allograft. J Craniofac Surg 2012;23(1):265–267

6. Saban Y, Andretto Amodeo C, Bouaziz D, Polselli R. Nasal arterial vasculature: medical and surgical applications. Arch Facial Plast Surg 2012;14(6):429–436

7. Whetzel TP, Mathes SJ. Arterial anatomy of the face: an analysis of vascular territories and perforating cutaneous vessels. Plast Reconstr Surg 1992;89(4):591–603, discussion 604–605

8. Ozgur Z, Govsa F, Ozgur T. Anatomic evaluation of the carotid artery bifurcation in cadavers: implications for open and endovascular therapy. Surg Radiol Anat 2008;30(6):475–480

9. Ozgur Z, Govsa F, Ozgur T. Assessment of origin characteristics of the front branches of the external carotid artery. J Craniofac Surg 2008;19(4):1159–1166

10. Vasilic D, Barker JH, Blagg R, Whitaker I, Kon M, Gossman MD. Facial transplantation: an anatomic and surgical analysis of the periorbital functional unit. Plast Reconstr Surg 2010;125(1):125–134

11. Standring S. Gray's Anatomy, 40th ed. New York: Churchill Livingstone; 2009

12. Ozgur Z, Govsa F, Celik S, Ozgur T. Clinically relevant variations of the superior thyroid artery: an anatomic guide for surgical neck dissection. Surg Radiol Anat 2009;31(3):151–159

13. Fukuta K, Potparic Z, Sugihara T, Rachmiel A, Forté RA, Jackson IT. A cadaver investigation of the blood supply of the galeal frontalis flap. Plast Reconstr Surg 1994;94(6):794–800

14. Potparić Z, Fukuta K, Colen LB, Jackson IT, Carraway JH. Galeopericranial flaps in the forehead: a study of blood supply and volumes. Br J Plast Surg 1996;49(8):519–528

15. Kierner AC, Aigner M, Zelenka I, Riedl G, Burian M. The blood supply of the sternocleidomastoid muscle and its clinical implications. Arch Surg 1999;134(2):144–147

16. Cordova A, Pirrello R, D'Arpa S, Moschella F. Superior pedicle retroauricular island flap for ear and temporal region reconstruction: anatomic investigation and 52 cases series. Ann Plast Surg 2008; 60(6):652–657

17. Ulkür E, Açikel C, Eren F, Celiköz B. Use of axial pattern cervicooccipital flaps in restoration of beard defects. Plast Reconstr Surg 2005;115(6):1689–1695

18. Al-Hoqail RA, Meguid EM. Anatomic dissection of the arterial supply of the lips: an anatomical and analytical approach. J Craniofac Surg 2008;19(3):785–794

19. Higashino T, Sawamoto N, Hirai R, Arikawa M. Zygomatico-orbital artery as a recipient vessel for microsurgical head and neck reconstruction. J Craniofac Surg 2013;24(4):e385–e387

20. Pinar YA, Bilge O, Govsa F. Anatomic study of the blood supply of perioral region. Clin Anat 2005;18(5):330–339

21. Atamaz Pinar Y, Govsa F, Bilge O. The anatomical features and surgical usage of the submental artery. Surg Radiol Anat 2005;27(3): 201–205

22. Erdogmus S, Govsa F. The arterial anatomy of the eyelid: importance for reconstructive and aesthetic surgery. J Plast Reconstr Aesthet Surg 2007;60(3):241–245

23. Pinar YA, Ikiz ZA, Bilge O. Arterial anatomy of the auricle: its importance for reconstructive surgery. Surg Radiol Anat 2003;25 (3-4):175–179

24. Hwang K, Kim DH, Huan F, Nam YS, Han SH. The anatomy of the palpebral branch of the infraorbital artery relating to midface lift. J Craniofac Surg 2011;22(4):1489–1490

25. Veyssiere A, Rod J, Leprovost N, et al. Split temporalis muscle flap anatomy, vascularization and clinical applications. Surg Radiol Anat 2013;35(7):573–578

26. Nakajima H, Imanishi N, Minabe T. The arterial anatomy of the temporal region and the vascular basis of various temporal flaps. Br J Plast Surg 1995;48(7):439–450

27. Pinar YA, Govsa F. Anatomy of the superficial temporal artery and its branches: its importance for surgery. Surg Radiol Anat 2006; 28(3):248–253

28. Chen TH, Chen CH, Shyu JF, Wu CW, Lui WY, Liu JC. Distribution of the superficial temporal artery in the Chinese adult. Plast Reconstr Surg 1999;104(5):1276–1279

29. Yu D, Weng R, Wang H, Mu X, Li Q. Anatomical study of forehead flap with its pedicle based on cutaneous branch of supratrochlear artery and its application in nasal reconstruction. Ann Plast Surg 2010;65(2):183–187

30. Erdogmus S, Govsa F. Anatomy of the supraorbital region and the evaluation of it for the reconstruction of facial defects. J Craniofac Surg 2007;18(1):104–112

31. Turgut G, Ozcan A, Yeşiloğlu N, Baş L. A new glabellar flap modification for the reconstruction of medial canthal and nasal dorsal defects: "flap in flap" technique. J Craniofac Surg 2009;20(1):198–200

32. Park SS. The single-stage forehead flap in nasal reconstruction: an alternative with advantages. Arch Facial Plast Surg 2002;4(1): 32–36

33. Onishi K, Maruyama Y, Okada E, Ogino A. Medial canthal reconstruction with glabellar combined Rintala flaps. Plast Reconstr Surg 2007;119(2):537–541

第 **7** 章

面颈部静脉

Yusuke Shimizu

引言

本章将头颈部静脉系统分为面部静脉、头皮静脉和颈部静脉。面部静脉回流主要通过眶周的半环形静脉。根据其所处位置，该静脉可由眶上静脉、内眦静脉或面静脉组成。此处汇集了面部大部分血液，主要与颧颞静脉、眼上静脉、面深静脉和颈内静脉相交通。头皮浅层的静脉回流主要通过颞浅静脉、颞中静脉、枕静脉和耳后静脉，这些静脉汇入颈外静脉。颈内静脉是头颈部主要的静脉回流通路，而颈外静脉和颈前静脉是该区域浅层的主要回流通路。椎静脉的血液主要来自椎前肌肉，并汇入头臂静脉。

面部静脉

面部主要的静脉回流通路是面静脉。面中部，半环形静脉环绕眶周[1]。根据其所处位置，该静脉可由眶上静脉、内眦静脉或面静脉构成(图 7.1)。这些静脉与眶外上区的颧颞静脉、内眦区的眼上静脉、鼻唇沟区的面深静脉，以及下方颈部外侧区域的颈外或颈内静脉交通(图 7.2)。与大多数的浅静脉一样，这些静脉也有许多变异，本章将讨论常见变异情况(图 7.3)。

眶上静脉

眶上静脉一般经眶缘内侧上方，走行于眼轮匝肌之下，与内眦区的内眦静脉相交通。眶上静脉的一分支经眶上切迹或眶上孔与眼上静脉交通。其向外汇入

始于额骨颧突附近颞中静脉的颧颞静脉。因此，眶上静脉也与颞浅静脉起始部相通。

手术注解

颧颞静脉也称为"哨兵静脉"。此静脉位于面神经颞支走行之上的 10mm 区域内[2]。

滑车上静脉

一般来说，有一条至两条始于内眦区的大静脉向前额走行。滑车上静脉与颞浅静脉的分支汇集，构成前额大静脉网。颅骨骨膜层的深静脉和额部帽状腱膜层的浅静脉都汇入该静脉[3]。滑车上静脉最终于内眦区附近汇入内眦静脉或鼻根静脉[1]。

鼻根静脉

鼻根静脉起源于内眦静脉浅部，穿入降眉间肌，在鼻根皮下与其对侧支吻合，共同构成一支较粗的交通静脉[1]。鼻根静脉凸向鼻尖，桥接双侧的半环形静脉。鼻外侧的部分细小分支与鼻根静脉相交通(图 7.4)。

内眦静脉

内眦静脉由滑车上静脉和眶上静脉构成，经距内眦 8mm 的内眦韧带内侧缘下方走行[4]。其与上唇静脉汇合后形成面静脉[5]。有两条主要的静脉起始于此，分别为鼻根静脉横部(浅)和一条构成眼上静脉下支的分支(深)。部分来自鼻外侧和下睑的分支也汇入内眦静脉(图 7.5)。

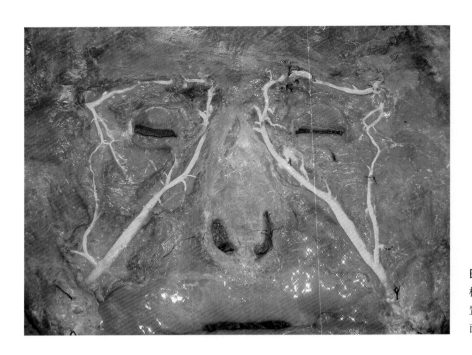

图 7.1　静脉注入白色对比剂的新鲜尸体标本。半环形静脉围绕眶周。根据其所在位置,该半环形静脉由眶上静脉、内眦静脉或面静脉构成。

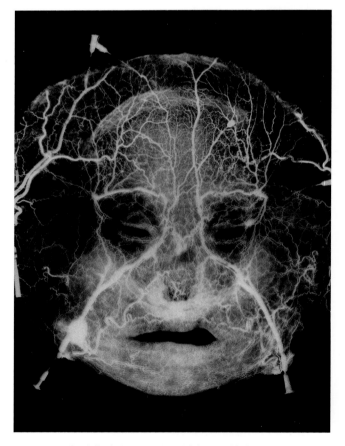

图 7.2　面部动静脉造影。可见眶周半环形静脉,颞浅静脉分支在前额区与其相交通,滑车上静脉在内眦区与其相交通,该静脉汇入面静脉。

眼上静脉

眼上静脉从眼眶内上缘发出后立即向后朝滑车走行并分为两支,上支始于眶上静脉,下支为内眦静脉的分支。眼上静脉和眼动脉伴行,与面静脉及颅内静脉相连。眼上静脉横向穿过眶上裂,最终汇入海绵窦。眼上静脉有静脉瓣,其血流流向海绵窦[6]。

眼下静脉

眼下静脉丛由多条广泛交通的静脉组成[7]。其起源于眶板前区的毛细静脉网,并接纳来自于下直肌、下斜肌、泪囊和眼睑的静脉血。通常情况下,眼下静脉汇入眼上静脉;极少情况下直接汇入海绵窦[8]。眼下静脉通过走行于眶下裂的小分支与翼静脉丛相通。

面静脉

面静脉是面部主要的回流通路。其起源于内眦静脉并沿鼻唇沟斜行向下。面静脉和面动脉在下颌骨下缘水平走行紧密,然而在这之后,面动脉曲行于面部肌肉之间,面静脉则从内眦静脉处直行至下颌骨下缘[9]。其走行于面部肌肉下方并穿过下颌骨体,然后于颈阔肌深部、下颌下腺表面、二腹肌表和茎突舌骨肌肉表面斜行向后。面静脉与下颌后静脉在下颌角位置汇合,最终直接或间接汇入颈内静脉。

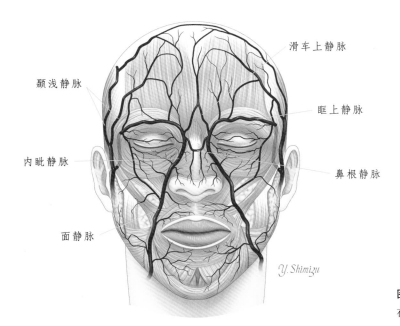

滑车上静脉

颞浅静脉

眶上静脉

内眦静脉

鼻根静脉

面静脉

Y. Shimizu

图 7.3　面部静脉的常见形态。面静脉起始于内眦静脉，在近鼻唇沟处斜下走行。

从上至下，依次是下睑静脉、上唇静脉、下唇静脉、颊肌静脉、腮腺静脉以及咬肌静脉与起源于翼静脉丛的面深静脉汇入面静脉。从后至前，颏下静脉、扁桃体静脉、腭外静脉以及下颌下静脉依次汇入面静脉。

面静脉有静脉瓣，而下颌区段面静脉的静脉瓣尤其多[10]（图 7.6）。其静脉瓣的分布表明，面静脉下段的血流向后汇入颈内静脉，而眼上静脉的血流通常汇入海绵窦[6]。

手术注解

面静脉通过两条主路径与海绵窦相通，分别是眼上静脉和面深静脉，它们先汇入翼静脉丛，最终注入海绵窦。因此，面部的感染可能会扩散至颅内静脉窦。

翼静脉丛

翼静脉丛是位于颞肌与翼外肌之间的广泛交通的小血管网（图 7.7）。蝶腭静脉、颞深静脉、翼状静脉、

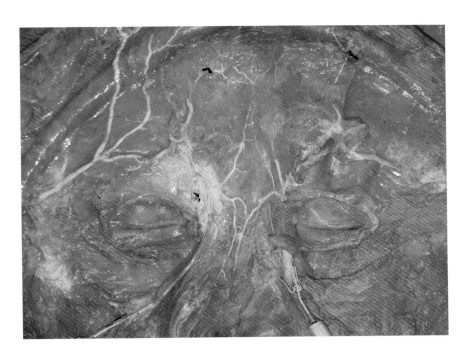

图 7.4　鼻根静脉。鼻根静脉与两侧半环形静脉在鼻根处相连。鼻外侧区域的一些静脉分支也与其相连。

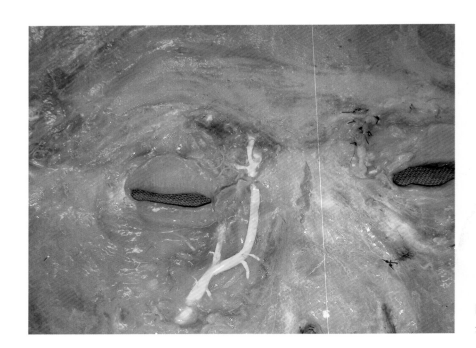

图 7.5 内眦静脉。来自鼻外侧和下睑的分支与该静脉相连。

咬肌静脉、颊肌静脉、牙槽静脉、腭大静脉与脑膜中静脉以及眼下静脉的一条分支共同汇入翼丛。翼丛通过面深静脉与面静脉相通,经蝶骨间孔、卵圆孔和破裂孔与海绵窦相通。其颞深支常与前板障静脉的分支相通,因此也与中脑膜静脉相通。

手术注解

颧部缩小术在亚洲患者中很常见。实施截骨术时应该谨慎操作,操作至上颌窦后方骨膜时不宜过深,以避免损伤位于上颌窦后方的面深静脉[11]。

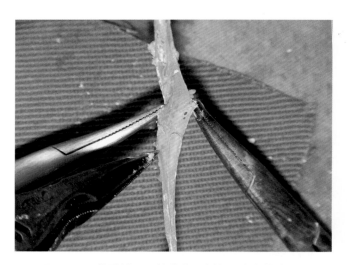

图 7.6 面静脉瓣。面静脉的下颌段通常有静脉瓣。

上颌静脉

上颌静脉由翼静脉丛主要回流通路的短干组成。它和上颌动脉下颌段一起,于蝶下颌韧带和下颌颈之间向后走行[12]。上颌静脉与颞浅静脉连通后成为下颌后静脉。

下颌后静脉

下颌后静脉是一条位置较深的面部引流通路,由颞浅静脉和上颌静脉构成,向后行走于腮腺内,并分为两大分支:①前支汇入面静脉构成面总静脉;②后支汇入耳后静脉构成颈外静脉。

头皮静脉

头皮浅层主要的静脉回流通路,是颞浅静脉、颞中静脉、枕静脉和耳后静脉(图 7.8)。

颞浅静脉

颞浅静脉起始于头皮广泛分布的静脉网,与对侧交通支、同侧滑车上静脉、眶上静脉、耳后静脉和枕静脉相连通。颞浅静脉在头皮部可分为一支、两支或三支,这些分支静脉仅与颞浅静脉近段相连,基本上独立于颞浅动脉的额支和顶支[13]。颞浅静脉的近段跨过颧弓进入腮腺,与上颌静脉汇合构成下颌后静脉。颞

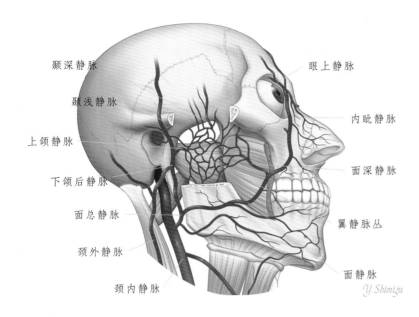

图 7.7　翼静脉丛。翼静脉丛是位于颞肌与翼外肌之间的广泛交通的小血管网。蝶腭静脉、颞深静脉、翼状肌静脉、咬肌静脉、颊肌静脉、牙槽静脉、腭大静脉与中脑膜静脉以及眼下静脉的一条分支共同汇入翼丛。

浅静脉汇集来自腮腺静脉、颞下颌关节处的关节静脉、耳前静脉以及来自于面部的面横静脉的血液。

颞中静脉

颞中静脉位于颞深筋膜层下方，走行于颞深筋膜表层和深层之间的浅层颞脂垫中[14]。该静脉通过位于额骨颧突的颧颞静脉与眶上静脉相连通。当该静脉交叉至近侧端，颞中静脉近段穿行于距颞深筋膜浅层表面数毫米的软组织中，最终于距颧骨根部上面 1cm 处汇入颞浅静脉。

手术注解

与颞浅静脉相比，颞中静脉的直径明显更粗[14]，可安全地作为游离组织移植时的受区血管。

枕静脉

枕静脉始于头皮后侧枕外隆凸处的静脉丛。其穿过斜方肌附着颅骨的部分，进入枕下三角成为静脉丛，连通颈深静脉和椎静脉，最后汇入耳后静脉。偶尔，枕静脉与枕动脉伴行，最后汇入颈内静脉。顶导静

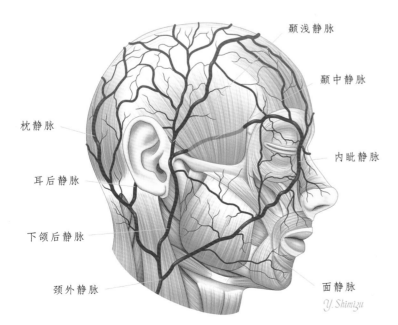

图 7.8　头皮的静脉。头皮浅层主要的静脉回流通路是颞浅静脉、颞中静脉、枕静脉和耳后静脉。

脉和乳突导静脉通过上矢状窦和横窦与枕静脉相通。

耳后静脉

耳后静脉始于顶-枕静脉网，与枕静脉和颞浅静脉相交通。它于耳后下行，汇入下颌后静脉后支构成颈外静脉。耳后静脉汇集来自茎乳静脉和外耳头侧面静脉分支的血液，一条来自乙状窦的乳突导静脉也常常汇入耳后静脉。

手术注解

意外损伤乳突导静脉将造成严重的问题，不仅因为此处止血困难，还因为其血流方向是双向的，且极为贴近乙状窦[15]。

颈部静脉

颈内静脉汇集了大部分来自头颈部的血流（图7.9和图7.10），引流除皮下外所有结构的血流。颈外静脉和颈前静脉收集来自头颈部浅层的血液，它们的组织引流量远低于深静脉[16]。部分颈部静脉直接和主要接受上肢血液的锁骨下静脉相连。颈内静脉与锁骨下静脉相连构成头臂静脉，双侧头臂静脉最终汇入上腔静脉。

锁骨下静脉

锁骨下静脉是腋静脉的延续，腋静脉从第一肋外缘行至前斜角肌内缘，锁骨下静脉在此处连通颈内静脉并构成头臂静脉。锁骨下静脉起初与锁骨下动脉伴行，在前斜角肌嵌入后与动脉分开。因此，锁骨下静脉位于前斜角肌前方，而动脉则处于肌肉的后方。胸导管引流液汇入左侧锁骨下静脉，汇入点接近左锁骨下静脉与左颈内静脉的交汇点（即静脉角），右淋巴管汇入右侧颈内静脉和右侧锁骨下静脉的交汇点。

颈内静脉

颈内静脉汇集来自颅、脑、面部和大部分颈部的血液。颈内静脉由岩下窦和乙状窦共同构成，它起始于颅底的颈静脉孔，其起始部称为颈内静脉上球。颈内静脉在颈动脉鞘内靠后走行，位于颈动脉外侧，在锁骨末端近胸骨处与锁骨下静脉共同构成头臂静脉。颈内静脉末端称为颈内静脉下球，其上方有一对静脉瓣。左侧颈内静脉通常较右侧颈内静脉细。

颈内静脉的后界由头外侧直肌、寰椎横突、肩胛提肌、中斜角肌、颈丛、前斜角肌、膈神经、甲状颈干、椎静脉和锁骨下静脉第一部分构成。颈内静脉的前界由颈内及颈总动脉以及迷走神经构成。迷走神经常常在颈动脉和颈静脉之间。在浅表处，颈内静脉先走行于胸锁乳突肌之上，然后走行于胸锁乳突肌之下，并跨过二腹肌后腹和肩胛舌骨肌上腹。颈深淋巴结沿颈内静脉分布，主要在其表浅面。在颈根部，右侧颈内静脉和颈总动脉分开，左侧颈内静脉常与动脉重叠。在颅底，颈内动脉位于颈内静脉前方，第九到第十二颅神经将其与静脉分开。面静脉、舌静脉、咽静脉、甲状腺上静脉和甲状腺中静

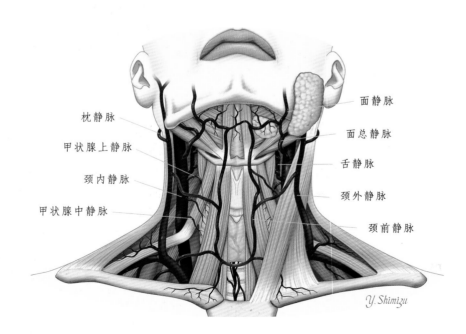

枕静脉

甲状腺上静脉

颈内静脉

甲状腺中静脉

面静脉

面总静脉

舌静脉

颈外静脉

颈前静脉

Y. Shimizu

图7.9 颈部静脉（前面观）。颈内静脉汇集了头颈大部分的血液。颈外静脉和颈前静脉收集了头颈部浅层结构的血液。一些颈部静脉直接汇入锁骨下静脉。

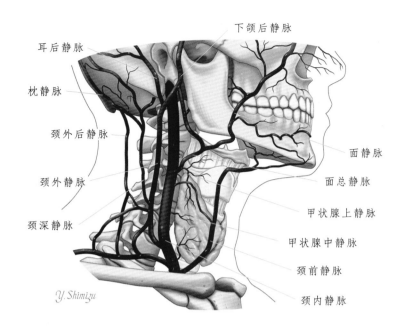

耳后静脉

枕静脉

颈外后静脉

颈外静脉

颈深静脉

下颌后静脉

面静脉

面总静脉

甲状腺上静脉

甲状腺中静脉

颈前静脉

颈内静脉

Y. Shimizu

图 7.10　颈部静脉 (侧面观)。

脉,有时还有枕静脉,都汇入颈内静脉。颈内静脉可与颈外静脉相通。

舌静脉

舌静脉始于舌背面、侧面和下面,与舌动脉向后伴行,最终汇入颈内静脉。舌背静脉引流舌背和舌侧面的血液,于舌骨舌肌和颏舌肌之间汇入颈内静脉。舌深静脉起始于舌尖附近,在舌下面近黏膜处向后走行。在近舌骨舌肌前缘处,舌静脉连接引流唾液腺的舌下静脉,共同构成舌下神经的伴行静脉,该静脉于下颌舌骨肌和舌骨舌肌之间向后走行汇入面静脉、颈内静脉或者舌静脉。

咽静脉

咽静脉起始于咽部后外侧的咽静脉丛。咽静脉与翼静脉丛相通并接受脑膜静脉的汇入,最终汇入颈内静脉。

甲状腺上静脉

甲状腺上静脉起始于甲状腺实质,与甲状腺上动脉伴行。该静脉接受喉上静脉及环甲静脉的汇入,终止于颈内静脉上段。

甲状腺中静脉

甲状腺中静脉引流甲状腺下部、喉部及气管。它跨过颈总动脉前方,汇入颈内静脉下段。

颈外静脉

颈外静脉主要引流头皮和面部。其位于胸锁乳突肌的表面,可以用一条始于下颌角后下方,下行至近胸锁乳突肌后缘的锁骨的线来表示。这条由下颌后静脉和耳后静脉汇合而成的静脉起始于下颌角,沿下颌角至近胸锁乳突肌后缘的锁骨中部方向靠后走行。颈外静脉被覆颈阔肌、浅筋膜和皮肤,深筋膜将其与胸锁乳突肌分离。颈外静脉管径大小不一,与颈部其他静脉管径成反比。偶有同侧双颈外静脉存在[16]。颈外静脉的静脉瓣通常位于距锁骨上方 4cm 的锁骨上静脉汇入处,这一段静脉常扩张。颈外侧静脉汇集后颈外静脉以及其末端附近的颈横静脉、肩胛上静脉和颈前静脉的血液。在腮腺处,颈外静脉常与颈内静脉的一条分支相连。偶有枕静脉汇入颈外静脉。

颈前静脉

颈前静脉始于舌骨附近的颏下区浅静脉汇合处。其在胸锁乳突肌的中线和前缘之间下行,然后在颈部下段转向外侧走行。颈前静脉汇入颈外静脉的末端,或者直接汇入锁骨上静脉。通常该静脉的大小与颈外静脉的大小成反比例关系。颈前静脉与颈内静脉相连,并接纳喉部静脉,有时也汇集一条小的甲状腺静脉。颈前静脉通常有两条,它们通过一条较粗的颈横弓在胸骨上相交通,颈横弓主要汇集甲状腺下静脉的血液。

颈外后静脉

颈外后静脉起始于枕部头皮,引流颈上部和颈背部皮肤及浅层肌肉的血液。其走行于头夹肌和斜方肌之间,在颈背部下行,通常汇入颈外静脉的中段。

颈深静脉

颈深静脉在头半棘肌与颈长肌之间与其动脉伴行。 其起始于枕肌和枕骨下肌的静脉以及环颈椎静脉丛。颈深静脉在第七颈椎横突和第一肋之间向前走行与椎静脉下端相连。它汇集颈椎棘突周围静脉丛分支的血液。

椎静脉

椎静脉由众多发自椎内静脉丛的小分支在枕骨下三角区内组成,在寰椎后弓上方从椎管发出。椎静脉与发自局部深层肌肉的小静脉组成一根血管,该血管穿入寰椎横突孔沿椎动脉下行,构成静脉丛。该静脉丛最终成为一条自第六颈椎横突孔发出的单独的椎静脉。椎静脉下行汇入头臂静脉。一条小的副椎静脉也常由该椎静脉丛发出,它横向穿过第七颈椎横突孔,然后在锁骨下动脉和颈胸膜之间前行,也汇入头臂静脉。椎静脉汇集了枕静脉分支、椎前肌肉、椎内和椎外静脉丛的血液,也汇集椎前静脉和椎深静脉的血液,有时还有第一肋间静脉的血液。

椎前静脉

椎前静脉始于颈上部横突周围的静脉丛。它与颈升动脉相伴, 在前斜方肌和头长肌的附着处之间下行,与椎静脉相连通。

（李雄伟 何牧 译）

参考文献

1. Shimizu Y, Imanishi N, Nakajima T, Nakajima H, Aiso S, Kishi K. Venous architecture of the glabellar to the forehead region. Clin Anat 2013;26(2):183–195
2. Trinei FA, Januszkiewicz J, Nahai F. The sentinel vein: an important reference point for surgery in the temporal region. Plast Reconstr Surg 1998;101(1):27–32
3. Yoshioka N, Rhoton AL Jr. Vascular anatomy of the anteriorly based pericranial flap. Neurosurgery 2005;57(1, Suppl)11–16
4. Wolff E. Anatomy of the Eye and Orbit. 6th ed. London: H.K. Lewis & Co. Ltd.; 1968
5. Standring S, ed. Gray's Anatomy: The Anatomical Basis of Clinical Practice. 40th ed. Edinburgh: Churchill Livingstone; 2008
6. Zhang J, Stringer MD. Ophthalmic and facial veins are not valveless. Clin Experiment Ophthalmol 2010;38(5):502–510
7. Cheung N, McNab AA. Venous anatomy of the orbit. Invest Ophthalmol Vis Sci 2003;44(3):988–995
8. Natori Y, Rhoton ALJ Jr. Microsurgical anatomy of the superior orbital fissure. Neurosurgery 1995;36(4):762–775
9. Houseman ND, Taylor GI, Pan WR. The angiosomes of the head and neck: anatomic study and clinical applications. Plast Reconstr Surg 2000;105(7):2287–2313
10. Nishihara J, Takeuchi Y, Miki T, Itoh M, Nagahata S. Anatomical study on valves of human facial veins. J Craniomaxillofac Surg 1995;23(3):182–186
11. Choi BK, Lee KT, Oh KS, Yang EJ. Preservation of the deep facial vein in reduction malarplasty. J Craniofac Surg 2012;23(3):e254–e257
12. Joo W, Funaki T, Yoshioka F, Rhoton AL Jr. Microsurgical anatomy of the infratemporal fossa. Clin Anat 2013;26(4):455–469
13. Imanishi N, Nakajima H, Minabe T, Chang H, Aiso S. Venous drainage architecture of the temporal and parietal regions: anatomy of the superficial temporal artery and vein. Plast Reconstr Surg 2002;109(7):2197–2203
14. Yano T, Tanaka K, Iida H, Kishimoto S, Okazaki M. Usability of the middle temporal vein as a recipient vessel for free tissue transfer in skull-base reconstruction. Ann Plast Surg 2012;68(3):286–289
15. Kim LK, Ahn CS, Fernandes AE. Mastoid emissary vein: anatomy and clinical relevance in plastic & reconstructive surgery. J Plast Reconstr Aesthet Surg 2014;67(6):775–780
16. Shenoy V, Saraswathi P, Raghunath G, Karthik JS. Double external jugular vein and other rare venous variations of the head and neck. Singapore Med J 2012;53(12):e251–e253

第 **8** 章

面神经和颞骨

Orlando Guntinas-Lichius

引言

面神经从脑干至外周的走行过程非常复杂。神经系统交联着脑外科、耳神经外科、头颈外科和整形外科中那些关键且频繁涉及的解剖结构。在经颞路径的外科手术中,外科医师必须经颞骨穿孔以避免损伤面部神经。当手术路径涉及面神经支配区域时,我们必须从不同手术的角度了解面神经的局部解剖。本章概述了从脑干至颞骨的面神经解剖。面神经的颞外部分参见第 9 章。为了能更好地指导面神经相关的外科操作,面神经所有的部分和节段,以及其血供、周围结构、影像学解剖和标准的外科路径,在本章都有详细的讲解。

面神经的节段

由于面神经从脑干至外周的走行错综复杂,本章将其划分为三个不同的部分。在形态分布上,我们将面神经的各个部分划分为不同节段。表 8.1 概述了面神经的各个部分及其分段。面神经由腮弓运动纤维、副交感纤维、内脏传入纤维以及躯体传出纤维组成。面神经的分支和不同的神经纤维束在其到达外周的路程中发出或进入该神经。在颞骨内,面神经有穿入和穿出的内支,且所有外支自面神经由茎乳孔穿出后发出[1]。表 8.2 概述了面神经的分支。

颅内部分

面神经的功能来自于三个主要的脑干神经核:①支配躯体运动功能的面神经运动核(严格来讲,面神经是一条专门的运动神经);②支配腺体分泌功能(自主神经)的上泌涎核;③支配味觉的孤束核。这三个神经核都位于脑干(表 8.1):①面神经运动核位于第四脑室底的脑桥的下 1/3;②上泌涎核紧邻面神经运动核;③孤束核位于延髓迷走神经背面的外侧。当治疗一位脑干病变和面瘫的患者时,面神经的各个神经核的定位是非常重要的。患者会因病变部位不同表现为核上性、核性或者核下性(外周)面瘫或复合性损伤;这对面瘫的预后及面神经重建术的设计都非常重要。此外,上泌涎核或孤束核的病变也可导致与面神经相关的非运动障碍。

延髓段

面神经运动核包含面运动神经元细胞体,其轴突构成了面部运动神经。面神经髓段起始于此。轴突纤维从神经核发出后先向背内侧方向行进,绕展神经核形成面神经内膝(图 8.1b),并在展神经外侧、前庭蜗神经内侧的脑桥前部发出,离开了脑干。中间神经(又称神经中间,Wrisberg 神经)并入面部运动神经,中间神经包含感觉纤维和副交感神经纤维,其副交感纤维起始于泌涎核,其味觉纤维终止于孤束核。中间神经在面部运动神经外侧与其一起从桥小脑角(CPA)发出,

表 8.1 面部神经分类

部分/节段	长度(mm)
颅内部	
延髓段	3.5~6
脑池段	18~21
颞内部	
内耳道段	8~12
迷路段	3~5
膝神经节	3~3
鼓室段	8~11
乳突段	13~14
颞外部(详见第 9 章)	15~20

离开脑干。面神经的延髓段终止于此,其后是面神经脑池状段。

脑池段

在桥小脑角脑池区,面神经位于最前方和最上方,前庭蜗神经位于最后方,而中间神经正如其名,居于两者之间。在前庭神经鞘瘤手术或面神经修复术需在桥小脑角区操作和定位神经时,三者的关系非常重要。脑池段止于面神经进入内耳道听神经孔处。面神经和中间神经在脑池中类似于椎管里的脊髓神经根[2]。

颞内部

内耳道段

面神经经内耳道进入颞骨,其内耳道段与内耳道走行一致。面神经和前庭蜗神经在岩嵴后内侧面穿过内耳道。中间神经并入面神经。两者都位于内耳道的前上 1/4,在镰状嵴上方、贝耳小体前方。在经迷路、耳蜗或中脑窝途径处理面神经时,这是非常重要的解剖标志。

迷路段

面神经迷路段始于面神经进入面神经管(图 8.2)。面神经管内包含了面神经迷路段、鼓室段和乳突段。该段神经在耳蜗(前方)和前庭(后方)之间及上方的前外侧走行,其后,在膝状神经节处向后折返。迷路段较短,而且是面神经管最窄的节段。面神经占据了迷路段横断面积的 83%,而在更远端的乳突段,面神经仅占据其横截面积的 64%[3]。因此,迷路段极易遭受血管的压迫,这对治疗特发性面瘫(贝耳麻痹)具有重要意义。

膝状神经节段

膝状神经节段等同于膝状神经节(图 8.3 和图 8.4)。一些权威机构将膝状神经节纳入了迷路段。若依据该定义,膝状神经节则应位于面神经管迷路段区远端内。膝状神经节由经鼓索和岩大神经的与舌前端味觉相关的一级假单极神经元组成,岩大神经经岩大神经管到达该神经节。膝状神经节处的神经向下弯折走行至鼓室段,该弯折处称为面神经外膝。

鼓室段

膝状神经节之后的面神经称为鼓室段。膝状神经节与鼓室段的连接处形成一个锐角,而面神经横穿该膝部,因而面神经剪切性损伤通常发生于此[4]。该段面神经在中耳腔内侧壁的外侧半规管下方靠后走行(图 8.5)。面神经管经常开裂,特别是在近前庭窗区域[5]。这在中耳区的手术中是非常重要的,因为开裂处缺少骨性保护而致面神经易受慢性感染直接侵害,而且开

表 8.2 面神经的主要分支

分支	位置	功能
岩大神经	膝状神经节段	支配泪腺、唾液腺的副交感神经纤维,以及感受上颚味觉的内脏传入纤维
镫骨肌肉神经支	乳突段	支配镫骨肌的腮弓运动纤维
鼓索	乳突段	感受舌前 1/3 味觉的内脏传入纤维
耳后神经	乳突段或颞外部	支配耳肌的腮弓运动纤维,也可能含有感觉纤维
茎突舌骨肌神经支	乳突段或颞外部	支配茎突舌骨肌的腮弓运动纤维
二腹肌后腹神经支	乳突段或颞外部	支配二腹肌后腹的腮弓运动纤维
腮腺神经丛	颞外部	支配面部表情肌的腮弓运动纤维(详见第 9 章)

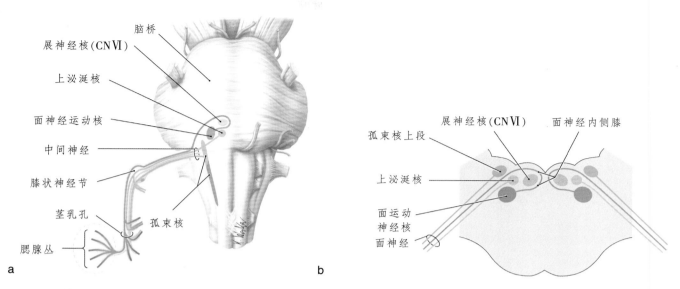

图 8.1 面神经核及其内部分支。(a)脑干前面观。(b)脑桥横断面上面观。(From Head and Neck Anatomy for Dental Medicine, ⓒ Thieme 2010, Illustrations by Karl Wesker.)

裂处术中医源性损伤的风险更高。面神经重复畸形很少见,最常见于鼓室段并与中耳或内耳异常相关[6]。另外,该段神经于蜗状突、鼓膜张肌和前庭窗后方走行。在锥隆起远侧,面神经第二次向下弯折,该弯折处称为第二膝,这是面神经乳突段的起始处。面神经鼓室段没有分支。

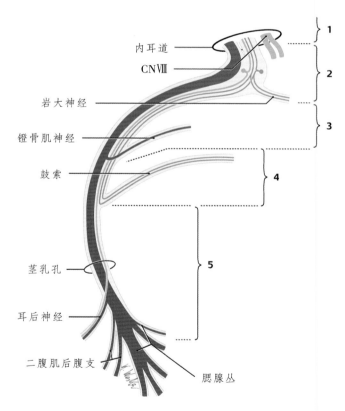

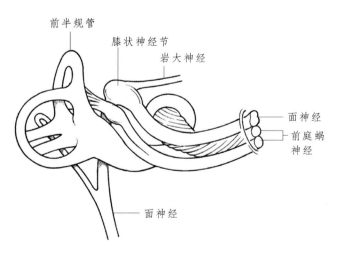

图 8.2 内耳道段、迷路段和膝状神经节段与内耳的关系。面神经由基底部离开内耳道时,在耳蜗与前半规管之间的耳软骨囊内缓慢前行 3~6mm。

图 8.3 面神经走行及分支。1,内耳道;2,面神经外侧膝;3,乳突段近端;4,乳突段远端;5,颞外部。(Reproduced from Head and Neck Anatomy for Dent al Medicine, ⓒThieme 2010, Illustration by Karl Wesker.)

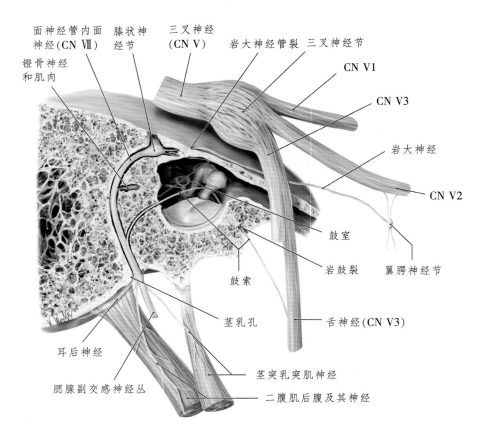

图 8.4 面神经颞内部与中耳腔的关系;右侧颞骨(岩部)侧面观。面神经和前庭蜗神经(CN Ⅷ,未显示)都于颞骨岩部背侧面通过内耳道。面神经在外侧经面经膝状神经节走行至外侧膝。在膝部,面神经(CN Ⅶ)在面神经管内弯折下行,在膝状神经节与茎乳孔之间发出三条分支。(From Head and Neck Anatomy for Dental Medicine, ⓒ Thieme 2010, Illustration by Karl Wesker.)

乳突段

乳突段起始于面神经第二膝并终止于茎乳孔(图8.6)。极少情况下,第二膝被单独划分为锥段。面神经在其乳突段发出三条分支,由近端至远端分别为镫骨肌支、鼓索和耳后神经。鼓索穿过鼓室和岩鼓裂至颞下窝。在后路鼓膜切开术中,鼓索是一个重要的解剖标志,有助于明确面神经乳突段水平及鼓膜切开窗至

中二腔的远端界限。耳后神经通常起始于乳突段,并与面神经一同从茎乳孔穿出颞骨。面神经乳突段发出至茎突和二腹肌的分支,一般其末端达茎乳孔(即超过乳突段,但未达面神经颞外部进入腮腺处)。

在面部神经重建术中,有时必须到达面神经乳突段。例如,如果肿瘤已经破坏了部分面神经颞外神经丛,则术中探查可能显示肿瘤侵犯了远至茎乳孔的面神经。此时应行乳突切开术,并逐步分离以显露面神

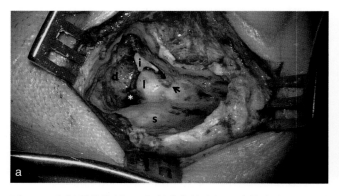

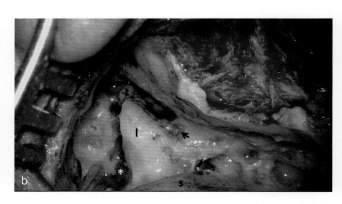

图 8.5 右侧颞骨骨折(*)患者乳突扩大切开术的术中所见。砧骨(i)切除前(a)和切除后(b),切除砧骨是为探查面神经鼓室段(t)。骨折暴露并损伤了面神经鼓室段。面神经乳突段的减压区(箭头),颅中窝硬脑膜(d),外半规管(l),乙状窦(s)。

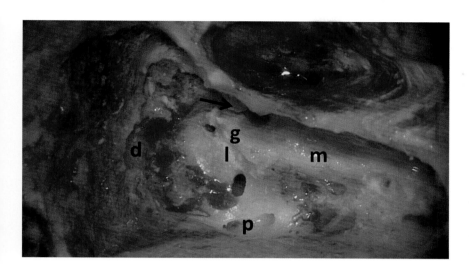

图 8.6　经迷路入路右耳前庭神经鞘瘤手术的术中所见，显示了面神经第二膝(g)和面神经乳突区段(m)与外半规管(l)、后半规管(p)和砧骨(箭头)的关系，颅中窝硬脑膜(d)，外耳道(o)。

经乳突段，直至面神经近端切缘为阴性。

颅内部和颞内部血供

面神经颅内部和颞内部由三条大动脉供血。实施涉及颅中窝和颞骨的手术时，应该保护好这些血管以确保面神经颞内部足够的血供。小脑前下动脉(AICA)的一条分支，即迷路动脉，供应内耳道段血供。该部分面神经也可以由小脑前下动脉的小分支直接供血。此外，脑膜中动脉的一条分支，即与岩大神经逆向伴行的岩浅动脉，也为该区域供血。在经颅中窝途径将硬脑膜由窝底提起时，岩动脉易受损[7]。最后，耳后动脉的分支，即茎乳动脉，逆行进入茎乳孔为面神经供血。面神经迷路段仅由迷路动脉与岩部浅动脉之间细小的终末交通支供血。因此，迷路段最易发生缺血，也常在特发性面神经麻痹中受累。

影像学解剖

显示从脑干开始的面神经及其第一膝(延髓段)的经典走行路径的最佳方式是磁共振成像(MRI)。MRI 下显示的桥小脑角区的面神经位于桥小脑脑池内的前庭蜗神经前方。中间神经与面部运动神经在常规 MRI 下难以区分。现今的 3T MRI 可在大部分情况下清楚显示中间神经[8]。MRI 显示中间神经、面神经以及前庭蜗神经都被同一个硬膜鞘覆盖包绕[9]。大多数神经影像学家和面神经外科专家更常将计算机断层扫描(CT)作为研究面神经颞内段的方法，特别是高分辨率 CT(HRCT)[9,10]。HRCT 可显示冠状位和轴位的迷路段，它横卧于内耳道和膝状窝之间，位于耳蜗和前庭之间。通常情况下，在外侧半规管的同一轴面，该区段可以一直被显示。在环绕耳蜗的迷路段，其前内侧是凹的。鼓室段位于外侧半规管和鼓室之间，其位置在外侧半规管下方 1~2mm 处。在 CT 轴位上鼓室段的显示更为直观。沿后半规管可看到第二膝，它是乳突段的起始部。通常第二膝走行于后半规管最下部外侧 6mm 的地方。在第二膝的远端，位于乳突的乳突段在横断面上能得到很好的显示。该段作为面神经颞内部的最远端，也可在冠状面上沿茎乳孔之上的面神经管中找到[10]。

MRI，特别是高分辨率对比增强 3T MRI，能显示面神经的颞内部和更小的分支，如镫骨肌支、耳后支、二腹肌支和茎突舌骨支[11](图 8.7)。

面神经颅内部和颞内部手术路径

最常用的面神经手术路径是经前路岩椎切除(中颅窝和中颅窝扩大路径)、经后路岩锥切除 [经迷路(图 7.6)、经迷路后和经耳蜗路径]、经乙状窦后、远外侧路径以及经面前路径(上颌骨扩大切除和下颌骨外旋入路)[12,13]。经前路岩锥切除可很好地显露术野，易于探查桥小脑角区和内耳道段上方的面神经。经后路岩锥切除无需牵拉小脑，可更为直观地显露术野。经外侧入路可以显露桥小脑角脑池区域面神经脑池段后 1/4 的一部分，以及其整个下 1/4。经乙状窦后入路可最大限度显露位于桥小脑角的面神经部分的上下区域的 1/4 和全部的后 1/4 区域。经面入路可显露面神经前部和前下部[13]。在经颅中窝入路的过程中，岩大神经的定位是一个重要步骤。颅中窝内弓状隆起至

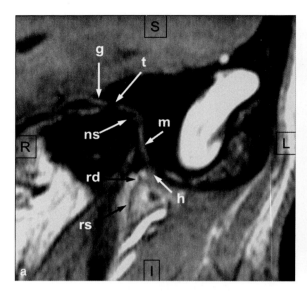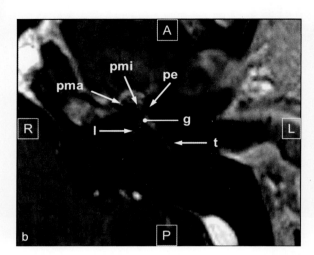

图 8.7 正常面神经颞内部的磁共振成像(MRI)。(a)钆对比剂显像的旁矢状位 T1 加权图像。(b)钆对比剂显像的轴位 T1 加权图像。A,前面观;g,膝状神经节;h,茎乳孔处的面神经主干;I,下方;L,左方;m,乳突段;ns,镫骨肌神经;P,后方;pe,岩外神经;pma,岩大神经;pmi,岩小神经;R,右方;rd,二腹肌支;rs,茎乳支;S,上方;t,鼓室段。(Reproduced courtesy of Dr. Hartmut Peter Burmeister, Institut für Radiologie, Klinikum Bremerhaven-Reinkenheide, Bremerhaven, Germany.)

岩大神经裂的平均距离是 17.5mm。颅中窝内岩大神经的平均长度为 10mm。自颅中窝外侧壁至岩大神经中点的平均距离为 39mm[14]。

耳蜗移植通常常用经后路鼓膜切开术的面神经隐窝入路。对先天性耳道闭锁的患者而言,面神经隐窝入路打通了圆窗,使得移植物可被置入中耳。即使在耳结构正常的患者中,经面神经隐窝上开口的路径也被面神经乳突段及鼓索限制[15]。因为耳道闭锁时面神经存在解剖变异,所以耳道闭锁手术很有挑战性[16]。相比于正常解剖结构,耳道闭锁时的面神经乳突段更靠前,大约前移 3~7mm。此外,耳道闭锁患者的大部分面神经都位于圆窗之上[16]。因此,为了保护面神经,对于耳道闭锁的患者推荐打开闭锁板,经筋膜下路径到达圆窗。

(李雄伟 何牧 译)

参考文献

1. Baker EW. Head and Neck Anatomy for Dental Medicine. New York: Thieme; 2010
2. Myckatyn TM, Mackinnon SE. A review of facial nerve anatomy. Semin Plast Surg 2004;18(1):5–12
3. Fisch U, Esslen E. Total intratemporal exposure of the facial nerve. Pathologic findings in Bell's palsy. Arch Otolaryngol 1972;95(4):335–341
4. May M. Anatomy for the Clinician. In: May M, Schaitkin BM, Hrsg. The Facial Nerve. New York: Thieme; 2000
5. Di Martino E, Sellhaus B, Haensel J, Schlegel JG, Westhofen M, Prescher A. Fallopian canal dehiscences: a survey of clinical and anatomical findings. Eur Arch Otorhinolaryngol 2005;262(2):120–126
6. Glastonbury CM, Fischbein NJ, Harnsberger HR, Dillon WP, Kertesz TR. Congenital bifurcation of the intratemporal facial nerve. AJNR Am J Neuroradiol 2003;24(7):1334–1337
7. El-Khouly H, Fernandez-Miranda J, Rhoton AL Jr. Blood supply of the facial nerve in the middle fossa: the petrosal artery. Neurosurgery 2008; 62(5, Suppl 2)ONS297–ONS303, discussion ONS303–ONS304
8. Burmeister HP, Baltzer PA, Dietzel M, et al. Identification of the nervus intermedius using 3T MR imaging. AJNR Am J Neuroradiol 2011;32(3):460–464
9. Phillips CD, Bubash LA. The facial nerve: anatomy and common pathology. Semin Ultrasound CT MR 2002;23(3):202–217
10. Tüccar E, Tekdemir I, Aslan A, Elhan A, Deda H. Radiological anatomy of the intratemporal course of facial nerve. Clin Anat 2000;13(2):83–87
11. Burmeister HP, Hause F, Baltzer PA, et al. Improvement of visualization of the intermediofacial nerve in the temporal bone using 3T magnetic resonance imaging: part 1: the facial nerve. J Comput Assist Tomogr 2009;33(5):782–788
12. Sanna M, Khrais T, Mancini F, et al. The Facial Nerve in Temporal Bone and Lateral Skull Base Microsurgery. Stuttgart: Thieme; 2006
13. Bernardo A, Evins AI, Visca A, Stieg PE. The intracranial facial nerve as seen through different surgical windows: an extensive anatomosurgical study. Neurosurgery 2013; 72(2, Suppl Operative)ons194–ons207, discussion ons207
14. Tubbs RS, Custis JW, Salter EG, Sheetz J, Zehren SJ, Oakes WJ. Landmarks for the greater petrosal nerve. Clin Anat 2005;18(3):210–214
15. Hamamoto M, Murakami G, Kataura A. Topographical relationships among the facial nerve, chorda tympani nerve and round window with special reference to the approach route for cochlear implant surgery. Clin Anat 2000;13(4):251–256
16. Fu Y, Dai P, Zhang T. The location of the mastoid portion of the facial nerve in patients with congenital aural atresia. Eur Arch Otorhinolaryngol 2014;271(6):1451–1455

第9章

面神经外周支

Andrew P. Trussler

引言

　　面神经解剖路径对任何有创及无创的面部操作均非常重要。在面部美容中,随着"少即是多"这一概念的出现,避开面神经的观点已被错误地解读了。因为在培训中缺乏深层次除皱整容技术的介绍,导致很多住院医师对面神经及其分支抱着"眼不见,心不烦"的态度。需要注意的是,如果不知道确切的解剖,很容易在无意间就造成了面神经的损伤。我们希望,本章对面部神经解剖的介绍会使读者了解面神经的解剖标志和边界,以及面神经损伤发生的高危区域(图9.1)。

　　除皱整容术中面神经损伤的发生率为0.5%~2.6%,虽然并不多见,但却真实存在。在第一次进行浅层除皱时,面神经损伤的概率相对较低,其风险主要来自神经周围的瘢痕增生和神经位置的扭转,而这也使得二次手术的风险大为增加。虽然多是由于主观成见,但浅层除皱技术一直存在着维持时间短的诟病。其维持时间一般为2~5年。如果再次进行继续浅层除皱,其受伤的风险可能与浅表肌肉腱膜系统(SMAS)折叠术相当,虽然可以进入更深层次的平面,但增生的瘢痕会导致神经扭曲,容易造成面部神经分支的损伤。甚至连面部注射都可以形成足够的刺激并导致瘢痕增生,所以在SMAS解剖过程中更应时刻警惕面神经周围筋膜的完整性。

　　面神经的位置相对恒定,在SMAS筋膜下层分离也是安全的,因此有经验的整形医师很容易掌握其解剖路径。面神经位于筋膜内或者神经血管的韧带附着

部位,都是在面部除皱时需要特别谨慎对待的区域。

　　面神经的三维结构在SMAS筋膜瓣的解剖过程中非常重要。其体表标志、骨性标志,以及从后向前穿行的层次,是个性化提升SMAS筋膜瓣的基础,从而满足患者面部年轻化的不同需求。不同个体SMAS的厚度存在差异,SMAS薄的患者手术过程中解剖的SMAS筋膜瓣也相对较薄;因此,很难用明确的数值表明这一跟面部除皱手术尤为相关的解剖边界。

面神经

　　面神经是运动神经,通过茎乳孔穿出颅底。其主干在耳垂中部的前方,位于皮下2cm处;由致密的筋膜包绕。面神经从茎乳孔向上走行,呈45°角进入腮腺。主干在进入腮腺1cm后分为上下两支。面神经干分叉后走行于腮腺深叶的表面,深度为皮下1cm(图9.2a,b)。面神经的两根主干在出腮腺时分出为大家所熟知的五支(图9.2c)。

额支

　　Ramos和Pitanguy在1966年首次描述了面神经额(颞)支的皮下走行[1](图9.3)。其解剖学研究发现,额支从耳屏前0.5cm向眶上缘外侧1.5cm走行。研究描述了面神经额支的"地形图",但对其深度的三维结构却未有涉及。此后,大量的研究描述了额支的解剖位置,但对其深度及筋膜的界限却一直未达成共识。

　　面神经额支与筋膜的关系在文献报道中差异很大,对其描述较模棱两可,部分是因为缺乏标准化的

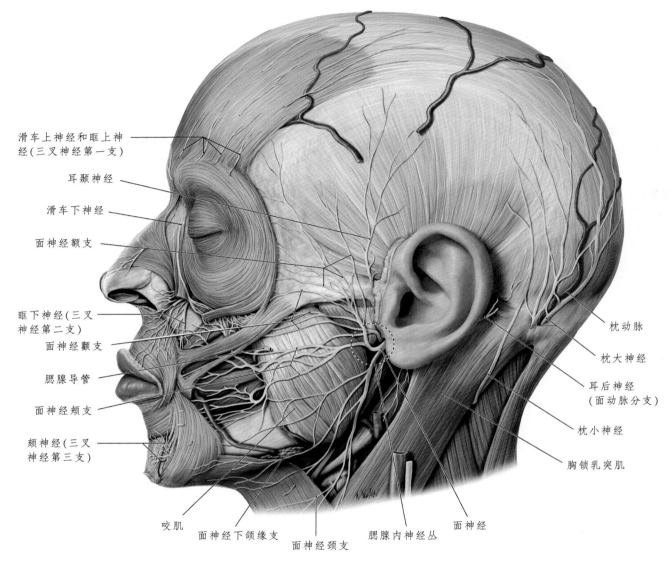

滑车上神经和眶上神经(三叉神经第一支)

耳颞神经

滑车下神经

面神经额支

眶下神经(三叉神经第二支)

面神经颧支

腮腺导管

面神经颊支

颏神经(三叉神经第三支)

枕动脉

枕大神经

耳后神经(面动脉分支)

枕小神经

胸锁乳突肌

咬肌

面神经下颌缘支

面神经颈支

腮腺内神经丛

面神经

图 9.1 面神经概览(左侧视图)。(Reproduced from THIEME Atlas of Anatomy, Head and Neuroanatomy, ©Thieme 2010, Illustration by Karl Wesker.)

术语,部分是因为面神经在跨越颞颧区时其深度存在相当大的变化。正如 Furnas、Gosain 等和 Stuzin 等所报道的一样,面神经在颧弓区域走行存在很大的个体差异,因此并不存在一个精确、安全的解剖平面[2-5]。而对各个筋膜层没有统一的命名也让这个问题更为复杂。作为 SMAS 筋膜的延续,颞顶筋膜也被称为颞浅筋膜或帽状腱膜。颞深筋膜包绕着颞肌并一直延伸至颧弓,在前方和后方与骨膜相融合。颞深筋膜可进一步分为深浅两层,两层中间为 Stuzin 等报道的颞浅脂肪垫[4,5]。文献中对于颞深筋膜浅层存在不同的命名方式,包括中间筋膜和无名筋膜[4-6]。最后,在颞顶筋膜和颞深筋膜之间还有一层疏松结缔组织,部分学者认为

这是一个独立的筋膜平面,并将其称为无名筋膜或腱膜下平面。这些解剖学的变化和差异,某种程度上使统一面神经额支在颞颧部穿行深度和位置描述变得更加困难。

面神经额支在 SMAS 筋膜内穿行的理论与临床中除皱技术的转变密切相关。Stuzin 等描述的低侧 SMAS 筋膜切开术在浅层分离至外眦,以保护面神经额支[7]。进行高位 SMAS 筋膜除皱术时,SMAS 筋膜在颧弓的上方横向切开。这种技术的好处是在除皱时可以为 SMAS 和皮下组织的复合瓣提供一个垂直向量[8,9]。按照之前的报道,这种技术造成额支损伤的发生率应该为 100%,但在临床应用中我们并没有发现任何永久

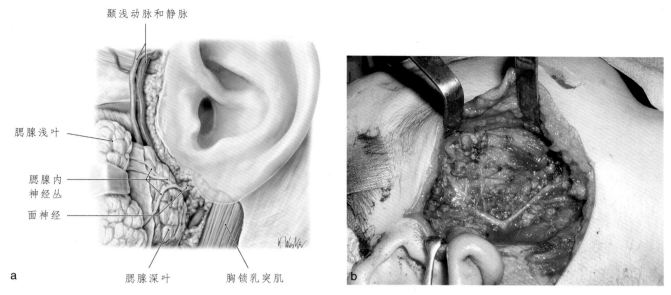

颞浅动脉和静脉

腮腺浅叶

腮腺内
神经丛

面神经

腮腺深叶　　胸锁乳突肌

a

b

图 9.2　腮腺内的面神经。(**a**)面神经主干和腮腺内神经丛(左侧方视图)。面神经由茎乳孔向上走行进入腮腺,分为上支和下支。(From THIEME Atlas of Anatomy, Head and Neuroanatomy, Thieme 2010, Illustration by Karl Wesker.)(**b**)右侧腮腺肿瘤术中。右侧腮腺浅叶已切除,显露出面神经的腮腺内神经丛。

性神经损伤。这种技术中防止神经损伤的关键在于在颧弓上方 2cm 的外眦水平线上始终对颞区进行处于面神经额支浅面的皮下分离。面神经额支可在颞深筋膜深层的系膜中分离出来。SMAS 筋膜提起以后,将其水平分离至眼轮匝肌,保留颞区筋膜。

高位 SMAS 除皱术采用 SMAS 下和皮下的多平面剥离以充分动员面颊部,而在颧弓上方横行切开 SMAS 筋膜为重新定位提供了一个垂直的向量。这个方向的除皱术将面部软组织复合转移,从而获得更加

青春和自然的外观。SMAS 筋膜横切以获得更好的外观以及面神经额支潜在的损伤风险是该手术方式存在争论的两个关键点。Trussler 等的研究表明,如果手术操作恰当,额支应位于颧弓上方的 SMAS 深面,并有一层腮腺颞肌筋膜覆盖[10]。1965 年,Furnas 最先将这一层筋膜描述为一层与帽状腱膜相连的疏松结缔组织[3]。也有人认为其包括颞浅筋膜、颞顶筋膜和无名筋膜。我们建议根据筋膜的起止点来命名,比如腮腺咬肌筋膜和颞顶筋膜,这将是一种统一此领域术语的

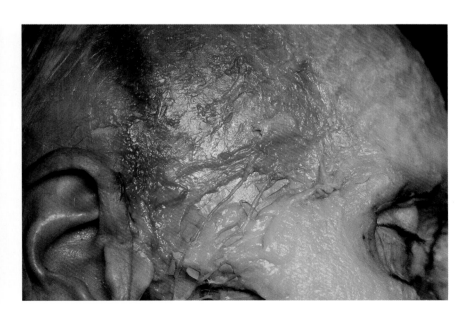

图 9.3　右侧面神经额支的解剖。

方式。腮腺颞肌筋膜在之前已有报道，在颧弓上方的筋膜边界中很容易找到走行的面神经额支。此研究需同时应用手术显微镜下放大解剖以及颧弓上 1cm 的组织学分析。在耳屏到眉外侧走行区域的皮下组织中很容易分辨面神经额支。本研究进一步证实了 Pitanguy 所描述的神经走行皮肤标志点[1]，虽然这并不是研究的主要目的。在本研究中，所有尸体的额支都由经耳垂前切口和 SMAS 下分离，通过辨认面神经的颧额部主干后确认。此主干均由腮腺封套筋膜及向上延伸的腮腺颞肌筋膜所覆盖，但走行中处于不同的脂肪垫。因为 SMAS 与此筋膜层之间存在一层疏松结缔组织，因此很容易将其分离。可轻松地在这一层次中分离至颧弓上方并保持 SMAS 的完整性；正如本章解剖视频所示，也可以在颧弓上方将腮腺颞肌筋膜与面神经分离。

组织学检查进一步确认了解剖中的发现，在颧弓下方的确存在两个不同的筋膜平面；这两个平面一直延续至颧弓上 2cm，面神经额支在此处穿出颞顶筋膜并与颞浅动脉前支相伴行。

Trussler 等的研究发现，面神经额支有明确的解剖走行和筋膜层次[10]（图 9.4）。之前的解剖学教材都认为面神经不在 SMAS 筋膜内。这种不准确的描述使得人们对从额部向下分离至颧弓和中面部的操作存在不恰当的安全性评估，也验证了之前有很多报道骨膜下分离会造成面神经额支损伤。组织学检查发现面神经在颧弓处紧邻骨膜，如果需要对颧弓进行操作，最好将骨膜与深颞筋膜分离，或者将骨膜与骨骼分离，或者两种方法都使用。此外，可以在颧弓处将 SMAS 筋膜剥离并通过组织学证明其为独立的层次，这也推翻了先前研究认为 SMAS 不经过颧弓的结论。

所有这些均是基于我在临床上已完成超过 1000 例的高位 SMAS 除皱术且无一例永久性神经损伤的工作基础之上的。这一临床结果表明，高位 SMAS 除皱术是安全的，面神经额支在颧弓处走行时受腮腺颞肌筋膜保护。

颧支

面神经颧支支配下睑和面中部的活动。颧支与额支走行于类似的层面内，在出腮腺后也存在损伤的风险。下睑和面中部操作可能会造成其终末支的损伤。因为颧支存在多个分支，所以这种类型的损伤一般不会造成严重后果。面神经颧支在腮腺浅叶内走行。颧支由腮腺内面神经的上支发出，深达腮腺咬肌颞筋膜

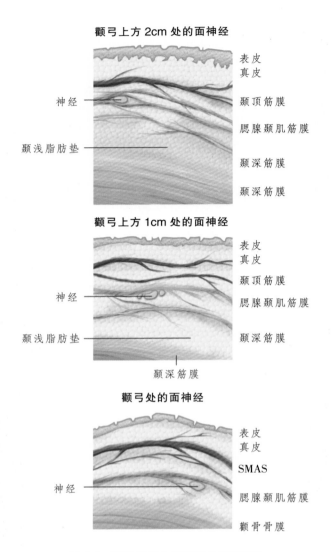

颧弓上方 2cm 处的面神经

表皮
真皮
神经
颞顶筋膜
腮腺颞肌筋膜
颞浅脂肪垫
颞深筋膜
颞深筋膜

颧弓上方 1cm 处的面神经

表皮
真皮
颞顶筋膜
神经
腮腺颞肌筋膜
颞浅脂肪垫
颞深筋膜
颞深筋膜

颧弓处的面神经

表皮
真皮
SMAS
神经
腮腺颞肌筋膜
颧骨骨膜

图 9.4　面神经额支所穿行的筋膜层次。

层。面神经颧支与面横动脉和腮腺导管伴行，向前进入颊间隙。面神经颧支支配颧肌并在其下方走行，并分出浅表分支在外侧支配眼轮匝肌。面神经的颧支发出分支支配提肌和眼轮匝肌的深面。面神经颊支和颧支在内侧走行时产生交联，在眨眼反应和维持下睑位置中起重要作用。在下睑手术时如不慎损伤这些分支，可能会导致下睑外翻，当神经分支重新支配肌肉后可自行恢复（图 9.5）。

在面颊部，颧支由腮腺所覆盖。容易损伤的区域位于颧肌的起点或 McGregor 点，此处肌肉与神经血管束之间有致密的韧带粘连，这也表明神经在此处从深面穿行至浅面[11]。用剪刀在浅面分离，以及用压迫止血而不是电凝止血，可以有效防止神经的损伤。面横动脉的穿支血管通常与颧眶感觉支相伴随。

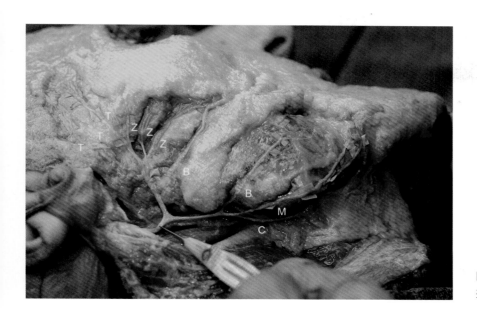

图 9.5　右侧面神经的解剖。B,颊支;C,颈支;M,下颌缘支;T,颞(额)支;Z,颧支。

颊支

面神经颊支在腮腺中部穿行。颊支从主干分出的部位较面神经上支靠后,因为腮腺向下方移行至尾部时逐渐变窄。颊支在咬肌前方和腮腺咬肌筋膜下层走行。在咬肌前缘,颊支从深筋膜穿出,进入相对较为浅层的颊脂垫内。面神经颊支的终末支位于面部提肌群的深面(图 9.6)。

在腮腺处向前解剖时很容易分离出 SMAS 筋膜

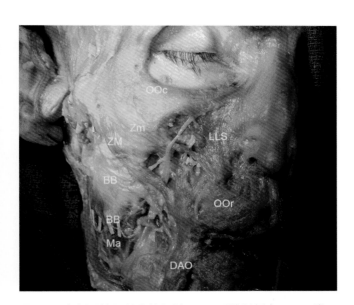

图 9.6　右侧面神经颊支的解剖。BB,面神经颊支;DAO,降口角肌;LLS,提上唇肌;Ma,咬肌;OOc,眼轮匝肌;OOr,口轮匝肌;ZM,颧大肌;Zm,颧小肌。

瓣。腮腺和腮腺咬肌筋膜的结合处,是解剖分离时需要注意颊支损伤的重点部位,此处在透明筋膜的下方可见已无血管平面。如果剥离至咬肌,则表明解剖层次过深甚至已可能伤及颊支。从腮腺咬肌筋膜处提升 SMAS 时应使用剪刀行垂直钝性分离。既往手术或注射可能造成粘连,增加分离难度。

下颌缘支

下颌缘支在下颌角处穿出腮腺,由腮腺咬肌筋膜和颈深筋膜之间的过渡筋膜所覆盖。大多数患者的下颌缘支在下颌骨下缘的前上方走行(图 9.7)。在约19%的病例中,该神经位于下颌骨下缘的下方,在经过面部血管的表面之前可在下颌骨下缘下方 1~3cm 处找到该神经[12]。在位于下颌骨下方的病例中,下颌缘支通过二腹肌后腹表面进入下颌下腺包膜,在下颌骨下方的颈深筋膜深面弯曲穿行一定的距离。下颌缘支在下颌骨中部的下缘近咬肌前缘处穿出颈深筋膜,此后在面动脉表面穿过,在颈阔肌下方走行进入颊间隙,最终支配下唇降肌群和颏肌。

下颌缘支在面颊部和颈部可受到损伤。在皮下用剪刀沿着下颌骨中部推进分离可造成意外损伤,而吸脂、注射、电凝止血可能对下颌缘支造成钝性损伤。如果解剖分离穿过颈阔肌并进入颈深筋膜,则可能在颈部对下颌缘支造成损伤。对颈阔肌解剖应从下颌角下方几厘米这一相对疏松的无血管平面开始。在反向颈部提升操作时,如果颈阔肌与皮肤之间存在粘连则可能导致层次穿透颈阔肌,从而造成对下颌缘支的意外损伤。

在面颊部行 SMAS 下层解剖时,下颌缘支误伤最有可能发生在下前面部向颊间隙分离的过程中。在腮腺咬肌筋膜部位行钝性分离和纵向延伸,可充分提升 SMAS 筋膜瓣,同时需注意避免在下颌骨前下缘神经穿过面部血管处对其造成损伤。对下面部扩大的 SMAS 筋膜瓣止血时,应使用压迫法而不是电凝。

颈支

面神经颈支在下颌角下方的腮腺尾部穿出后,立即穿透尾部的纤维粘连到达颈深筋膜浅面。颈支在疏松纤维结缔组织内走行至颈阔肌下层,并发出前、下数个分支。

面神经颈支在下颌角前方穿出腮腺,在此处行 SMAS 和颈阔肌下层分离时存在损伤神经的风险。在下颌角前方行深达颈阔肌水平的分离时,应使用钝性分离提升 SMAS 筋膜瓣。这个范围内的筋膜粘连紧密,分离较为困难;因此分离的目的应是松解足够活动范围的 SMAS 和颈阔肌,而不是单纯的扩大分离。

颈支和下颌缘支的危险区域是彼此相邻的,在行 SMAS-颈阔肌除皱时可以将其视为一整体,此区域的范围从下颌骨下缘上方 1cm 到下颌角至口角连线下方 2cm(图 9.7)。可能需要对此处的筋膜连接进行分离才能松解足够的 SMAS-颈阔肌瓣。在危险区域上方的面颊部和下方的颈部解剖时应使用钝性分离,以防止下颌缘支和颈支的损伤。

结论

- 了解神经分支的变化。
- 了解神经分支的筋膜边界。
- 使用安全的解剖技术分离筋膜粘连。
- 在前面颊部应使用压迫而不是电凝止血。

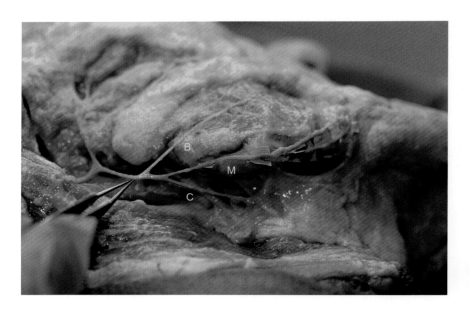

图 9.7　右侧颊支、下颌缘支和颈支的解剖。B,颊支; C,颈支;M,下颌缘支。

(俞楠泽　译)

参考文献

1. Pitanguy I, Ramos AS. The frontal branch of the facial nerve: the importance of its variations in face lifting. Plast Reconstr Surg 1966;38(4):352–356
2. Furnas DW. Landmarks for the trunk and the temporofacial division of the facial nerve. Br J Surg 1965;52(9):694–696
3. Gosain AK, Sewall SR, Yousif NJ. The temporal branch of the facial nerve: how reliably can we predict its path? Plast Reconstr Surg 1997;99(5):1224–1236
4. Stuzin JM, Wagstrom L, Kawamoto HK, Wolfe SA. Anatomy of the frontal branch of the facial nerve: the significance of the temporal fat pad. Plast Reconstr Surg 1989;83(2):265–271
5. Stuzin JM, Baker TJ, Gordon HL. The relationship of the superficial and deep facial fascias: relevance to rhytidectomy and aging. Plast Reconstr Surg 1992;89(3):441–451
6. Abul-Hassan HS, von Drasek Ascher G, Acland RD. Surgical anatomy and blood supply of the fascial layers of the temporal region. Plast Reconstr Surg 1986;77(1):17–28
7. Stuzin JM, Baker TJ, Gordon HL, Baker TM. Extended SMAS dissection as an approach to midface rejuvenation. Clin Plast Surg 1995; 22(2):295–311
8. Barton FE Jr. The SMAS and the nasolabial fold. Plast Reconstr Surg 1992;89(6):1054–1059

9. Barton FE Jr, Hunt J. The high-superficial musculoaponeurotic system technique in facial rejuvenation: an update. Plast Reconstr Surg 2003;112(7):1910–1917

10. Trussler AP, Stephan P, Hatef D, Schaverien M, Meade R, Barton FE. The frontal branch of the facial nerve across the zygomatic arch: anatomical relevance of the high-SMAS technique. Plast Reconstr Surg 2010;125(4):1221–1229

11. Furnas DW. The retaining ligaments of the cheek. Plast Reconstr Surg 1989;83(1):11–16

12. Dingman RO, Grabb WC. Surgical anatomy of the mandibular ramus of the facial nerve based on the dissection of 100 facial halves. Plast Reconstr Surg Transplant Bull 1962;29(3):266–272

第 **10** 章
头颈部的感觉神经

Ibrahim Khansa，Jenny C. Barker，Jeffrey E. Janis

引言

在过去的 20 年中，头颈部感觉神经的解剖学研究取得了很大的进展，这主要归功于美容手术的进展。这方面研究的驱动力很大程度上是因为人们发现压迫头颈部感觉神经可能是导致偏头痛的病因之一。

偏头痛是一个临床难题，在美国，17.1% 的女性和5.6% 的男性都患有偏头痛[1]。传统的药物治疗常常无法获得理想的治疗效果。基于三叉神经颅外段和颈脊神经在其解剖走行过程中如果存在多个位点的激惹、卡压或压迫，可形成级联生理反应并最终导致偏头痛的理论，产生了偏头痛的外科治疗方案[2-5]。

在已经发表的大量支持偏头痛手术治疗文献的基础上，也已有研究具体描述了相关感觉神经的解剖及其走行过程中的压迫点。这些点包括了额部触发点[眶上神经和滑车上神经(STN)]、颞部触发点[颧颞神经(ZTN)和耳颞神经(ATN)]、枕部触发点[枕大神经、枕小神经和第三枕神经(LON)]，以及鼻中隔触发点。在本章中，我们首先总结了关于偏头痛发病机制的假设，然后详细描述了相关感觉神经的解剖及其压迫点。

偏头痛的发病机制

偏头痛发病机制中的最终共同途径可能是神经膜兴奋阈值的改变所致的颅神经高反应性[6]，现认为是三叉神经范围内局部硬脑膜炎症和由供给脑膜血管的扩张所致。人们认为先兆偏头痛的机制是皮质扩散性的抑制，其特点是皮质神经元兴奋，及随后正常神经元活动的抑制[6]。

无论是从中枢[7]还是外周对三叉神经产生激惹，引起疼痛相关性介质如降钙素基因相关肽、P 物质和神经激肽 A 的释放，最终导致三叉神经所支配硬膜的区域产生炎症和血管扩张[6,8]。偏头痛的中枢触发理论认为中央神经血管事件会产生三叉神经刺激，引起疼痛相关性介质从神经内释放，从而引发硬脑膜炎症和偏头痛的级联反应。这一理论认为 A 型肉毒毒素可以减少偏头痛的发病频率和严重程度[9,10]，因为其被三叉神经外周支吸收后，通过轴突向下传导，并在硬脑膜和三叉神经的突触界面阻止疼痛相关性介质的释放。Durham 等在体外研究中发现，A 型肉毒毒素可以减少降钙素基因相关肽在小鼠受刺激的三叉神经元中的释放[11]。

与此相反，偏头痛的外周触发理论认为，三叉神经的激惹是由于肌肉、筋膜、骨骼、动脉或黏膜对三叉神经或颈神经分支的压迫所致。这一理论推断 A 型肉毒毒素的作用是阻止神经肌肉接头处乙酰胆碱的释放，从而减少肌肉对三叉神经分支的压迫[12]。对触发点行手术松解也进一步验证了外周触发理论。事实上，回顾性研究[5,13]、前瞻性队列研究[2,3]和使用假手术作为对照组的前瞻性随机对照试验[4]均发现，在肌肉、筋膜、骨骼、动脉和黏膜粘连处松解三叉神经分支可有效地降低大多数难治性偏头痛患者的发病频率和疼痛强度。此外，偏头痛患者往往在触诊时能精确定位自己疼痛触发点，这也进一步验证了外周触发理论[14]。

在偏头痛的发病机制中,中枢和外周触发理论也并非水火不容。两者可能协同作用产生偏头痛[15],而包括药物、A 型肉毒毒素和手术松解在内的现有治疗方案,也从作用原理上证明了偏头痛需要多重手段。

偏头痛的外周触发点

额部触发点

眶上神经

起源和走行

眶上神经(SON)是额神经两条皮肤终末分支之一,而额神经又是三叉神经中眼神经(V1)的分支。额神经穿过眶上孔后分成两支:滑车上神经和眶上神经,两者均在眶顶下方走行。眶上神经向侧方穿行后一般在眶上缘的眶上切迹处出眶,也有部分通过眶上缘头颅侧的另一小孔出眶。

出眶后,眶上神经分为深支(外侧)和浅支(内侧)两支。深支的位置相对固定,其在帽状腱膜和骨膜之间向外侧的颞融合线方向走行[16],支配额顶部头皮的感觉(图 10.1)。Cuzalina 和 Holmes 通过对 75 例接受内镜额颞部除皱患者的观察,描述了眶上神经的可再生位置[17],以及发现眶上神经的深支一般位于距虹膜角膜缘内侧垂直线 0.56mm 处。眶上神经浅支的位置变化较大。其分出多个分支扇形穿过额肌,支配额部皮肤和头皮前半部分的感觉[16]。

压迫点和体表标记

眶上神经的第一个压迫点在眶上切迹或眶上孔(图 10.2,表 10.1)。Janis 等[18]发现在眶上神经从眶上缘穿出的眶上切迹中,常常有一条维持切迹口圆形形状的筋膜条带,将眶上神经向额骨压迫。Fallucco 等[19]通过尸体解剖进一步发现,83% 的人表现为眶上切迹,而 27% 的人表现为眶上孔(10% 的标本同时具有眶上孔和眶上切迹)。他们发现,86% 的眶上切迹中有一条筋膜条带,并进一步将此筋膜条带分为三个类型。1 型条带,出现在 51.2% 的标本中,由相对"简单"的单个筋膜条带组成。2 型条带,出现在 30.2% 的标本中,由骨针和筋膜条带共同覆盖眶上切迹。3 型条带,出现在 18.6% 的标本中,有一条额外的隔膜将眶上切迹内的神经血管束分隔开。

根据隔膜的方向是水平还是垂直,又可进一步将 3 型条带分为 3A 型和 3B 型,每型的发生率均为

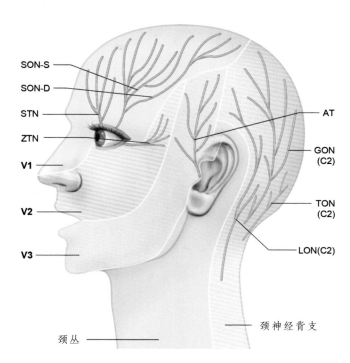

图 10.1　偏头痛触发点相关的感觉神经分布。AT,耳颞神经;GON,枕大神经;LON,枕小神经;SON-D,眶上神经深支;STN,滑车上神经;TON,第三枕神经;SON-S,眶上神经的浅支;V1,三叉神经眼支;V2,三叉神经上颌支;V3,三叉神经下颌支;ZTN,颧颞神经。

9.3%[19](图 10.2)。当其存在时,眶上孔可作为一骨性的压迫点[20]。Beer 等研究了 507 例欧洲人头骨,发现在 74% 的标本中,同一个人两侧眶上神经出口位置是不对称的[21]。从鼻根到一侧眶上切迹或眶上孔的平均距离为 31mm。在大多数情况下只存在单个出口点,但大约 10%~15% 的人有多个出口点[21,22]。Agthong 等研究了 70 名男性和 40 名女性亚洲人标本,发现男性的神经出口距离中线的位置(25.1mm)较女性(24.1mm)更靠外侧[22]。有趣的是,该研究发现眶上切迹和眶上孔出现的概率是相同的。相反,Cutright 等研究了白人和黑人、男性和女性标本各 20 例后发现眶上切迹存在于 92.5% 的人群中,而眶上孔的出现比例则很小[23]。他们也指出,男性和女性相比,黑人和白人相比,神经的出口位置更靠外侧(白人男性 24.1mm,黑人男性 26.1mm,白人女性 22.3mm,黑人女性 25.5mm)。Saylam 等发现 71.6% 的标本表现为眶上切迹,其与中线的平均距离为 25.2mm[24]。Webster 等对 111 例头骨进行同一标本双侧眶上神经出口模式变异的研究[25]。大约 50% 的标本表现为双侧眶上切迹,25% 表现为双侧眶上孔,25% 表现为一侧眶上切迹和对侧眶上孔。根

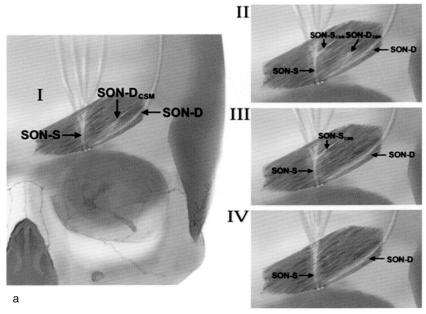

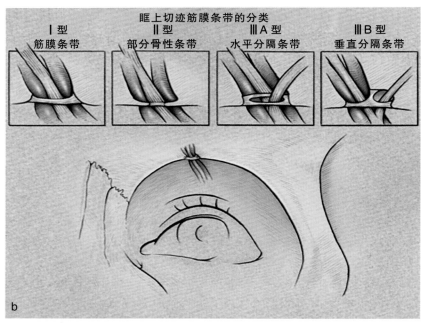

图 10.2 （a）眶上神经的压迫点。（Reproduced with permission from Bindingnavele VK1, Bresnick SD, Urata MM, et al. Superior resultsusing the islandized hemipalatal flap in palatoplasty: experience with 500 cases. Reproduced from Plast Reconstr Surg 2008; 122 (1):232.）（b）眶上神经在皱眉肌内的走行。眶上切迹筋膜条带的分类。（Reproduced with permission from Fallucco M1, Janis JE, Hagan RR. The anatomical morphology of the supraorbital notch: clinical relevance to the surgical treatment of migraine headaches. (Reproduced with perm ission from Plast Reconstr Surg 2012; 130(6):1227－1233.）

据现有文献数据的回顾，我们无法对眶上切迹与眶上孔的发生概率及其确切位置得出明确的结论，因为在这些研究中，没有比较足够数量的同类人群以及相应神经出口参考点的相关测量数据；然而，研究数据提醒我们，应该注意其在不同人种甚至是同一个患者中可能存在的变异。

皱眉肌（CSM）是眶上神经的第二压迫点，在 78% 的人群中，眶上神经直接穿过皱眉肌[18,26]。Janis 等通过对 25 例尸体进行解剖研究，发现可以根据眶上神经与皱眉肌的不同关系将其分为四型[18]。Ⅰ 型见于 40% 的标

本中，只有眶上神经的深支与皱眉肌交错。Ⅱ 型见于 34% 的标本中，眶上神经的深支和浅支均与皱眉肌交错。Ⅲ 型见于 4% 的标本中，只有眶上神经的浅支与皱眉肌交错。最后，Ⅳ 型见于 22% 的标本中，眶上神经的分支较皱眉肌更靠近颅侧，从而与之不发生交错（图 10.2）。

临床相关性

偏头痛患者中最常见的触发点就是由眶上神经和滑车上神经构成的额部触发点。额部触发点患者的眶上神经一般都很强劲，其皱眉纹也较深。这些患者往往在眶上神经部位有明显压痛，头痛也常常"由外

表 10.1　眶上神经的压迫点

压迫点	名称	类型	频率	水平位置(距中线)	头尾轴位置	参考文献
1	眶上切迹	筋膜/骨性	83.3%[a] (51.2%筋膜条带,30.2%部分骨性条带,9.3%水平分隔,9.3%垂直分隔)		在眶上缘	Fallucco 等[19]
	眶上孔	骨性	26.7%[a]	31mm		Beer 等[21]
				男性 25.1mm,女性 24.1mm		Agthong 等[22]
				白人男性 24.1mm，黑人男性 26.1mm，白人女性 22.3mm，黑人女性 25.5mm		Cutright 等[23]
				25.2mm		Saylam 等[24]
2	皱眉肌	肌性	78%(40%深支,34%深支和浅支,4%浅支)	2.9~43.3mm[b]	鼻根部颅侧 9.8~32.6mm[b]	Janis 等[18]

[a] 10%的标本同时具有眶上孔和眶上切迹。

[b] 这些测量结果表明了皱眉肌的范围。

向内"进展,并在下午和情绪紧张时出现加重[27]。

第一个压迫点可通过眶上孔切开术（针对眶上孔）或筋膜切开术(针对眶上切迹)有效解压。第二个触发点可通过皱眉肌大部切除或直接切除包括皱眉肌、降眉肌和降眉间肌在内的整个眉间肌群来松解肌肉筋膜复合组织达到解压。操作可以通过经上睑切口或小的发际线切口的内镜手术来完成[2],而内镜法可以更好地显露肌肉,因此手术切除也相对更彻底并可获得更充分的松解[28,29]。

多项临床试验研究了松解额部触发点肌肉、筋膜或骨骼的疗效[5,13,30]。对单个或多个触发点行松解术均可明显改善或消除偏头痛。有趣的是,从松解术中获益的患者比例(79.2%)[5]与眶上神经和皱眉肌交错的人群比例(78%)[18]极为相似。

滑车上神经

起源和走行

滑车上神经是额神经两条皮肤终末分支之一,而额神经又是三叉神经中眼神经(V1)的分支。该神经支配前额中部的感觉（图 10.1）。与较粗的眶上神经相比,有关滑车上神经解剖结构的文献则较少。滑车上神经向内侧走行，在眶上缘处通过一个切迹或孔道穿出，然后经过皱眉肌向颅侧走行。Miller 等研究了 10 具尸体中滑车上神经的解剖结构，发现滑车上神经在眶上缘的穿出点和中线的距离在 1.6~2.3cm 之间[31]。出眶缘之后,滑车上神经继续向上方走行并穿过皱眉肌。

压迫点和体表标记

滑车上神经的第一压迫点在其通过切迹或孔道穿出眼眶处（表 10.2）。Janis 等对 50 具尸体进行面部解剖研究后，发现 72%的标本中，滑车上神经通过一个切迹出眶,其距离中线的平均长度为 1.75cm[32]。所有切迹的底部均有一条筋膜条带。68%的滑车上神经在切迹中间穿行；然而,8%的神经却从筋膜条带穿出并直接在结缔组织内穿行。在另外 8%的标本中，筋膜条带是非常宽的并把神经压向周围骨质。在 18%的标本中存在真正的骨性孔道，与眶上缘的平均距离为 4mm。

表 10.2　滑车上神经的压迫点

压迫点	名称	类型	频率	水平位置(距中线)	头尾轴位置	参考文献
1	滑车上切迹	筋膜/骨性	72%	17.5mm	在眶上缘	Janis 等[32]
	滑车上孔	骨性	18%		在眶上缘颅侧 4mm	Janis 等[32]
2	皱眉肌	肌性	88%(84%为双支,4%为单支)	进入肌肉时为 18.7mm,穿出肌肉时为 19.6mm	在眶上缘颅侧 15mm	Janis 等[32]

第二压迫点位于滑车上神经与皱眉肌交错处。Janis 等发现在 84% 的情况下，滑车上神经在眼轮匝肌下脂肪垫内分为两支，然后两支均在距中线平均 18.7mm 处进入皱眉肌，而其出皱眉肌的点距中线为 19.6mm，距眶上缘为 15mm[32]（图 10.3）。在 4% 的标本中，只有一根滑车上神经的分支进入皱眉肌，另外一支仍在眼轮匝肌深部走行；在 12% 的标本中，两条分支均未进入皱眉肌，而是仍在眼轮匝肌深部走行。

临床相关性

眶上神经和滑车上神经构成了额部触发点，两条神经的松解一般可以同时进行。滑车上神经的解剖学研究均强调了向内侧扩大手术范围并将其完全解压的重要性。据推测，如果不能将额部触发点最内侧完全松解，术后早期就会发现效果不佳[32]。

颞部触发点

颧颞神经

起源和走行

颧颞神经(ZTN)是颧神经的两个终末分支之一，而颧神经又是三叉神经上颌支(V2)的一个分支[33]。颧神经通过眶下裂进入眶部，沿眶壁外侧走行[34]，分为

颧面神经(ZFN)和颧颞神经。颧颞神经支配颞区皮肤的感觉（图 10.1），以及作为副交感神经支配泪腺[34]。

Janis 等研究发现，30% 的颧颞神经有两条分支[33]。在这种情况中，20% 的颧颞神经在眶内即分成两支，并从不同的颧颞孔中穿出；其余 80% 的颧颞神经则在穿出眶部后发出分支。50%~55% 的患者具有颧颞神经副神经支。当颧颞神经的副神经支在主干的颅侧情况下，30% 在左边（平均位于外侧睑裂外侧 16mm 和颅侧 12.2mm 处），55% 在右边（平均位于外侧睑裂外侧 15.7mm 和颅侧 16.5mm）。当颧颞神经的副神经支紧邻主干的情况下，30% 在左边（平均位于外侧睑裂外侧 17.7mm 和颅侧 6mm），9% 在右边（平均位于外侧睑裂外侧 19.0mm 和颅侧 5.0mm）。当颧颞神经的副神经支在主干外侧的情况下，40% 在左边（平均位于外侧睑裂外侧 34.2mm 和颅侧 6.7mm），36% 在右边（平均位于外侧睑裂外侧 28.7mm 和颅侧 6.0mm）。在所有侧支的情况中，侧支均水平走行，与耳颞神经相交通。Tubbs 等通过解剖发现 13% 的标本具有此类神经交通[35]。此外，Odobescu 等发现在 82% 的标本中，颧颞神经与面神经额支相交通[36]。

压迫点和体表标记

第一个压迫点在颧颞神经进入颞窝处。神经从眶外侧通过一骨性通道进入颞窝[34]（图 10.4，表 10.3）；94% 的个体只有一个颧颞孔，而剩余 6% 的个体则有两个[33]。该孔位于额骨的颞窝中，平均位于眶外侧缘外侧 6.7±6.12mm 和鼻根颅侧 7.88±6.9mm。Loukas 等对 400 例标本进行了解剖学研究，发现不同种族人群颧颞孔的位置变异明显，多达 50% 的个体颧颞孔缺失[37]。

第二压迫点位于颞肌/颞深筋膜处。出眶后，颧颞神经进入颞肌的深层，50% 的个体在肌内走行[33]。

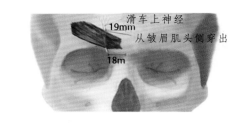

滑车上神经
19mm
从皱眉肌头侧穿出
18m

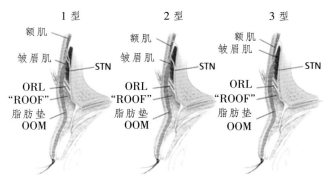

1 型　　2 型　　3 型

额肌
皱眉肌
STN
ORL
"ROOF"
脂肪垫
OOM

图 10.3　滑车上神经的压迫点。ORL，眼轮匝肌支持韧带；ROOF，后眼轮匝肌脂肪；OOM，眼轮匝肌。(Reproduced with permission from Janis JE1, Hatef DA, Hagan R, et al. Anatomy of the supratrochlear nerve: implications for the surgical treatment of migraine headaches. Plast Reconstr Surg 2013;131(4): 743–750.)

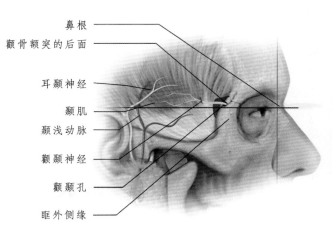

鼻根
颧骨额突的后面
耳颞神经
颞肌
颞浅动脉
颧颞神经
颧颞孔
眶外侧缘

图 10.4　颧颞神经的压迫点。

表 10.3 颧颞神经的压迫点

压迫点	名称	类型	频率	水平位置	头尾轴位置	参考文献
1	颧颞孔	骨性	100%	眶外侧缘外侧 6.7±6.12mm	鼻根颅侧 7.88±6.9mm	Janis 等[33]
2	颞肌	肌性	50%			Janis 等[33]
	颞深筋膜	筋膜性	50%	外侧睑裂外侧 16.9mm	外侧睑裂颅侧 6.5mm	Janis 等[33]
						Totonchi 等[34]
				颧额缝外侧 10.1±1.5mm	颧弓上缘颅侧 22.2±3.1mm	Jeong 等[38]
					颧弓上缘颅侧 23mm	Tubbs 等[35]

在颧颞神经穿行于肌肉内的情况中,44%的个体是短且平直的,而 56%的个体是长且弯曲的。在另外 50% 的情况中,颧颞神经在颞骨骨膜和颞肌之间走行,此后穿入颞深筋膜。Totonchi 等对 20 例患者进行术中内镜解剖研究, 发现颧颞神经在距外侧睑裂外侧 16.9mm 和颅侧 6.5mm 处进入颞深筋膜[34],而 Jeong 等发现其在距颧额缝外侧 10.1±1.5mm 和距颧弓上缘颅侧 22.2±3.1mm 处进入颞深筋膜[38]。Tubbs 等也确认颧颞神经在距颧弓上缘颅侧平均 23mm 处进入颞深筋膜[35]。

临床相关性

颧颞神经引发偏头痛的患者其疼痛位于颞区,通常在早晨发作,与压力、咀嚼、紧咬或颞下颌关节功能紊乱相关[27]。Murillo 在 1968 年首先报道了颧颞神经和颞浅动脉(STA)切除治疗颞区偏头痛[39],有效率为 88.2%。Guyuron 此后改进了颧颞神经减压技术,现在一般使用内镜操作。在颞深筋膜浅面进行分离,直至颧颞神经,然后将其撕开,切除 3cm 长的神经,使近端的神经回缩并埋入颞肌中[40]。切除颧颞神经可能会引起颞区暂时性的感觉异常和缺失,这种症状通常是可逆的[41]。Chim 等[42]建立了大鼠腓肠神经动物模型对颧颞神经减压术进行检验, 发现神经撕脱后行肌肉包埋,其神经瘤形成率最低。

Kurlander 等在对 246 例接受了内镜颧颞神经减压术患者的研究中发现,术后 1 年,55%患者的颞区偏头痛的彻底消失,30%患者症状明显改善[41]。Guyuron 等在一个对 71 例患者的颞区触发点行颧颞神经撕脱的前瞻性研究中, 平均随访时间为 396 天,发现 63%的偏头痛完全消失,而至少 50%的偏头痛其严重程度和持续时间明显改善, 此外,35%的发作频率得到改善[3]。在一个单盲的随机对照试验中,19 例患者行颧颞神经减压术,而 9 例患者行假手术治疗,结果发现接受实际减压术的患者其偏头痛的强度、发作频率和持续时间较术前明显改善,而假手术组则无

明显效果[4]。Janis 等对 19 例接受颞区触发点颧颞神经撕脱减压术治疗偏头痛的患者进行了随访时间平均为 661 天的调查,发现 52.6%的患者其偏头痛完全消除,另外 36.8%的患者至少改善了 50%的症状[5]。

耳颞神经

起源和走行

耳颞神经是三叉神经的下颌支(V3)的一个分支,支配耳屏、前耳以及颞区后部的感觉(图 10.1)。耳颞神经还含有自主神经纤维,包括头皮的交感神经和腮腺的副交感神经。

耳颞神经从腮腺浅叶内穿出,沿颞下颌关节后内侧走行[43],在颧弓后方的颞顶筋膜内向颅侧穿行[44]。在 50%的情况下,耳颞神经为单支,但在部分人群中甚至可以出现四条分支[45]。随着神经向颅侧延伸,其逐渐与颞浅动脉伴行[44]。在颞区上部,神经走行越发表浅,位于颞顶筋膜的浅面。

压迫点和体表标记

Chim 等通过对 10 具尸体的解剖研究发现,在所有的标本中均存在一条筋膜压缩带(压迫点 1),平均位于外耳道最前上点前方 13.1±5.9mm 和颅侧 5.0±7.0mm(图 10.5,表 10.4)[46]。

他们还发现,在 85%的标本中,还存在一条更靠近颅侧的第二筋膜压缩带(压迫点 2),平均位于外耳道最前上点前方 11.9±6.0mm 和颅侧 17.2±10.4mm。

潜在的第三压迫点位于与颞浅动脉的交叉处,在 80%的标本中可以发现这个压迫点; 在这些标本中,81.2%表现为一个简单的交叉。在最常见的情况下,颞浅动脉在其浅面穿过神经(62.5%),此交点位于外耳道最前上点前方 19.2±10.0mm 和上方 39.5±16.6mm。在简单交叉样本中余下的 18.8%,多条神经分支在多个点穿过颞浅动脉,在样本中存在解剖变异。在耳颞神经与颞浅动脉交叉的 18.8%的标本中,神经和动脉

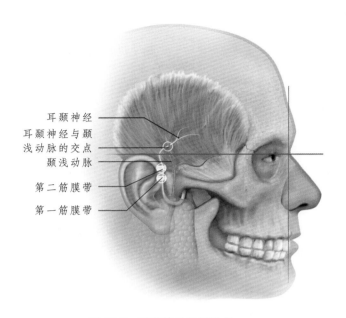

耳颞神经
耳颞神经与颞
浅动脉的交点
颞浅动脉
第二筋膜带
第一筋膜带

图 10.5　耳颞神经的压迫点。

可在距外耳道最前上点前方 20.0±15.6mm 至 24.7±17.9mm 及颅侧 53.7±4.7mm 至 62.7±3.8mm 之间平均10.3±0.4mm 的范围内表现为螺旋交织[46]。Janis 等[44]通过对 25 具新鲜尸体进行解剖研究，详细描述了耳颞神经的第三压迫点[44]：在 34% 的标本中，其平均位于面部中线外侧 107.88±17.73mm 和鼻根水平线颅侧37.53±15.29mm 相交的点。在所有这些存在耳颞神经和颞浅动脉交点的标本中，88.2% 为简单交叉而11.8% 为螺旋交织。在螺旋交织的情况下，其范围位于面部中线外侧 123mm 至 117mm 与鼻根水平线颅侧

25mm 至 38mm 的连线中。

临床相关性

对接受耳颞神经松解术的患者来说，耳颞神经也可能是颞区持续性偏头痛的触发点[44]。耳颞神经触发点的患者一般存在典型的沿着神经直至颞区上方的疼痛[27,46]。如果耳颞神经受到颞浅动脉的压迫，则可能产生波动性疼痛[44]。

虽然还没有用手术直接松解第一压迫点和第二压迫点的报道，但在疼痛的最明显部位[46]或颞区发际处[44]行小切口对耳颞神经和颞浅动脉减压并暴露耳颞神经的方法却已有实行。如果发现颞浅动脉跨越耳颞神经，则需将动脉结扎。如果颞浅动脉未跨越耳颞神经，则需要横断神经，并将其端部埋入颞肌。

鼻中隔触发点

病理生理学

鼻中隔性头痛由鼻内黏膜接触点引起，发病率可占总人口的 4%[47]。在黏膜接触点可形成神经刺激，引起 P 物质等炎症介质的释放，导致疼痛信号沿着 C 类神经纤维传导至硬脑膜，继而诱发硬脑膜的血管舒张和血管周围的炎症，产生偏头痛。

压迫点

鼻内接触点通常位于鼻中隔和上鼻甲、中鼻甲或者筛窦的内侧壁(图 10.6)。原因包括鼻中隔畸形，如鼻中隔偏曲和骨棘；鼻甲畸形，如鼻甲肥大和泡状鼻

表 10.4　耳颞神经的压迫点

压迫点	名称	类型	频率	水平位置	头尾轴位置	参考文献
1	第一筋膜带	筋膜性	100%	外耳道最前上点前方 13.1±5.9mm	外耳道最前上点颅侧 5.0±7.0mm	Chim 等[46]
2	第二筋膜带	筋膜性	85%	外耳道最前上点前方 11.9±6.0mm	外耳道最前上点颅侧 17.2±10.4mm	Chim 等[46]
3	颞浅动脉	动脉性	简单交叉：65%	外耳道最前上点前方 19.2±10.0mm	外耳道最前上点颅侧 39.5±16.6mm	Chim 等[46]
			螺旋交织：15%	外耳道最前上点前方 20.0±15.6mm 至 24.7±17.9mm	外耳道最前上点颅侧 53.7±4.7mm 至 62.7±3.8mm	
			简单交叉：30%	面部中线外侧 107.88±17.73mm	鼻根水平线颅侧 37.53±15.29mm	Janis 等[44]
			螺旋交织：4%	面部中线外侧 123mm 至 117mm	鼻根水平线颅侧 25~38mm	

甲[48]。在泡状鼻甲情况下,充气的鼻甲可能对鼻中隔产生撞击[49]。

对于鼻中隔触发点引起的偏头痛,Ferrero 等发现鼻内黏膜接触点发生的频率为:42.8%为鼻中隔-中鼻甲合并鼻中隔-上鼻甲,36%为鼻中隔-中鼻甲,7.1%为鼻中隔骨棘,7.1%为鼻中隔骨棘合并鼻中隔-中鼻甲,7.1%鼻中隔骨棘合并鼻中隔-中鼻甲合并鼻中隔-上鼻甲[50]。

临床相关性

鼻中隔触发点引起偏头痛患者的典型主诉为眼球后疼痛,通常在清晨较重,与天气、过敏原、生理期和鼻涕分泌密切相关[27]。头痛发生时在鼻内黏膜接触点应用局部表面麻醉或注射麻醉,如能使症状改善或消失,则可确认偏头痛由鼻中隔触发点引起[51]。此外,

结合相关症状(如上所述)和 CT 扫描发现的解剖接触点(通常在冠状位图像中更容易找到)也可以做出诊断。当然,应先排除鼻窦炎[47]。

以手术技术来处理鼻中隔触发点必须基于解剖异常来消除黏膜接触点,包括鼻中隔成形术、中鼻甲切除术和内侧筛窦切除术。

Behin 等研究了 12 例鼻中隔触发点引起偏头痛的患者,发现手术将头痛频率从每月 17.7 天降至 7.7 天,平均头痛程度从 7.8 分降至 3.6 分[47]。76.2%的患者头痛程度好转了至少 50%,42.9%的患者头痛完全消失。在另一个针对 30 例鼻中隔触发点引起偏头痛患者的研究中,使用鼻内镜手术治疗后发现 43%的患者头痛症状完全消失,另有 47%的患者头痛症状得到显著改善[52]。Welge-Luessen 对 20 例接受内镜鼻中隔成形术、部分筛窦切除术和鼻甲切除术后的此类患者

鼻中隔触发点

a 增生的下鼻甲

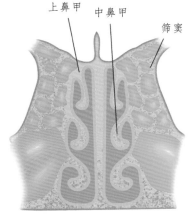

增生的下鼻甲

b 增生的中鼻甲

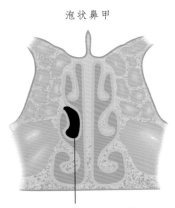

中鼻甲肥大且充满气体

c 鼻中隔骨棘

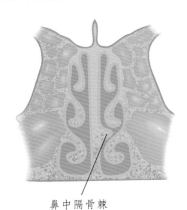

鼻中隔骨棘

d 鼻中隔偏曲

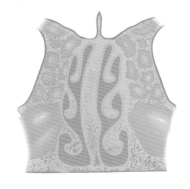

图 10.6　鼻中隔触发点。(a)增生的下鼻甲。(b)增生的中鼻甲合并泡状鼻甲。(c)鼻中隔骨棘。(d)鼻中隔偏曲。

进行了为期 10 年的随访，发现 30% 的患者头痛完全消失，35% 的患者症状明显好转[53]。Janis 等的研究发现，8 例鼻中隔触发点引起偏头痛的患者，无论是单独发作，还是与其他触发点联合发作，行鼻中隔成形术或下鼻甲切除术和(或)中鼻甲切除术，在随访 661 天后，其整体改善率为 100%，其中 62.5% 的患者偏头痛症状完全消失[5]。Guyuron 等对 62 例接受手术治疗的鼻中隔性偏头痛患者进行了一项前瞻性研究，平均随访 396 天后发现 34% 的患者偏头痛完全消失，另有 55% 的患者症状减轻 50% 以上[3]。

枕部触发点

枕大神经

起源和走行

枕大神经(GON)是第二颈神经后支的内侧支。当穿入头半棘肌时，其直径为 5mm[54]。枕大神经发出后，先向后外走行至头下斜肌下缘，在越过头下斜肌后，在头下斜肌浅面与头半棘肌深面之间上行。随后，枕大神经由深至浅穿过头半棘肌，走行于斜方肌深面，后穿过斜方肌走行于皮下，并支配枕部头皮的感觉(图 10.1)。

压迫点和体表标记

Janis 等在对 50 具尸体枕大神经的潜在压迫点进行研究后[55]，在枕大神经沿着颈后上行的路径中指出了 6 处压迫点(图 10.7，表 10.5)。第一个压迫出现在枕大神经穿过头下斜肌及头半棘肌之间的致密筋膜带。此压迫点位于枕外隆突外侧 20.13mm，尾侧 77.38mm。

第二个压迫点是在枕大神经进入头半棘肌深面时，位于枕外隆突外侧 17.46mm，尾侧 59.71mm。Bovim 等在研究中发现，90% 的枕大神经穿过头半棘肌[56]。

第三个压迫点是在枕大神经出头半棘肌浅面时，位于枕外隆突外侧 15.52mm，尾侧 34.52mm。此压迫点的研究较多，并被多个作者所证实。Mosser 等在解剖研究中发现，枕大神经出头半棘肌的点位于枕外隆突外侧 14.1mm(右)至 13.8mm(左)，尾侧 29.1mm(右)至 28.7mm(左)[54]。Ducic 等[57]也同样证实了此点位于枕外隆突外侧 14.9mm，尾侧 30.2mm，并注意到在 43.9% 的个体中，双侧枕大神经的走行是不对称

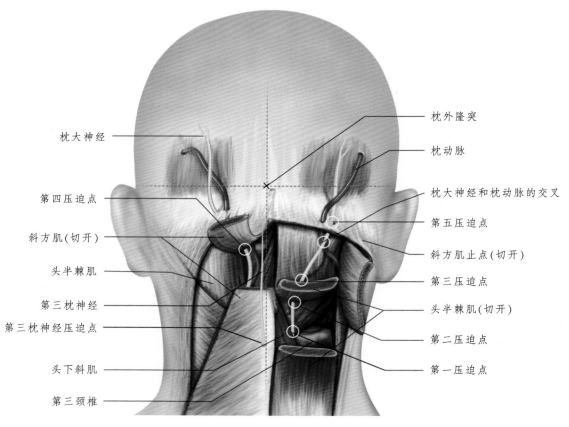

枕大神经

第四压迫点

斜方肌(切开)

头半棘肌

第三枕神经

第三枕神经压迫点

头下斜肌

第三颈椎

枕外隆突

枕动脉

枕大神经和枕动脉的交叉

第五压迫点

斜方肌止点(切开)

第三压迫点

头半棘肌(切开)

第二压迫点

第一压迫点

图 10.7 枕大神经和第三枕神经的压迫点。

表 10.5　枕大神经的压迫点

压迫点	名称	类型	频率	水平位置(距中线)	头尾轴位置	参考文献
1	头下斜肌及头半棘肌之间的筋膜带	筋膜性		20.1 mm	枕外隆突尾侧 77.38mm	Janis 等[55]
2	头半棘肌入口	肌性	90%	17.46mm	59.71mm	Janis 等[55] Bovim 等[56]
3	头半棘肌出口	肌性	90%	11.5mm	枕外隆突尾侧 37.3mm	Vital 等[61]
				14.1±4.4mm(右),13.8±4.3mm(左)	枕外隆突尾侧 29.1±7.8mm(右),28.7±6.6mm(左)	Mosser 等[54]
				14.9±4.5mm	30.2±5.1mm	Ducic 等[57]
				15.52mm	34.52mm	Janis 等[55]
					双侧乳突连线上方 2cm	Tubbs 等[58]
4	斜方肌入口	肌性		24mm	21mm	Janis 等[55]
5	斜方肌止点	肌-腱膜性		37.07mm	4.36mm	Janis 等[55]
6	枕动脉	动脉性	16%	简单交叉:30.27±6.83mm	简单交叉:10.67±8.25mm	Janis 等[55]
			38%	螺旋交织:25.34±12.16mm 至 42.09±25.61mm	螺旋交织:24.91±12.87mm 至 0.97±8.34mm	

的。Tubbes 等发现枕大神经在双侧乳突连线上 2cm 处穿出头半棘肌[58]。枕大神经在头半棘肌内平均走行 7.6mm(右)和 8.9mm(左)。

Janis 等[55]证实了第四个压迫点位于枕大神经在枕外隆突外侧 24mm,尾侧 21mm 进入斜方肌处。第五个压迫点位于枕大神经在枕外隆突外侧 37.07mm,尾侧 4.36mm 穿过斜方肌附着于上项线的腱膜处。

在 54%的样本中,第六个压迫点位于枕大神经与枕动脉的交叉处[59]。其中 29.6%为简单交叉(枕大神经总是在枕动脉的浅部),另 70.4%为两者呈螺旋交织。当枕大神经与枕动脉仅为简单交叉时,此压迫点位于枕外隆突外侧 30.27±6.83mm,尾侧 10.67±8.25mm。当两者螺旋交织时,此压迫点位于枕外隆突外侧 25.34±12.16mm 至 42.09±25.61mm,尾端 24.91±12.87mm 至 0.97±8.34mm,螺旋交织段总长为 37.6±14.5mm。从研究报告的较大标准差可以发现,枕大神经与枕动脉交叉的部位存在很大变异。事实上,尽管被称为第六压迫点,此点经常出现于第五压迫点在枕大神经走行中的近端。其可能出现于斜方肌的浅层或者深层。在一项包括 272 例患者的研究中,Junewicz 等注意到枕大神经在 7.4%的患者中发出了分支,一般为两条分支[60]。他们在 64%的患者中发现了枕大神经与枕动脉的交叉。

临床相关性

由枕大神经触发偏头痛的患者常主诉上颈部与枕部的疼痛,此疼痛与剧烈运动及拉伤相关。此类患者常主诉枕大神经支配部位的颈部肌肉紧绷感和压痛[27]。

多种原因引起的枕部神经痛时有报道[58],包括颈部过度屈伸损伤和由第二颈椎骨赘或关节炎所引起的枕大神经压迫。Vital 等认为枕大神经压迫可为静止性或运动性,枕大神经可在屈颈或旋颈时被肌筋膜周围的组织所压迫[61]。

以往,由枕大神经触发的偏头痛多被认为与枕大神经出头半棘肌时的第三压迫点有关。Anthony 发现在偏头痛发作期间,于中线外侧 1.5cm、枕外隆突下 3cm 的枕大神经周围进行局部麻醉,可以缓解 88%的偏头痛[62]。

传统的治疗方法主要为神经消融,包括第二颈神经后根切断术、第二颈神经后根神经节切除术、第二颈神经后根射频消融。Anthony 等在一个平均随访为 8.1 个月的研究中发现,枕大神经切除术可解除 70%患者的偏头痛[62]。但这种消融治疗也可使枕部产生明显的麻木感。

现代针对枕大神经触发性偏头痛的保留神经疗法以枕大神经六个潜在压迫点的解压为主。在后项中线做一垂直或水平切口,分离皮肤及皮下组织以暴露斜方肌筋膜。沿中线边缘切开斜方肌,暴露枕大神经并将其从头半棘肌中游离。切除枕大神经内侧的头半棘肌部分和外侧的斜方肌及其筋膜的三角形部分,并对覆盖于枕大神经上的筋膜束进行松解。如果枕动脉与枕大神经有交织，对枕动脉进行结扎。

枕大神经松解可获得令人满意的长期疗效。Guyuron 等进行了一项包括 34 例患有枕大神经触发性偏头痛并接受枕大神经解压治疗患者的前瞻性研究，在这项平均随访时间长达 396 天的研究中，所有患者在偏头痛的强度、持续时间、发作频率上都取得了至少 50% 的改善，其中 62% 的患者完全消除了偏头痛[3]。Guyuron 等在一项单盲随机对照试验中将 18 例枕大神经触发性偏头痛患者随机分为实际手术组和假手术组[4]。实际手术组患者的偏头痛发作频率、强度、持续时间获得了显著改善，并明显优于假手术组所取得的疗效（P=0.03）。Janis 等研究了 16 例枕大神经触发性偏头痛且接受枕大神经单独解压或枕大神经联合其他神经解压的患者[5]，在长达 661 天的随访中，93.8% 的患者获得了显著的改善，其中 56.3% 的患者完全消除了偏头痛。Ducic 等随访了 202 位接受枕大神经单独解压或枕大神经解压联合皱眉肌切除的患者，随访期至少为 12 个月[15]。他们发现 80.5% 的患者取得了显著改善，其中 43.4% 的患者偏头痛完全消失。

枕动脉结扎的原理仍不清楚。在 Chmielewski 等研究的 170 例接受枕大神经解压的患者中[63]，55 例患者接受了枕动脉切除，115 例患者没有接受手术。接受枕动脉切除患者的手术成功率却更低，切除组取得 50% 以上偏头痛缓解的缓解率为 80.0%，不切除组为 91.3%（P=0.047）；切除组获得偏头痛完全消除的消除率为 38.2%，不切除组为 64.3%（P=0.002）。这提示了枕动脉结扎对枕大神经解压的患者并不总是有益的。我们仍需更多的研究去验证以上观点，但对于高度怀疑枕大神经触发性偏头痛（枕部区域的搏动性疼痛，最痛点多普勒信号为阳性）的患者，对枕大神经压迫点进行解压似乎是有效的。

枕小神经

起源和走行

枕小神经发自第二颈神经前支，偶尔发自第三颈神经或者脊神经，是支配耳朵上部、后部以及颈侧区的皮神经（图 10.1）。枕小神经从胸锁乳突肌的后缘下方穿出[64]，沿着胸锁乳突肌的后缘向外上走行。Ducic 等发现在 85% 的样本中，枕小神经在枕骨隆凸以下 3cm 处沿胸锁乳突肌后缘走行[57]，而在另外 15% 的样本中，枕小神经的位置则存在着更大的变异。随后，枕小神经绕过胸锁乳突肌，向外上走行，在枕外隆突外 7cm、

乳突内 3cm 处进入耳后区域[58]，并在枕外隆突和乳突间线的中点处发出内侧支和外侧支。

压迫点和体表标记

枕小神经出胸锁乳突肌后缘的点位于后正中线外侧 61.3±12.3mm（右）或 68.9±10.1mm（左），在外耳道下顶点水平线下方 53.2±16.1mm（图 10.8，表 10.6）[64]。大部分枕小神经绕行于胸锁乳突肌后缘出现，但有 13.3% 的枕小神经直接穿过胸锁乳突肌而出现。这个枕小神经出现的点为潜在的第一压迫点。Lee 等将此点定位于后正中线外侧 64±14mm、外耳道最前上点下方 50±9mm[65]。不同于 Dash 等的研究，Lee 等发现穿过胸锁乳突肌而出现的点无压迫性，神经肌肉阻滞或者神经阻滞可以治疗此肌源性压迫。Dash 等建议在以后正中线外 6.5cm、外耳道连线下方 5.3cm 的交点为中心的 3cm 范围内注射肉毒素，可缓解此压迫[64]。

在尸体研究中，55% 的枕小神经与枕动脉相交叉，形成第二处潜在压迫点[65]。此交叉位于后正中线外 51±9mm、外耳道最前上点水平线下方 20±14.5mm。其中 82% 为简单交叉，位于后正中线外 50.7±10.9mm、外耳道最前上点水平线下方 22.5±16.3mm。另外 18% 为螺旋交织，位于后正中线外 52.2±6.8mm、X 轴尾侧 15.7±11.2mm。

20% 的标本具有第三处压迫点，由位于后正中线外 47±8.1mm、外耳道最前上点水平线下方 13.1±15.2mm 处的筋膜束形成[65]。

临床相关性

枕小神经压迫的症状与枕大神经压迫症状类似，但其疼痛更偏向于外侧的枕小神经走行范围。如果偏头痛在进行枕大神经压迫点松解后还没完全缓解，则枕小神经压迫触发性偏头痛的可能性较大[5]。

对枕小神经进行松解，需要断开其所有的肌肉和筋膜附着，将其结扎并将断端埋入胸锁乳突肌。Guyuron 等建议术中在断端注射曲安西龙，以降低神经瘤形成的风险[30]。

关于枕小神经松解的临床报道很少，且大部分患者也同时接受了枕大神经松解。因此，很难对枕小神经松解术的单独疗效进行评估。

第三枕神经

起源和走行

第三枕神经（TON），又称枕后神经，发自第三颈神经后支的内侧支[64]，支配中后部头皮及颈部皮肤的感觉（图 10.1）。

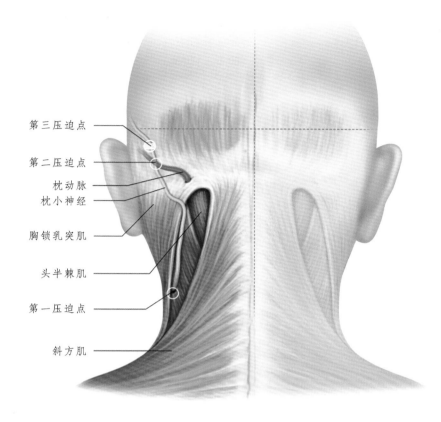

第三压迫点

第二压迫点

枕动脉

枕小神经

胸锁乳突肌

头半棘肌

第一压迫点

斜方肌

图 10.8　枕小神经的压迫点。

第三枕神经穿过头半棘肌，并在皮下朝着中后部头皮上行。其平均直径为 1.3mm[66]。第三枕神经与同侧的枕大神经和对侧的枕小神经有多处交联。

压迫点和体表标记

Dash 等发现第三枕神经穿出头半棘肌处位于后正中线外侧 13.0±5.0mm（左）至 13.3±5.8mm（右），外耳道下顶点下方 60.7±20.2mm（左）至 63.4±20.8mm（右）[64]（图 10.7，表 10.7）。Tubes 等则将此点定位于枕外隆突下 5~6cm，乳突间线以下 3cm，后正中线以外 3~7mm[66]。

因第三枕神经的纵向位置有很大变异，因此，Dash 等建议在后正中线外侧 1.3cm 进行两次注射去阻滞此神经。两个注射点分别位于外耳道水平线上方 1cm 和下方 1cm[64]。

表 10.6　枕小神经的压迫点

压迫点	名称	类型	频率	水平位置（距中线）	头尾轴位置	参考文献
1	胸锁乳突肌	肌性	13.3%	61.3±12.3mm（右）或 68.9±10.1mm（左）	外耳道下方 53.2±16.1mm	Dash 等[64]
				64±14mm	外耳道最前上点下方 50±9mm	Lee 等[65]a
2	枕动脉	动脉性	简单交叉:45.1%	50.7±10.9mm	外耳道最前上点下方 22.5±16.3mm	Lee 等[65]
			螺旋交织:9.9%	52.2±6.8mm	外耳道最前上点下方 15.7±11.2mm	
3	筋膜带	筋膜性	20%	47±8.1mm	外耳道最前上点下方 13.1±15.2mm	Lee 等[65]

a 此点未发现压迫。

表 10.7　第三枕神经的压迫点

压迫点	名称	类型	频率	水平位置(距中线)	头尾轴位置	参考文献
1	头半棘肌	肌性	100%	13.0±5.0mm(左),13.3±5.8mm(右)	外耳道下方 60.7±20.2mm(左),63.4mm±20.8mm(右)	Dash 等[64]

临床相关性

　　同枕小神经压迫类似,第三枕神经压迫主要见于接受过枕大神经松解但偏头痛症状未完全消除的患者[5,64]。由第三枕神经刺激所引起的颈源性头痛可由第二、三颈椎关节突关节的骨关节炎或者颈部过度屈伸引起。Lord 等发现 27% 的第三枕神经诱发性头痛由颈部过度屈伸损伤引起[67]。

　　以往,第三枕神经触发性偏头痛可成功地应用神经阻滞[67,68]、射频消融[69]或神经切除[66]治疗。近来则采用手术的方法将第三枕神经从周围的头半棘肌中游离并撕脱。通过牵引和撕脱的方法将第三枕神经分离,可让第三枕神经缩回肌肉中,而不会缠绕于术区瘢痕[15]。

　　与枕小神经相似,在偏头痛神经松解的手术治疗中,鲜有第三枕神经单独松解的临床报道。Lee 等在一项回顾性研究中,对比了仅接受枕大神经松解的患者和同时接受枕大神经松解及第三枕神经撕脱的患者[70],发现两组疗效无显著差异。

总结

　　周围神经触发理论假定三叉神经和颈神经在头颈部的感觉支产生了触发偏头痛的疼痛信号。多项研究证实,对这些神经的压迫点进行手术松解,可有效地降低偏头痛的发作频率、严重程度及持续时间。一项系统性综述在对比多种偏头痛神经松解机制后发现,手术松解最有效,且并发症发生率最小[71]。对这些神经压迫点的解剖、体表标记及解剖变异有着彻底而详尽的了解,是进行有效而安全的手术松解的前提。此章节总结了现有关于偏头痛神经触发点的解剖数据。

（俞楠泽　译）

参考文献

1. Lipton RB, Bigal ME, Diamond M, Freitag F, Reed ML, Stewart WF; AMPP Advisory Group. Migraine prevalence, disease burden, and the need for preventive therapy. Neurology 2007;68(5):343–349

2. Guyuron B, Tucker T, Davis J. Surgical treatment of migraine headaches. Plast Reconstr Surg 2002;109(7):2183–2189

3. Guyuron B, Kriegler JS, Davis J, Amini SB. Comprehensive surgical treatment of migraine headaches. Plast Reconstr Surg 2005;115(1):1–9

4. Guyuron B, Reed D, Kriegler JS, Davis J, Pashmini N, Amini S. A placebo-controlled surgical trial of the treatment of migraine headaches. Plast Reconstr Surg 2009;124(2):461–468

5. Janis JE, Dhanik A, Howard JH. Validation of the peripheral trigger point theory of migraine headaches: single-surgeon experience using botulinum toxin and surgical decompression. Plast Reconstr Surg 2011;128(1):123–131

6. Welch KMA. Contemporary concepts of migraine pathogenesis. Neurology 2003;61(8, Suppl 4)S2–S8

7. Bolay H, Reuter U, Dunn AK, Huang Z, Boas DA, Moskowitz MA. Intrinsic brain activity triggers trigeminal meningeal afferents in a migraine model. Nat Med 2002;8(2):136–142

8. Moskowitz MA. The neurobiology of vascular head pain. Ann Neurol 1984;16(2):157–168

9. Silberstein S, Mathew N, Saper J, Jenkins S; For the BOTOX Migraine Clinical Research Group. Botulinum toxin type A as a migraine preventive treatment. Headache 2000;40(6):445–450

10. Relja M, Poole AC, Schoenen J, Pascual J, Lei X, Thompson C; European BoNTA Headache Study Group. A multicentre, double-blind, randomized, placebo-controlled, parallel group study of multiple treatments of botulinum toxin type A (BoNTA) for the prophylaxis of episodic migraine headaches. Cephalalgia 2007;27(6):492–503

11. Durham PL, Cady R, Cady R. Regulation of calcitonin gene-related peptide secretion from trigeminal nerve cells by botulinum toxin type A: implications for migraine therapy. Headache 2004;44(1):35–42, discussion 42–43

12. Kung TA, Guyuron B, Cederna PS. Migraine surgery: a plastic surgery solution for refractory migraine headache. Plast Reconstr Surg 2011;127(1):181–189

13. Guyuron B, Varghai A, Michelow BJ, Thomas T, Davis J. Corrugator supercilii muscle resection and migraine headaches. Plast Reconstr Surg 2000;106(2):429–434, discussion 435–437

14. Calandre EP, Hidalgo J, García-Leiva JM, Rico-Villademoros F. Trigger point evaluation in migraine patients: an indication of peripheral sensitization linked to migraine predisposition? Eur J Neurol 2006;13(3):244–249

15. Ducic I, Hartmann EC, Larson EE. Indications and outcomes for surgical treatment of patients with chronic migraine headaches caused by occipital neuralgia. Plast Reconstr Surg 2009;123(5): 1453–1461

16. Knize DM. Transpalpebral approach to the corrugator supercilii and procerus muscles. Plast Reconstr Surg 1995;95(1):52–60, discussion 61–62

17. Cuzalina AL, Holmes JD. A simple and reliable landmark for identification of the supraorbital nerve in surgery of the forehead: an in vivo anatomical study. J Oral Maxillofac Surg 2005;63(1):25–27

18. Janis JE, Ghavami A, Lemmon JA, Leedy JE, Guyuron B. The anatomy of the corrugator supercilii muscle: part II. Supraorbital nerve branching patterns. Plast Reconstr Surg 2008;121(1):233–240

19. Fallucco M, Janis JE, Hagan RR. The anatomical morphology of the supraorbital notch: clinical relevance to the surgical treatment of migraine headaches. Plast Reconstr Surg 2012;130(6):1227–1233

20. Chepla KJ, Oh E, Guyuron B. Clinical outcomes following supraorbital foraminotomy for treatment of frontal migraine headache. Plast Reconstr Surg 2012;129(4):656e–662e

21. Beer GM, Putz R, Mager K, Schumacher M, Keil W. Variations of the frontal exit of the supraorbital nerve: an anatomic study. Plast Reconstr Surg 1998;102(2):334–341

22. Agthong S, Huanmanop T, Chentanez V. Anatomical variations of the supraorbital, infraorbital, and mental foramina related to gender and side. J Oral Maxillofac Surg 2005;63(6):800–804

23. Cutright B, Quillopa N, Schubert W. An anthropometric analysis of the key foramina for maxillofacial surgery. J Oral Maxillofac Surg 2003;61(3):354–357

24. Saylam C, Ozer MA, Ozek C, Gurler T. Anatomical variations of the frontal and supraorbital transcranial passages. J Craniofac Surg 2003;14(1):10–12

25. Webster RC, Gaunt JM, Hamdan US, Fuleihan NS, Giandello PR, Smith RC. Supraorbital and supratrochlear notches and foramina: anatomical variations and surgical relevance. Laryngoscope 1986; 96(3):311–315

26. Janis JE, Ghavami A, Lemmon JA, Leedy JE, Guyuron B. Anatomy of the corrugator supercilii muscle: part I. Corrugator topography. Plast Reconstr Surg 2007;120(6):1647–1653

27. Liu MT, Armijo BS, Guyuron B. A comparison of outcome of surgical treatment of migraine headaches using a constellation of symptoms versus botulinum toxin type A to identify the trigger sites. Plast Reconstr Surg 2012;129(2):413–419

28. Liu MT, Chim H, Guyuron B. Outcome comparison of endoscopic and transpalpebral decompression for treatment of frontal migraine headaches. Plast Reconstr Surg 2012;129(5):1113–1119

29. Walden JL, Brown CC, Klapper AJ, Chia CT, Aston SJ. An anatomical comparison of transpalpebral, endoscopic, and coronal approaches to demonstrate exposure and extent of brow depressor muscle resection. Plast Reconstr Surg 2005;116(5):1479–1487, discussion 1488–1489

30. Guyuron B, Kriegler JS, Davis J, Amini SB. Five-year outcome of surgical treatment of migraine headaches. Plast Reconstr Surg 2011; 127(2):603–608

31. Miller TA, Rudkin G, Honig M, Elahi M, Adams J. Lateral subcutaneous brow lift and interbrow muscle resection: clinical experience and anatomic studies. Plast Reconstr Surg 2000;105(3):1120–1128

32. Janis JE, Hatef DA, Hagan R, et al. Anatomy of the supratrochlear nerve: implications for the surgical treatment of migraine headaches. Plast Reconstr Surg 2013;131(4):743–750

33. Janis JE, Hatef DA, Thakar H, et al. The zygomaticotemporal branch of the trigeminal nerve: Part II. Anatomical variations. Plast Reconstr Surg 2010;126(2):435–442

34. Totonchi A, Pashmini N, Guyuron B. The zygomaticotemporal branch of the trigeminal nerve: an anatomical study. Plast Reconstr Surg 2005;115(1):273–277

35. Tubbs RS, Mortazavi MM, Shoja MM, Loukas M, Cohen-Gadol AA. The zygomaticotemporal nerve and its relevance to neurosurgery. World Neurosurg 2012;78(5):515–518

36. Odobescu A, Williams HB, Gilardino MS. Description of a communication between the facial and zygomaticotemporal nerves. J Plast Reconstr Aesthet Surg 2012;65(9):1188–1192

37. Loukas M, Owens DG, Tubbs RS, Spentzouris G, Elochukwu A, Jordan R. Zygomaticofacial, zygomaticoorbital and zygomaticotemporal foramina: anatomical study. Anat Sci Int 2008;83(2):77–82

38. Jeong SM, Park KJ, Kang SH, et al. Anatomical consideration of the anterior and lateral cutaneous nerves in the scalp. J Korean Med Sci 2010;25(4):517–522

39. Murillo CA. Resection of the temporal neurovascular bundle for control of migraine headache. Headache 1968;8(3):112–117

40. Guyuron B, Becker DB. Surgical treatment of migraine headaches. In: Guyuron B, Eriksson E, Persing JA, et al, eds. Plastic Surgery: Indications and Practice. Philadelphia, PA: Saunders Elsevier; 2009:1655–1665

41. Kurlander DE, Punjabi A, Liu MT, Sattar A, Guyuron B. In-depth review of symptoms, triggers, and treatment of temporal migraine headaches (site II). Plast Reconstr Surg 2014;133(4):897–903

42. Chim H, Miller E, Gliniak C, Cohen ML, Guyuron B. The role of different methods of nerve ablation in prevention of neuroma. Plast Reconstr Surg 2013;131(5):1004–1012

43. Schmidt BL, Pogrel MA, Necoechea M, Kearns G. The distribution of the auriculotemporal nerve around the temporomandibular joint. Oral Surg Oral Med Oral Pathol Oral Radiol Endod 1998;86(2):165–168

44. Janis JE, Hatef DA, Ducic I, et al. Anatomy of the auriculotemporal nerve: variations in its relationship to the superficial temporal artery and implications for the treatment of migraine headaches. Plast Reconstr Surg 2010;125(5):1422–1428

45. Gülekon N, Anil A, Poyraz A, Peker T, Turgut HB, Karaköse M. Variations in the anatomy of the auriculotemporal nerve. Clin Anat 2005;18(1):15–22

46. Chim H, Okada HC, Brown MS, et al. The auriculotemporal nerve in etiology of migraine headaches: compression points and anatomical variations. Plast Reconstr Surg 2012;130(2):336–341

47. Behin F, Behin B, Bigal ME, Lipton RB. Surgical treatment of patients with refractory migraine headaches and intranasal contact points. Cephalalgia 2005;25(6):439–443

48. Harley DH, Powitzky ES, Duncavage J. Clinical outcomes for the surgical treatment of sinonasal headache. Otolaryngol Head Neck Surg 2003;129(3):217–221

49. Clerico DM. Pneumatized superior turbinate as a cause of referred migraine headache. Laryngoscope 1996;106(7):874–879

50. Ferrero V, Allais G, Rolando S, Pozzo T, Allais R, Benedetto C. Endonasal mucosal contact points in chronic migraine. Neurol Sci 2014;35(Suppl 1):83–87

51. Homsioglou E, Balatsouras DG, Alexopoulos G, Kaberos A, Katotomichelakis M, Danielides V. Pneumatized superior turbinate as a cause of headache. Head Face Med 2007;3:3–8

52. Tosun F, Gerek M, Ozkaptan Y. Nasal surgery for contact point headaches. Headache 2000;40(3):237–240

53. Welge-Luessen A, Hauser R, Schmid N, Kappos L, Probst R. Endonasal surgery for contact point headaches: a 10-year longitudinal study. Laryngoscope 2003;113(12):2151–2156

54. Mosser SW, Guyuron B, Janis JE, Rohrich RJ. The anatomy of the greater occipital nerve: implications for the etiology of migraine headaches. Plast Reconstr Surg 2004;113(2):693–700

55. Janis JE, Hatef DA, Ducic I, et al. The anatomy of the greater occipital nerve: Part II. Compression point topography. Plast Reconstr Surg 2010;126(5):1563–1572

56. Bovim G, Bonamico L, Fredriksen TA, Lindboe CF, Stolt-Nielsen A, Sjaastad O. Topographic variations in the peripheral course of the greater occipital nerve. Autopsy study with clinical correlations. Spine 1991;16(4):475–478

57. Ducic I, Moriarty M, Al-Attar A. Anatomical variations of the occipital nerves: implications for the treatment of chronic headaches. Plast Reconstr Surg 2009;123(3):859–863, discussion 864

58. Tubbs RS, Salter EG, Wellons JC III, Blount JP, Oakes WJ. Landmarks for the identification of the cutaneous nerves of the occiput and nuchal regions. Clin Anat 2007;20(3):235–238

59. Janis JE, Hatef DA, Reece EM, McCluskey PD, Schaub TA, Guyuron B. Neurovascular compression of the greater occipital nerve: implications for migraine headaches. Plast Reconstr Surg 2010;126(6):1996–2001

60. Junewicz A, Katira K, Guyuron B. Intraoperative anatomical variations during greater occipital nerve decompression. J Plast Reconstr Aesthet Surg 2013;66(10):1340–1345

61. Vital JM, Grenier F, Dautheribes M, Baspeyre H, Lavignolle B, Sénégas J. An anatomic and dynamic study of the greater occipital nerve (n. of Arnold). Applications to the treatment of Arnold's neuralgia. Surg Radiol Anat 1989;11(3):205–210

62. Anthony M. Headache and the greater occipital nerve. Clin Neurol Neurosurg 1992;94(4):297–301

63. Chmielewski L, Liu MT, Guyuron B. The role of occipital artery resection in the surgical treatment of occipital migraine headaches. Plast Reconstr Surg 2013;131(3):351e–356e

64. Dash KS, Janis JE, Guyuron B. The lesser and third occipital nerves and migraine headaches. Plast Reconstr Surg 2005;115(6):1752–1758, discussion 1759–1760

65. Lee M, Brown M, Chepla K, et al. An anatomical study of the lesser occipital nerve and its potential compression points: implications for surgical treatment of migraine headaches. Plast Reconstr Surg 2013;132(6):1551–1556

66. Tubbs RS, Mortazavi MM, Loukas M, et al. Anatomical study of the third occipital nerve and its potential role in occipital headache/neck pain following midline dissections of the craniocervical junction. J Neurosurg Spine 2011;15(1):71–75

67. Lord SM, Barnsley L, Wallis BJ, Bogduk N. Third occipital nerve headache: a prevalence study. J Neurol Neurosurg Psychiatry 1994;57(10):1187–1190

68. Bogduk N, Marsland A. On the concept of third occipital headache. J Neurol Neurosurg Psychiatry 1986;49(7):775–780

69. Hamer JF, Purath TA. Response of cervicogenic headaches and occipital neuralgia to radiofrequency ablation of the C2 dorsal root ganglion and/or third occipital nerve. Headache 2014;54(3):500–510

70. Lee M, Lineberry K, Reed D, Guyuron B. The role of the third occipital nerve in surgical treatment of occipital migraine headaches. J Plast Reconstr Aesthet Surg 2013;66(10):1335–1339

71. Ducic I, Felder JM III, Fantus SA. A systematic review of peripheral nerve interventional treatments for chronic headaches. Ann Plast Surg 2014;72(4):439–445

第**11**章
浅表肌肉腱膜系统和面部软组织

Yoko Tabira, Joe Iwanaga, Tsuyoshi Saga, Koichi Watanabe

引言

面部软组织层次从表面向下依序由皮肤、皮下脂肪、浅筋膜[浅表肌肉腱膜系统(SMAS)]、表情肌和深部组织层组成。在面部不同的区域中,这些层次的构成有很大的差别,例如,眼睑、唇和鼻部皆没有皮下脂肪层。深部组织层由深筋膜覆盖,并包含了腮腺、咬肌、颊脂肪垫、颞深筋膜和颞肌。深部组织层内部的结构组成在不同的面部区域中也不尽相同。各层次与邻近的层次相连接,并支撑面部软组织于合适的解剖位置以抵抗地心引力。在面部的软组织层中,SMAS是面部筋膜系统的关键结构。本章结合了尸体解剖和显微镜下的组织图片,以描绘出各层次的基本结构。

皮下脂肪层

皮下脂肪层位于真皮下方,而且其存在几乎遍及全身。其在身体区域有别于面部,身体区域的皮下脂肪层被浅筋膜分为两层,各层皆具有不同的特色。浅部脂肪层含有许多纤维隔,并起到防止外力伤害的保护作用。Nakajima等[1]将此脂肪层称为保护性脂肪筋膜系统。相较而言,深部脂肪层提供肌肉骨骼活动的柔韧性,并被称为润滑性脂肪筋膜系统。面部的皮下脂肪含有许多纤维隔,并拥有类似于保护性脂肪筋膜系统的结构。此皮下脂肪层与SMAS有着密切的关系,其中许多结缔组织纤维上达真皮,并在真皮及SMAS间提供强而有力的连接。其每叶皮下脂肪都很

小且被致密的纤维隔环绕。另外,于面颊区域有个与皮下脂肪层截然不同的脂肪组织层在SMAS上,这一脂肪组织称为颧脂肪垫。

颧脂肪垫

颧脂肪垫是位于面颊区域SMAS浅面的脂肪组织。其外形为三角形,内侧边界沿着鼻唇沟,上方界限沿着眶缘,外侧沿微凸的弧线连接外眦和鼻唇沟口角处。在颧脂肪垫所在的位置,上半部SMAS由眼轮匝肌组成,下半部由浅层提上唇肌群组成。下半部SMAS相当薄且几乎不连续,也没有力学支撑能力。在这个区域中,颧脂肪垫是坚固地附着于真皮而相对较疏松地附着于SMAS层的。颧弓韧带是一骨皮韧带,位于颧小肌的起点侧方的颧弓,并插入上方覆盖的真皮,其穿过且固定颧脂肪垫,使其与较深的组织层相连接。

从美容角度看,颧脂肪垫随着年龄向下及向内滑离SMAS,以致鼻唇沟加深。脂肪组织也出现于眼轮匝肌下方,这一脂肪组织称为眼轮匝肌下脂肪垫,且与颧脂肪垫是不相连续的。

浅表肌肉腱膜系统(SMAS)

浅表肌肉腱膜系统(SMAS)在面部组织层中紧挨着皮下脂肪层的下方,它连接面部肌肉及真皮,并传递面部肌肉收缩动作至皮肤,以帮助构成面部的表情。SMAS是进行面部外科治疗的关键性结构,精确地了解其解剖结构是非常重要的。头顶至颈部范围浅

筋膜的存在是以区块的形式被发现的,例如,颞浅筋膜和帽状腱膜并未在一开始就被认为是相连续的层次。筋膜层的概念是由 Mitz 和 Peyronie 在 1976 年提出的[2],他们主张是由同一层筋膜层覆盖整个头部和颈部区域,且该筋膜层是由传统意义上分散的筋膜结构整合而成(例如 SMAS 的概念)。SMAS 是连接上方额肌及下方颈阔肌的筋膜结构,它的厚度逐渐递减至前方的颊部区域。虽然有些人持不同意见,但普遍的主流思想所指的 SMAS 概念基本与 Mitz 和 Peyronie 提出的筋膜层概念一致[2]。

SMAS 位于颈阔肌的同一水平面,并向上延伸至颞浅筋膜、帽状腱膜和额肌的浅面(图 11.1)。然而,有些学者质疑 SMAS 在颞部的连续性。Gosain 等[3]报道 SMAS 终止于颧弓下方 1cm 处,而且其与颞顶筋膜(颞浅筋膜)并非连续的。在术中,颧弓上方的区域有着非常复杂的结构。颞浅动脉由较深平面穿入颞浅筋膜层,面神经颞支也从较深平面穿至颞浅筋膜的下级浅层,SMAS 很难在一平面中被辨别并解剖出来。其在腮腺-咬肌和颧弓区域相当厚,且在该区域即便形象模糊也可以容易地进行解剖。然而,在超过咬肌前方的边界后,SMAS 变得相当薄,几乎看不见,使其很难被解剖出来,所以才会有人提出 SMAS 是否在此区域连续的质疑。Gardetto 等[4]指出 SMAS 除了在腮腺区域以外,在其余的面部区域都不能被发现。Jost 和 Levet[5]从胚胎学的观点质疑 SMAS 是否真的与眼轮匝肌相连续。眼轮匝肌起源于颈深括约肌,然而,与 SMAS 位于同一水平面的颈阔肌则来源于另一个不同的层次(例如,颈阔肌层)。所以,面部两侧及中央区域的软组织层在组织学上的差异容易使人混淆。Ghassemi 等[6]主张 SMAS 在组织学上可区分为 1 型或 2 型。1 型 SMAS 描述为面后部常见的结构,可见于前额、腮腺区域、颧弓区域、眶下区域和鼻唇沟侧方,其皮下结构由被纤维隔包裹的脂肪细胞小叶的网状结构组成。2 型 SMAS 被发现位于上唇和下唇,皮下组织由胶原、弹力纤维和肌肉纤维混合成的网状结构组成。

关于 SMAS 与表情肌的关系,Mitz 和 Peyronie[2]报道发现 SMAS 覆盖并延伸进入浅表面部肌肉的浅层,包括笑肌、额肌、颈阔肌和眼轮匝肌。除了 Mitz 和 Peyronie[2]描述的肌肉之外,Stuzin 等[7]还报道发现 SMAS 覆盖颧大肌和颧小肌。表情肌层是个三维立体结构,而且每条肌肉位于表皮下方不同的深度。根据胚胎学假说,这些面部肌肉起源于三层结构:颈浅括约肌、颈深括约肌和颈阔肌,其中颈阔肌位于前两个括约肌之间。颈深括约肌分化演变为颊肌、口轮匝肌、提口角肌、提上唇肌、降口角肌和类似的肌肉。颈阔肌演变为其他面部肌肉,颈浅括约肌则在许多哺乳动物中退化了。Freilinger 等[8]报道发现三维立体结构的表情肌包括四个层次:第 1 层,降口角肌、颧小肌和眼轮匝肌;第 2 层,降下唇肌、笑肌、颈阔肌、颧大肌和提上唇鼻翼肌;第 3 层,口轮匝肌和提上唇肌;第 4 层,颏肌、提口角肌和颊肌。有人推测 SMAS 与 Freilinger 等[8]描述的表情肌的两个浅表层次有密切的关联。然而,根据 Freilinger 等人的说法,有些肌肉会存在于 SMAS 的浅面(例如,颈阔肌)。所以,SMAS 的描述是假定基于临

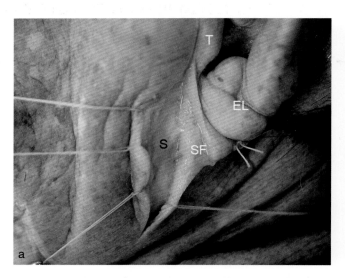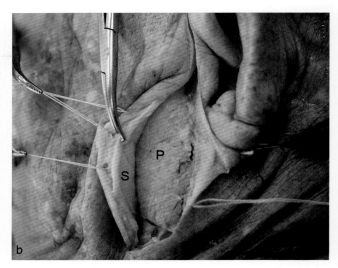

图 11.1 浅表肌肉腱膜系统(SMAS)在腮腺区域的尸体解剖。(a)SMAS 表现为位于皮下脂肪下方的白色纤维层。EL,耳垂;T,耳屏;S,SMAS;SF,皮下脂肪。(b)斜赫尔钳提起 SMAS,可观察到腮腺位于 SMAS 下层。P,腮腺;S,SMAS。

床理论多于胚胎学理论的。

　　关于 SMAS 胚胎学的起源也有许多不同的看法[2,9]。例如，有些研究者报道发现浅筋膜（皮下组织）是紧贴着皮肤下方疏松纤维层的，也可在身体其他部位观察到[2]。另一些研究者描述其为颈阔肌纤维变性[5]，为一个由颈阔肌和腮腺筋膜组成的截然不同的纤维肌性层[10]，是一个与颈阔肌连续的肌腱膜层[6]，同时也是一种肉膜的进化型[11]。有些报道指出 SMAS 包含肌纤维[2,8]，因而提示了 SMAS 在胚胎学的起源。解剖教科书也展示了颈阔肌有时超乎常态地进一步向上延伸，在某些病例中可以高达颧骨水平[12]。有人认为如此显著地向上延伸的颈阔肌提示了颈阔肌层胚胎发育时遗留的肌肉纤维。另一种可能是原始肌肉残留于 SMAS 层[13]。Lei 等[14]把散布于腮腺的肌肉命名为项横肌，且认为此肌肉可能是 Mitz 和 Peyronie[2]描述的 SMAS 肌纤维。我们在大约 5% 的尸体解剖中发现了此肌肉。

SMAS 在组织学上的发现

腮腺区域至颊部区域

　　SMAS 位于腮腺表面是个较厚的膜状组织，并维持着基本一致的厚度向前延伸，直至到达咬肌前方的边缘（图 11.2）。有些颈阔肌分支的肌纤维会出现在 SMAS 层。皮下脂肪组织层在这个区域相对较薄。此层次内的纤维隔基本平行走行于 SMAS，且勾画出水平平面长椭圆形的脂肪组织。SMAS 在超过咬肌前缘边界后进入颊部区域时显著变薄，仅能偶尔依赖分离的外周颈阔肌位置作为定位而被追踪到。SMAS 层浅面厚实的脂肪组织是颧脂肪垫。这脂肪组织包含垂直于 SMAS 走行的纤维隔直至真皮，且分隔脂肪组织形

成沿垂直平面的长椭圆形。位于咬肌前方的脂肪组织是颊脂肪垫，它填满了咀嚼的间隙。

颞部区域

　　在颞部区域，SMAS 与颞浅筋膜相遇（图 11.3）。颞浅筋膜通常由没有肌肉的纤维组织组成，但有时也包含明显退化的面部肌肉，例如，耳上肌和颞顶肌。SMAS 在颧弓区域周围的深浅两筋膜间变得有些模糊不清，在接近颞部区域时不再是一层膜样结构了，而是分离成含有脂肪组织的纤维。这个发现与 SMAS 是连续的概念不同。这些纤维逐渐汇聚于上方的一处。SMAS 浅面的脂肪层也逐渐变薄，直至头顶。

下眼睑

　　一般普遍认为 SMAS 在颧大肌和颧小肌处走行表浅，并向眼轮匝肌延续，然而，实际上很难在此区域确定 SMAS 为一单层结构（图 11.4）。覆盖于 SMAS 浅面较厚的脂肪组织是颧脂肪垫。它在颊部正中区域最厚，最终结束于眼眶边缘。脂肪垫是垂直的长椭圆形结构，且它的纤维隔强韧地延伸连接至真皮。在眼轮匝肌深面的脂肪组织是眼轮匝肌下脂肪垫。

SMAS 深面的面部软组织层（表情肌层和深部组织层）

　　许多有着重要面部功能的结构位于 SMAS 深面的组织层，包括表情肌群、面神经、腮腺、咀嚼肌群以及其他结构。当进行外科手术操作至 SMAS 下平面时，就需要精确的解剖知识来预防这些结构的损伤。在面部侧方可见位于 SMAS 下底层的主要解剖结构

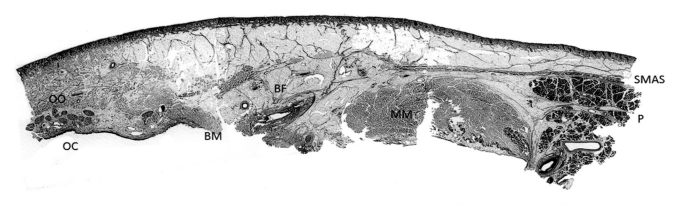

图 11.2　由腮腺至上唇的组织切片横断面（由三片预制标本图片组合而成；Masson 三色染色法，×1）。BF，颊脂肪垫；BM，颊肌；MF，颧脂肪垫；MM，咬肌；OC，口腔；OO，口轮匝肌；P，腮腺；SMAS，浅表肌肉腱膜系统。

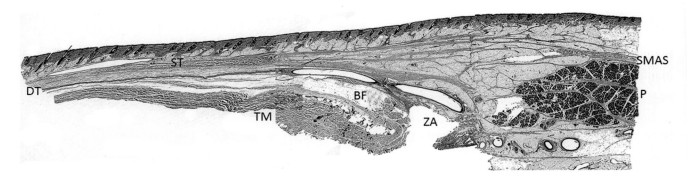

图 11.3 由腮腺至颞部区域的组织切片横断面(由三片预制标本图片组合而成;Masson 三色染色法,×1)。BF,颊脂肪垫;DT,颞深筋膜;P,腮腺;SMAS,浅表肌肉腱膜系统;ST,颞浅筋膜(在这个病例中含有颞顶肌);TM,颞肌;ZA,颧弓(已移除)。

为腮腺和咬肌(图 11.5a),这些结构被腮腺咬肌筋膜包裹,而暴露于咬肌前方的部分颊脂肪垫也参与构建了此平面的底层。在面部前方区域,表情肌的深层结构包括提上唇肌、提口角肌和颊肌(图 11.5b)。SMAS

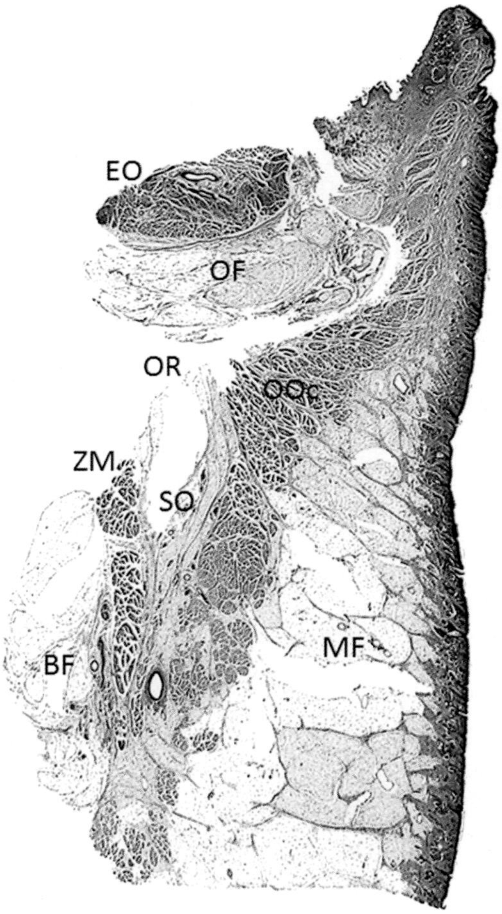

图 11.4 下眼睑的组织切片横断面(Masson 三色染色法,×1)。EO,眼外肌;MF,颧脂肪垫;BF,颊脂肪垫;OF,眶隔脂肪;OOc,眼轮匝肌;SO,眼轮匝肌下脂肪垫;ZM,颧肌;OR,眶缘。

下平面最重要的结构是面神经的外周分支。面神经通过茎乳孔穿出颅骨基部表面, 之后走行穿过腮腺,其分支穿出腮腺的上方、前方和下方边缘后沿着筋膜走行。面神经的外周分支(颞支、颧支、颊支、下颌缘支和颈支,尤其是颧支和颊支)穿行于基底层。相较而言,颞支、下颌缘支和颈支由基底上升至 SMAS 平面。这些分支支配 SMAS 肌群,主要是额肌、降口角肌、颈阔肌和一些其他肌肉。SMAS 下间隙也包含一些纤维束以支撑面部皮肤。这些纤维来自于名为支持韧带的结构,其将 SMAS 下间隙分隔为小区块。本章的下一节将描述面部主要的支持韧带及 SMAS 下间隙与韧带的关联。

表情肌和面神经

表情肌和面神经的细节内容会在相关章节介绍(第 9 章和第 12 章)。

腮腺咬肌筋膜

腮腺咬肌筋膜是一层包裹腮腺和咬肌的深筋膜。这层筋膜同时覆盖了腮腺导管、面神经外周分支和颊脂肪垫表面。在面部更前方的部位,此筋膜延伸至深层并到达提上唇肌群。其下方超过下颌,且与颈深筋膜相连续。最后,它向上延伸超过颧弓并与颞部筋膜(颞深筋膜)相连续[7]。

面部的支持韧带

在 SMAS 下平面可以观察到部分纤维结构由基底层发出。这些结构连接至真皮,且起着固定面部皮肤的作用,用以抵抗重力及预防面部软组织的下垂。这个结构系统的松弛可导致面部外观的老化改变,而此固定系统的根本就是支持韧带。McGregor 首次报道

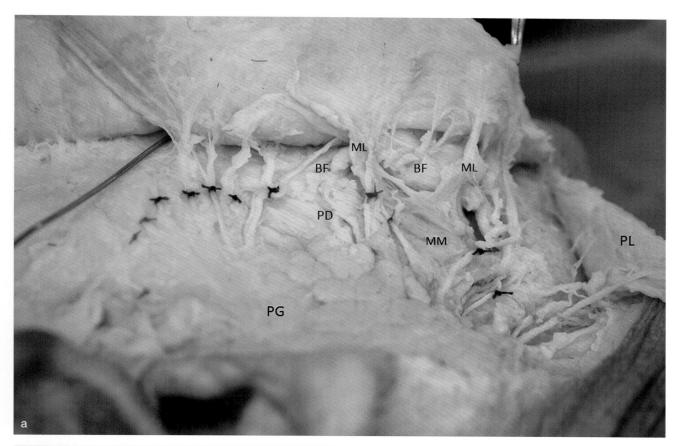

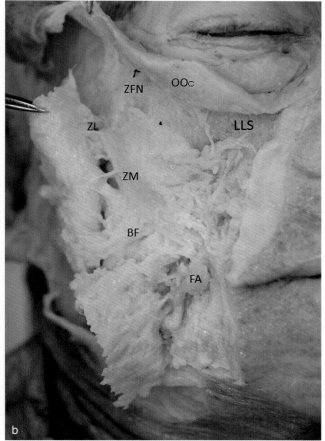

图 11.5 浅表肌肉腱膜系统(SMAS)下平面解剖。(a)侧方部分。右面部的右侧观。图片左侧为头侧,右侧为尾侧。颧弓的上方区域已将浅表层分离向上掀开,保留基底层的面神经颞支。颈阔肌已沿下颌边缘切断。面神经的分支依序被如下标记:颞支,橘色线结;颧支,黑色线结;颊支,绿色线结;下颌缘支,深棕色线结;颈支,紫色线结。探条插入颧前间隙。(b)中间部分。右面部的正面观。BF,颊脂肪垫;FA,面动脉;LLS,提上唇肌;ML,咬肌韧带;MM,咬肌;OOc,口轮匝肌;PG,腮腺;PD,腮腺导管;PL,颈阔肌;ZFN,颧面神经;ZL,颧弓韧带;ZM,颧大肌。

面部的支持韧带，将其命名为颧弓韧带或 McGregor 点。随后，1989 年 Furnas 总结了支持韧带[15]，并描述了四个支持韧带：颧弓韧带（McGregor 点）、下颌韧带、颈阔肌-耳韧带和颈阔肌前韧带。这四个韧带可以根据其发出点不同分为两型。颧弓韧带和下颌韧带由面部骨骼发出，延伸插入真皮中；而颈阔肌-耳韧带和颈阔肌前韧带连接颈阔肌和真皮。Stuzin 等[7]也描述两种支持韧带，根据其是由骨骼或由其他结构发出加以区分。经由骨骼发出的韧带被归类为真性骨皮韧带，也就是 Furnas 所指的颧弓韧带和下颌韧带[15]。其他韧带是提供深筋膜及浅筋膜间的接合。腮腺皮韧带和咬肌皮韧带也归类为此型。除此之外，Moss 等[16]描述了三种支持韧带：真性韧带、黏附韧带和分隔韧带。真性韧带几乎与 Stuzin[7]所谓的骨皮韧带一致，是由深筋膜或骨膜发出，穿透 SMAS，且韧带末端分散连接于真皮，如同分支树一般。它主要分布于中面部中间和下面部，颧弓韧带和咬肌韧带属于此型。分隔韧带是介于深筋膜与 SMAS（浅筋膜）间的纤维壁，并未附着于真皮。此型包括颞下隔、颞上隔和眶周隔。最后，黏附韧带是纤维或纤维脂肪连接深筋膜（或颅骨膜）与浅筋膜之间的疏松组织。它们也连接基底组织和 SMAS，且不附着于真皮。黏附韧带经常见于颞部和前额区域，但未见于耳前及腮腺区域。颞黏附韧带和眶上黏附韧带属于此型。

前额和颞部区域

前额和颞部区域的支持韧带最先由 Moss 等人详细报道[16]（图 11.6，表 11.1）。它包括了一个黏附韧带和两个沿横向放射状延伸的分隔韧带。如前所述，所有这些结构都连接基底组织和 SMAS。

颞黏附韧带

颞黏附韧带位于眶上缘外侧，颞线前终点内侧。它的形状是个三角形，三角形的底边是距离眶上缘 10mm 的一条平行线，长度为 5mm；顶点位于颞线上，高度为 20mm。前额及颞部区域的其他三条韧带皆汇集于此处：颞上隔、颞下隔和眶上黏附韧带[16]。颞上隔与三角形黏附韧带上级顶点相连续，而颞下隔与基底的外侧顶点相连续。眶上黏附韧带的位置是沿着眶上缘至颞黏附韧带内侧，并延续至三角形内侧顶点。

颞上隔

颞上隔起自颞黏附韧带，沿着上颞线上方及侧方延续。它形成了骨膜与颞浅筋膜及帽状腱膜过渡区的连接[16]。

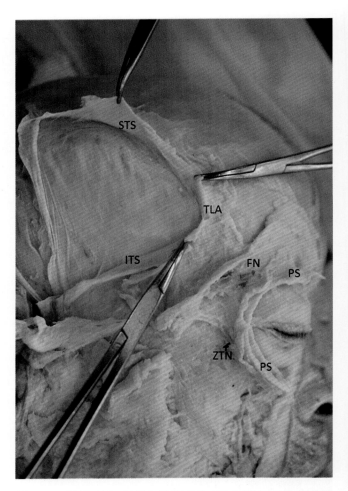

图 11.6　颞部区域。面部右侧侧面观。FN，面神经颞支；ITS，颞下隔；PS，眶周隔；STS，颞上隔；TLA，颞黏附韧带；ZTN，颧颞神经。

颞下隔

颞下隔起自颞黏附韧带基底外侧点，在其下方及侧方延续。它位于连接颞黏附韧带和外耳道的斜线上。在组织纵切面观，它由颞深筋膜发出并越区插入颞浅筋膜的最深层。面神经颞支走行于此隔下方[16]。

眶上黏附韧带

眶上黏附韧带起自眶缘上方的额骨，并分别延伸至皱眉肌和颞韧带两个方向[16]。

眶周区域（泪沟和眼轮匝肌支持韧带、眶周隔）

眶周区域的韧带是沿着眶缘构成的，几乎覆盖了眼眶周围的全部区域（表 11.2）。这个韧带复合体最初由 Wong 在 2012 年报道[17]，描述其为下睑的真性骨皮韧带。泪沟-眼轮匝肌支持韧带包含位于内侧的泪沟韧带和位于外侧的眼轮匝肌韧带。泪沟韧带

表 11.1　前额和颞部区域的支持韧带

支持韧带	位置	类型
颞黏附韧带	眶上缘外侧,颞线前终点内侧	黏附于颅骨膜与浅筋膜之间
眶上黏附韧带	眶上缘,颞黏附韧带内侧	黏附于颅骨膜与浅筋膜之间
颞上隔	位于上颞线	分隔,连接骨膜与浅筋膜(颞浅筋膜和帽状腱膜)之间
颞下隔	位于颞黏附韧带与外耳道连线上	分隔,连接颞深筋膜与颞浅筋膜之间

起自上颌骨的眶缘下方,连接眼轮匝肌在眼睑及眼窝的分界线。韧带内侧位于内眦韧带水平,紧接着至泪前嵴下方。它结束于瞳孔线内侧,并连接外侧的两条眼轮匝肌支持韧带。眼轮匝肌支持韧带在外眦水平延续至眶外侧筋膜增厚区,在眶缘的外上角延续至眉外侧筋膜增厚区,最后结束于眶缘内上方的皱眉肌起点。

中面部及下面部区域

自从 McGregor 对颧弓韧带进行描述后,许多研究者便详细报道了中面部和下面部的支持韧带（图 11.7,表 11.3)。在这区域中,颧弓韧带和下颌韧带是所谓的真性骨皮韧带,它们起自骨膜并插入真皮中。关于其他的韧带,咬肌皮韧带形成深筋膜与浅筋膜之间的接合;这个韧带的纤维并没有到达真皮。颈阔肌耳韧带是一条位于浅层的黏附韧带,它连接颈阔肌和真皮。在这区域,许多面神经分支走行沿着 SMAS 下平面的基底层,且有些分支走行紧邻韧带。

穿支血管和皮神经也与韧带伴行。术中精确地辨别这些伴行结构是非常重要的,可以避免并发症的发生。

颧弓韧带

颧弓韧带是真性骨皮韧带的代表。它起自骨或骨膜,呈现树枝样分散插入真皮中。这条韧带的起点是位于颧弓前终点的下缘附近,在颧小肌插入的后方,在

耳屏前方 4.5cm 处。

其通常呈现为两条韧带束;两条尺寸相似,为 3.0mm 宽、0.5mm 厚和 6.0~8.0mm 长[15]。面神经颧支上支的其中之一和面横动脉的分支经常走行于此韧带下方[15,18]。当颧弓韧带走行朝着平铺于上方的真皮时穿过了颧脂肪垫,起着支撑脂肪垫的作用。当韧带由于老化而松弛时,颧脂肪垫的位置会下移且鼻唇沟会加深。颧骨前方至颧弓韧带的间隙被命名为颧周间隙。此间隙上方边界为眼轮匝肌支持韧带,此间隙的顶部是眼轮匝肌。颧周间隙充满着眼轮匝肌下脂肪垫,并在进行面部表情时让眼轮匝肌有一定的移动性。颧颞神经是一面部皮神经,其走行向上直至真皮,颧颞神经和支配眼轮匝肌的一部分面神经颧支都沿着间隙的顶部走行。

下颌韧带

如同颧弓韧带一样,下颌韧带也归类为真性骨皮韧带(图 11.8)。Furnas[15]报道下颌韧带起始于下颌骨,沿着下颌缘上方 1cm 的线条走行,并延伸于下颌骨体的前 1/3。下颌韧带通常以连续线性的平行纤维出现。感觉神经和皮动脉通常伴行并沿韧带走行。Mendelson 等[19]报道下颌韧带位于咬肌前缘前方;韧带边缘是圆弧的,而且向前延伸到下颌骨的下方边缘。下颌韧带维持侧面部脂肪于正确的位置。老化导致的韧带松弛会使脂肪组织下垂,形成面部下颌松垂。

表 11.2　眶周区域的支持韧带

支持韧带	位置	类型
泪沟韧带	眶缘下方,自内眦韧带至瞳孔线内侧	骨皮韧带
眼轮匝肌支持韧带	延续泪沟韧带	骨皮韧带
	两条韧带平行走行于眶缘下方,结束于外眦	
眶外侧筋膜增厚区	外眦	骨皮韧带
眉外侧筋膜增厚区	眶缘外上角和颞黏附韧带下方	
	韧带沿眶缘上方延续至眶缘内侧	骨皮韧带

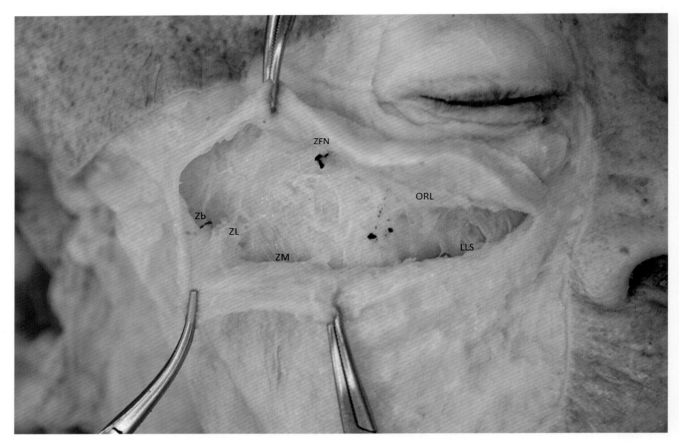

图 11.7　颧弓周围间隙。LLS，提上唇肌；ORL，眼轮匝肌支持韧带；Zb，面神经颧支；ZFN，颧面神经；ZL，颧弓韧带；ZM，颧大肌。

表 11.3　中面部和下面部区域的支持韧带

支持韧带	位置	类型
颧弓韧带（McGregor 点）	通常有两束 距离耳屏 4.5cm 颧弓的前终点下方边缘和颧小肌插入的后方	骨皮韧带
下颌韧带	下颌缘上方 1cm 的下颌骨沿线，延伸沿下颌体部前 1/3 紧邻咬肌前缘前方	骨皮韧带
咬肌皮韧带	重要的纤维走行沿着咬肌前缘	深筋膜与 SMAS 之间的接合
颈阔肌皮韧带	中颊部和前颊部	颈阔肌与真皮之间的腱膜性连接
颈阔肌耳韧带	耳下区域	颈阔肌肌后缘与耳下区域真皮之间的连接

咬肌皮韧带

Stuzin 等[7]认为有一系列沿着由颧部上方区域起始乃至整个咬肌前缘升起的纤维，且一直延续至下颌缘下方。这些纤维扮演着支持面颊内侧区域软组织的角色。这一韧带分类为 Stuzin 二型（深筋膜与 SMAS 间的接合）。面神经颧支的走行非常接近咬肌皮韧带[18]。

在咬肌皮韧带后方的间隙被称为咬肌后间隙。这个间隙位于咬肌与颈阔肌之间，在咬肌后缘的后方和下颌缘下方。随着年龄增长，此间隙中的脂肪组织在下颌韧带上膨出，而形成了下颌松垂[19]。

颈阔肌皮韧带

Furnas[15]也报道了颈阔肌前方与前中部颊皮肤有

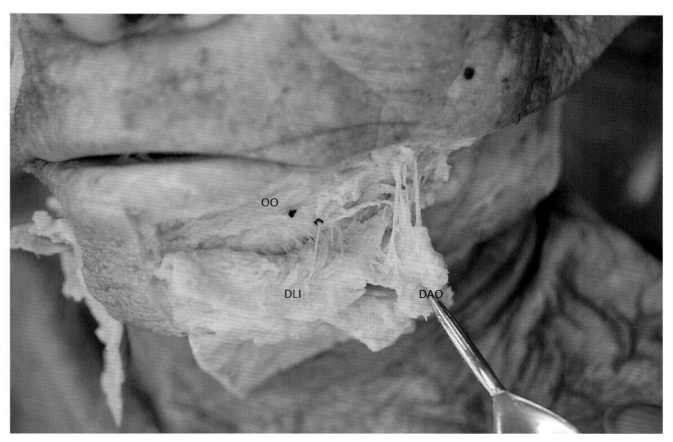

图 11.8　下颌区域。左侧下颌区域的正面观。降口角肌和降下唇肌被掀起。可以看到平行于下颌缘的线样黏附结构。DAO,降口角肌;DLI,降下唇肌;OO,口轮匝肌。

时可见一个腱膜性连接。这条韧带并不是常规存在的。Ozdemir 等[18]仅在少数病例中观察到此韧带。

颈阔肌耳韧带

　　Furnas[15]描述颈阔肌耳韧带如下。颈阔肌的后缘退缩成为复杂的面部聚集结构,此结构通常紧密地连接至其上覆盖的皮肤。其在耳下区域颈阔肌和真皮之间提供坚实的固定点。

（丁文蕴　译）

参考文献

1. Nakajima H, Imanishi N, Minabe T, Kishi K, Aiso S. Anatomical study of subcutaneous adipofascial tissue: a concept of the protective adipofascial system (PAFS) and lubricant adipofascial system (LAFS). Scand J Plast Reconstr Surg Hand Surg 2004;38(5):261–266

2. Mitz V, Peyronie M. The superficial musculo-aponeurotic system (SMAS) in the parotid and cheek area. Plast Reconstr Surg 1976;58(1):80–88

3. Gosain AK, Yousif NJ, Madiedo G, Larson DL, Matloub HS, Sanger JR. Surgical anatomy of the SMAS: a reinvestigation. Plast Reconstr Surg 1993;92(7):1254–1265

4. Gardetto A, Dabernig J, Rainer C, Piegger J, Piza-Katzer H, Fritsch H. Does a superficial musculoaponeurotic system exist in the face and neck? An anatomical study by the tissue plastination technique. Plast Reconstr Surg 2003;111(2):664–672, discussion 673–675

5. Jost G, Levet Y. Parotid fascia and face lifting: a critical evaluation of the SMAS concept. Plast Reconstr Surg 1984;74(1):42–51

6. Ghassemi A, Prescher A, Riediger D, Axer H. Anatomy of the SMAS revisited. Aesthetic Plast Surg 2003;27(4):258–264

7. Stuzin JM, Baker TJ, Gordon HL. The relationship of the superficial and deep facial fascias: relevance to rhytidectomy and aging. Plast Reconstr Surg 1992;89(3):441–451

8. Freilinger G, Gruber H, Happak W, Pechmann U. Surgical anatomy of the mimic muscle system and the facial nerve: importance for reconstructive and aesthetic surgery. Plast Reconstr Surg 1987;80(5):686–690

9. Ferreira LM, Hochman B, Locali RF, Rosa-Oliveira LM. A stratigraphic approach to the superficial musculoaponeurotic system and its anatomic correlation with the superficial fascia. Aesthetic Plast Surg 2006;30(5):549–552

10. Thaller SR, Kim S, Patterson H, Wildman M, Daniller A. The submuscular aponeurotic system (SMAS): a histologic and comparative anatomy evaluation. Plast Reconstr Surg 1990;86(4):690–696

11. Fodor PB. From the panniculus carnosum (PC) to the superficial fascia system (SFS). Aesthetic Plast Surg 1993;17(3):179–181

12. Bergman RA, Thompson SA, Afifi AK, Saadeh FA. Compendium of

human anatomic variation: text, atlas, and world literature. Baltimore: Urban & Schwarzenberg; 1988:30.

13. Wilhelmi BJ, Mowlavi A, Neumeister MW. The safe face lift with bony anatomic landmarks to elevate the SMAS. Plast Reconstr Surg 2003;111(5):1723–1726

14. Lei T, Cui L, Zhang YZ, et al. Anatomy of the transversus nuchae muscle and its relationship with the superficial musculoaponeurotic system. Plast Reconstr Surg 2010;126(3):1058–1062

15. Furnas DW. The retaining ligaments of the cheek. Plast Reconstr Surg 1989;83(1):11–16

16. Moss CJ, Mendelson BC, Taylor GI. Surgical anatomy of the ligamentous attachments in the temple and periorbital regions. Plast Reconstr Surg 2000;105(4):1475–1490, discussion 1491–1498

17. Wong CH, Hsieh MKH, Mendelson B. The tear trough ligament: anatomical basis for the tear trough deformity. Plast Reconstr Surg 2012;129(6):1392–1402

18. Ozdemir R, Kilinç H, Unlü RE, Uysal AC, Sensöz O, Baran CN. Anatomicohistologic study of the retaining ligaments of the face and use in face lift: retaining ligament correction and SMAS plication. Plast Reconstr Surg 2002;110(4):1134–1149

19. Mendelson BC, Freeman ME, Wu W, Huggins RJ. Surgical anatomy of the lower face: the premasseter space, the jowl, and the labiomandibular fold. Aesthetic Plast Surg 2008;32(2):185–195

第 **12** 章
表情肌群

Hee-Jin Kim

面部的层次

基本的面部软组织组成分为五层：①皮肤；②皮下组织层；③浅表肌肉腱膜系统（SMAS）；④支持韧带和间隙；⑤骨膜和深筋膜（图 12.1）。除了耳和鼻翼由皮下的软骨支撑，面部皮肤可借由松散有空隙的结缔组织层而滑动。面部皮肤包含许多汗腺和皮脂腺。

浅筋膜或皮下结缔组织包含数量多寡不一的脂肪组织，而且这些位于皮肤和底层面部肌肉组织间的脂肪组织使得面部轮廓光滑平缓。在某些区域脂肪组织分布广泛。颊脂肪垫在面颊上形成了膨出，且延续至眼眶后方的头皮。面部血管、三叉神经分支、面神经分支和面部表情肌群皆位于皮下组织中。

浅表肌肉腱膜系统（SMAS）是由肌纤维和浅层面部筋膜组成的浅筋膜结构。这个肌筋膜单位在面部美容手术当时需要非常精细的操作，尤其是在除皱手术中，SMAS 由颈阔肌延伸至帽状腱膜，并由颞顶筋膜和帽状腱膜延续。其借由垂直隔膜连接至真皮。

面部表情肌群及其动作

面部肌肉是连接至面部骨骼或皮肤下方的浅筋膜（图 12.2）。面部肌肉的形貌学会根据性别而变化，而且同性之间也会有个体的差异。定义并明确肌肉的形态、它们相连的皮肤和它们相应解释人类做出特有表情的功能是很重要的。面部可分为数个不同的区域：①前额和颞部区域；②眼睑覆盖的眶周区域；③外鼻部；④前颊部区域（提上唇肌群）；⑤口周区域；⑥颏部和颈部浅表区域。

通常面部肌肉可见于面部浅筋膜或皮下组织层。这些肌肉扮演着两个不同的角色：①控制孔口的开闭，例如，扩张肌或括约肌；②借由移动上面覆盖的面部皮肤形成多样的面部表情。大部分的面部表情肌起

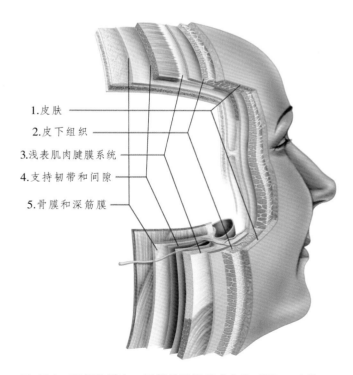

1. 皮肤
2. 皮下组织
3. 浅表肌肉腱膜系统
4. 支持韧带和间隙
5. 骨膜和深筋膜

图 12.1 面部的层次。面部软组织组成分为五层：1，皮肤；2，皮下组织层；3，浅表肌肉腱膜系统（SMAS）；4，支持韧带和间隙；5，骨膜和深筋膜。

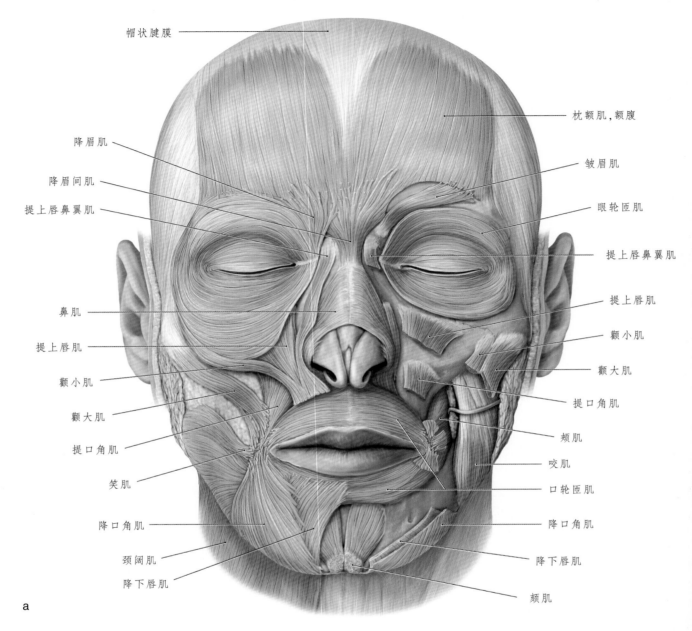

图 12.2 面部的肌群。(a)前面观。右半侧面部展示浅层的肌肉,左半侧面部展示深层肌肉。(待续)

始于面部骨骼或筋膜,且延伸插入面部皮肤中。所以面部皮肤被表情肌控制后表现出多样的表情,例如悲伤、愤怒、愉悦、恐惧、厌恶和惊喜。

前额和颞部区域

枕额肌(OFM)是上面部和枕部区域最宽阔且最大的肌肉复合体结构,覆盖了自最高项线至眉毛,但在每个个体间同样宽度的枕额肌收缩强度可能有相当大的差异。枕额肌的额腹是此肌肉的前半部,它起

始于帽状腱膜,随后插入于眉毛上方的前额皮肤。在焦虑或惊喜时,此肌肉收缩并形成前额横行的皱纹。

枕额肌大致呈矩形,而且双侧对称,其肌肉纤维近乎垂直走行,在眉间及眉脊上方区域可见肌肉与皮肤浅筋膜相连。额腹的连接相当宽,且纤维也比枕腹的长。枕额肌在前额皮肤下方处于一均匀的深度(平均 3~5mm),虽然这个深度在不同个体中颇有差异(2~7mm),男性比女性也会稍深 1mm。枕额肌并未与骨性结构相连。取而代之的是其中间纤维沿着降眉间肌延续,内侧的纤维沿着皱眉肌及眼轮匝肌延续,外

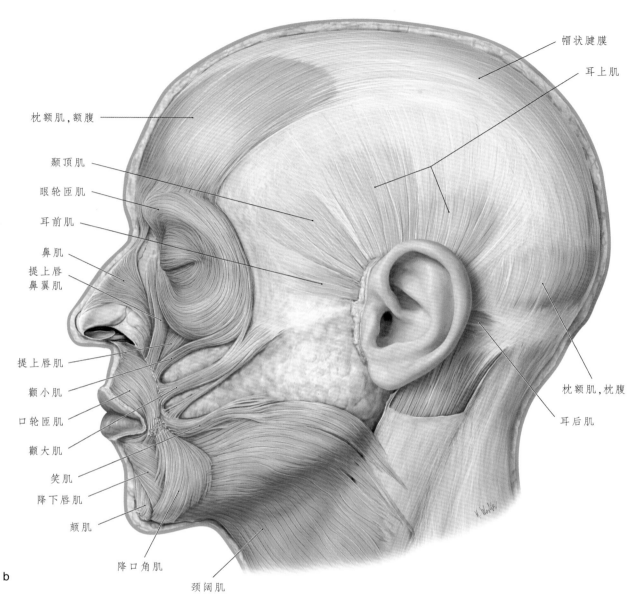

帽状腱膜

耳上肌

枕额肌，额腹

颞顶肌

眼轮匝肌

耳前肌

鼻肌

提上唇
鼻翼肌

提上唇肌

颧小肌

口轮匝肌

颧大肌

笑肌

降下唇肌

颏肌

降口角肌

颈阔肌

枕额肌，枕腹

耳后肌

b

图 12.2 (续) （b）左侧面观。(Reproduced from THIEME Atlas of Anatomy, Head and Neuroanatomy. © Thieme 2010, Illustrations by Karl Wesker.)

侧的纤维沿着颧突处的眼轮匝肌延续(图 12.3)。颞顶肌位于枕额肌与耳前及耳上肌之间，而其发育及外形是各有差异的。

眶周区域

眼部的外形表现毫无疑问地是由其外围环绕的肌肉活动所构成，也就是如此才形成了面部的基本表情。眼轮匝肌位于眼眶周围并穿入眼睑、颞前区域、眶下颊部和眉区域。眼轮匝肌是一个宽广、平坦、椭圆形

的肌肉，并由三个部分构成：①眼眶部分：是向心集中地环绕眼眶，包括降眉肌；②眼睑部分：由比眼眶部分较为纤细、力量较弱的肌肉纤维构成，其起自内眦韧带，横跨眼睑前方直至眶隔；③泪腺部分：起自泪嵴并经过泪囊侧后方(图 12.4)。

眼轮匝肌的主要功能是完成闭眼动作。眼轮匝肌有许多毗邻的肌肉：皱眉肌(CSM)、降眉间肌、枕额肌额腹、颧大肌(ZMj)和颧小肌(ZMi)，在眼轮匝肌与周围的肌肉组织有许多直接及间接的肌肉连接，这些都可能参与各种面部表情的构成。在 54.1% 的亚洲人中

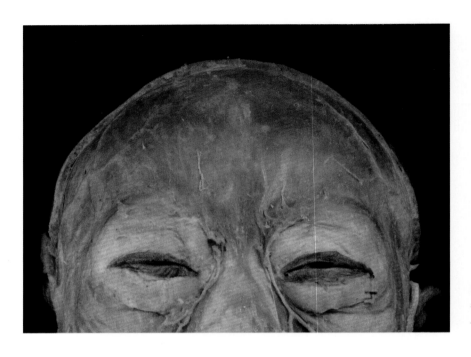

图 12.3 额肌。枕额肌额腹是枕额肌的前部，它起自帽状腱膜并穿插入眉毛上方的前额皮肤中。

可见外侧肌带（颧肌）。它起自颞浅筋膜，结束于三个不同的区域：颧弓（27.9%）；颊区（18%）；口角（8.2%）。其扮演着面部表情兴奋和酒窝形成的角色。眼轮匝肌眼眶部分的内侧肌带可见于 65.6% 的亚洲人群。这个

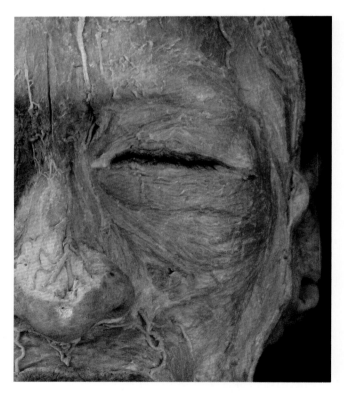

图 12.4 眼轮匝肌（面部左侧）。眼轮匝肌位于眼眶周围并穿入眼睑、颊前区、眶下颊部和眉区。

肌带协助防止眼轮匝肌的过度下垂。另一方面，在 88.5% 的例子中见到眼轮匝肌与颧小肌之间有许多肌肉连接，这个特殊的解剖结构可在面部表情中扮演特殊的角色。

皱眉肌起自额骨骨膜并与枕额肌额腹（Fb）相融合。皱眉肌包括截然不同的两个腹：横腹和斜腹。皱眉肌横腹起点比斜腹靠上及侧方，其大部分与枕额肌额腹及眼轮匝肌眼眶部分上外侧穿插连接。横腹的位置较斜腹要深，走行也较水平。横腹外形近似一三角形，其内下方部分为顶点。斜腹被分类为两个不同的型：狭窄垂直型或宽广三角型[1]。皱眉肌与枕额肌共同参与了眉间皱褶的形成（图 12.5）。

降眉肌（DS）是个外形为扇形或三角形的肌肉，起自睑内侧韧带上方 1cm 的上颌骨额突和额骨鼻部。降眉肌与皱眉肌的混合纤维在眉间与眼轮匝肌的内侧纤维再次混合。部分降眉肌的肌纤维起始于泪囊，其扮演着参与眉毛活动的角色。

外鼻区域

鼻部是个动态的结构，鼻部肌肉组织可以移动鼻部软骨，并在鼻生理功能中扮演着重要的角色。鼻肌的横部起自上颌骨，其菲薄、平坦并拥有三角的外形。它在翼部所属位置较深，并且逐渐上升至鼻背部。鼻肌的横部呈 C 样外形环绕后鼻孔，并向前上升至鼻背部（图 12.6）。横部位于鼻外侧软骨与大翼软骨之间，

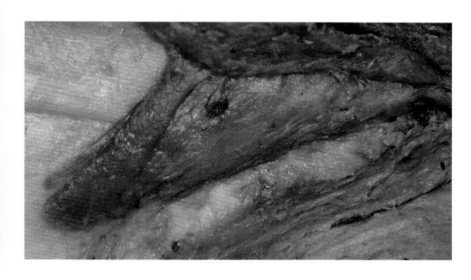

图 12.5　皱眉肌。皱眉肌起自额骨骨膜并与枕额肌额腹相融合。

并接纳了部分来自提上唇鼻翼肌(LLSAN)的肌纤维。

降眉间肌起自鼻背筋膜,并向上插入眉间的皮肤中。降眉间肌的收缩可使得鼻根部产生横行皱纹。

鼻肌的翼部与横部同起自上颌骨,之后插入鼻翼沟和鼻翼小叶外部皮肤的毗邻的深面。

鼻孔前庭扩张肌位于鼻翼小叶外部与前庭皮肤之间[2],其肌纤维沿着圆顶样外形的鼻前庭呈放射状分布。前鼻孔扩张肌起自外侧脚外半部前方表面,附属鼻翼软骨与外侧脚相毗邻。

降鼻中隔肌位于唇部深面,插入鼻中隔可动部分,并延续至上颌切牙窝。其借由下拉鼻尖参与了鼻孔扩大的动作。

前颊部区域(提上唇肌群)

唇部的外观架构取决于多样的面部肌肉活动,例如提上唇肌 (LLS)、提上唇鼻翼肌和颧小肌/颧大肌(图 12.7)。在此当中,提上唇肌、提上唇鼻翼肌和颧小肌决定了微笑或悲伤时上唇抬高的程度。

提上唇肌起自上颌骨眶缘和眶下孔上方的颧骨,并插入上唇区域。83%的提上唇肌为长方形,7%为梯形[3]。其内侧纤维连接于鼻翼沟深面,并介于提上唇鼻翼肌外侧束和颧小肌之间,其大部分与鼻肌翼部相混合。有些较深的提上唇肌肌纤维延伸至鼻小叶前庭皮肤。

提上唇鼻翼肌起自上颌骨额突,且插入上唇和鼻翼。提上唇鼻翼肌分为内侧束和外侧束,接着其分为两层,分别各自走行于提上唇肌(LLS)的浅面和深面。其内侧束插入鼻翼软骨,外侧束延续至上唇的外侧部,然后连接至提上唇肌和口轮匝肌(OOr)。提上唇鼻翼肌浅层下降于提上唇肌上,而深层位于提上唇肌深面。提上唇鼻翼肌深层起自提上唇鼻翼肌浅层和上颌骨额突。其插入提口角肌和口轮匝肌之间。鼻肌横部起自上颌骨并上升经过提上唇鼻翼肌浅层的后方(65%),或其如同两个肌腹起自上颌骨和鼻翼沟上半部(35%)[4]。

颧小肌起自颧上颌缝后方的颧骨,并插入皮肤和上唇。在上方,其被提上唇肌的窄三角形间隙分开,在

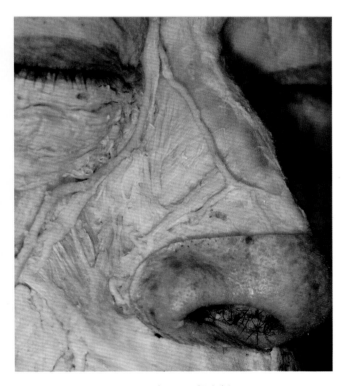

图 12.6　鼻肌(面部右侧)。

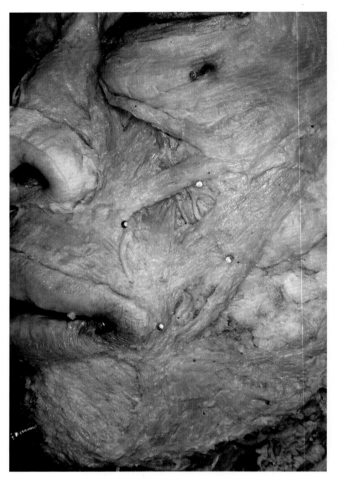

图 12.7　上唇上提肌群(左侧面)。提上唇肌(LLS)、提上唇鼻翼肌(LLSAN)和颧小肌(ZMi)在微笑或悲伤时扮演着上提上唇的角色。

下方，其与肌肉混合。除了颧小肌的骨性起源，在88.5%的情况下可见口轮匝肌口周部的外侧腹与颧小肌相混合。此外,28%的情况下可见颧小肌插入上唇

以及鼻翼。

　　提上唇鼻翼肌和颧小肌覆盖了部分或全部嵌插的提上唇肌，此三条肌肉共同汇合于鼻翼外侧区域。上唇的上提肌群走行穿过口轮匝肌,并参与鼻唇沟的形成。

口周区域

　　在口周区域,面部表情肌根据起点不同分为四个层次(图 12.8)。其各自独立的肌肉分布于浅(第一、第二、第三)层和最深(第四)层,而文献证明颧大肌位于浅层。最深的第四层由提口角肌和颊肌组成。

　　作为口部的括约肌,口轮匝肌环绕口周并分布于上下唇部。大部分的肌纤维起自口周覆盖的其他面部肌肉。一部分固有肌纤维起自覆盖上下切牙的唇侧牙槽骨。此肌肉以括约肌的方式控制口的关闭和撅唇的动作。口轮匝肌分成四个象限,其又更进一步分为外周部和边缘部。外周部是个附属于唇边的侧干。大部分纤维起自口角窝轴本身,也有些延续自其他口角的肌肉。边缘部较窄且连接至红唇边缘。口轮匝肌参与进行演讲和发出音调。其内侧纤维与对侧边缘部衔接,并连接至唇部真皮。

　　提口角肌(LAO)起自眶下孔下方的尖牙窝,并插入口角窝轴。此肌肉混合了口轮匝肌、颧大肌和降口角肌,且插入口角窝轴,所以能将口角提起。眶下血管和神经丛位于提口角肌和提上唇肌之间。

　　降口角肌(DAO)是个位于口周肌肉最浅层的三角形肌肉,其起自下颌骨外斜线。并延续一条降下唇肌下外侧的斜线,其汇成一条窄的纤维束,与口轮匝肌和笑肌混合于口角窝轴。有些纤维继续走行于颏棘

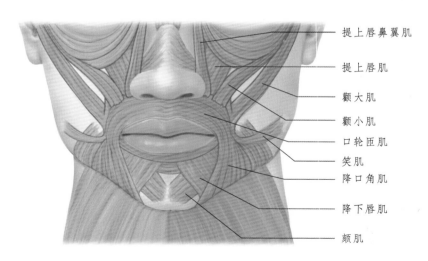

提上唇鼻翼肌

提上唇肌

颧大肌

颧小肌

口轮匝肌

笑肌

降口角肌

降下唇肌

颏肌

图 12.8　口周区域。

下方并跨越中线。因此,它与其对侧相匹配的纤维交错后形成了颏横肌。降口角肌的内侧缘与降下唇肌重叠,其外侧缘与笑肌、颧大肌和颈阔肌毗邻。

降下唇肌(DLI)起自下颌联合与颏孔之间,下颌骨斜线的下面部分,与对侧的相反位置的肌肉和口轮匝肌一起插入下唇。降下唇肌走行向上和向内侧穿入皮肤和下唇黏膜。

颧大肌起自于面部颧骨表面。此肌肉向内下方延伸并与口轮匝肌混合,最后结束于口角窝轴。颧大肌插入的形式是多变的,有些分开的肌纤维会由提口角肌深面经过,但并非总能见到其存在。分裂的颧大肌为另一个类型,其分开为两部分,而提口角肌由肌肉的两头之间通过。颧大肌纤维与颊肌、提口角肌和口轮匝肌交织并插入口角周围区域。虽然所有的这些肌肉汇聚并相互交织于口角区域,但颧大肌深肌带和颊肌深肌带之间的结构关系被认为是决定面部表情动作的关键。在每个例子中,颧大肌深肌带主要是在颊肌及其筋膜的前方区域插入的。这个解剖关系提供颊肌前方区域的同步提拉,并也使得颊黏膜向外和向上以构成笑容。颊肌前方区域的向外移动和提唇的收缩自然地压缩鼻唇沟上方的颊脂肪团,且此颊团会变得相当突出。因为肌肉向上和向侧方提拉使面中部轮廓膨胀,所以这些肌肉动作也加宽了鼻的宽度。

笑肌是一薄且细长的肌肉,通常位于口角侧方 20~50mm,口角间水平线下方 0~15mm。大部分的笑肌纤维起自 SMAS,有部分纤维起自腮腺筋膜或咬肌筋膜。在一些例子中,这条肌肉接收了来自上方颈阔肌的肌纤维。它结束于口角区域,且在微笑时以提拉口角来完成其动作。笑肌可以被分类为三种常见的类型:颧笑肌、颈阔笑肌和三角笑肌[5]。它也像降口角肌一样插入口角窝轴于三个不同的层次:浅层、中层和深层(图 12.9)。

颊肌起自三个区域:翼突下颌缝、上颌骨和下颌牙槽突。它位于上颌骨与下颌骨之间。颊肌呈矩形并有四个肌带:①一肌带起自于上颌骨;②一肌带来自翼突下颌缝前缘;③一肌带延伸自下颌骨;④另一下方肌带也延伸自下颌骨。颊肌还被上唇切牙肌(ILI)加固[6]。少部分纤维为纤细的腱肌带,并桥接走行于上颌与翼钩之间(图 12.10)。

颏部和颈部浅表区域

颏肌(MT)是唯一上提下唇和颏部的,它提供了

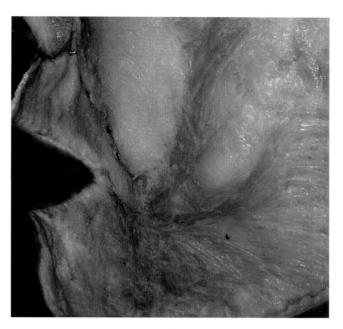

图 12.9 笑肌(左侧)。

下唇垂直方向的主要支持。此肌肉功能缺失时会导致休息时下方中切牙露出可见。颏肌的切除会使患者流涎,且可能影响义齿的稳定性。颏肌是圆锥状的;此肌肉的顶点起自下颌骨切牙窝。两股内侧颏肌纤维沿前内侧下降并彼此相互交叉,形成一个圆顶样突出的颏部。侧方的颏肌纤维大多沿内下方下降。上方的纤维较短且走行水平,而下方的纤维较长且沿内下方或垂直地下降[7]。颏肌收缩会使得颏部的皮肤产生皱褶。颏肌的上方纤维终止于口轮匝肌的下极边缘。另外,上唇切牙肌的起点肌纤维与上外侧颏肌混合在一起(图 12.11)。

颈阔肌附着于下颌骨的下方边缘,并由两型的纤维构成。一平坦的肌束沿内上方走行至降口角肌外侧缘,其余的在深层延续进入降口角肌,并于其内侧缘再出现。若缺乏此十字交叉结构会出现颈部的缺陷,导致颈部皮肤和颈阔肌凸显年龄,也被称为"雄火鸡颈"。颈阔肌肌纤维并不仅仅于两侧形成十字交叉和交错,有时一侧的肌肉重叠及覆盖至对侧[8]。

口角蜗轴

口角蜗轴是个纤维肌性结构,其在口轮匝肌与唇的各条牵引肌肉间形成十字交叉,并终止于口角外侧(图 12.12)[9]。口角蜗轴能凭借打开颊的角度在水平线向上和向下延伸 20mm。其与面部表情、美观、老化和鼻唇沟的形成息息相关。口角蜗轴是个位

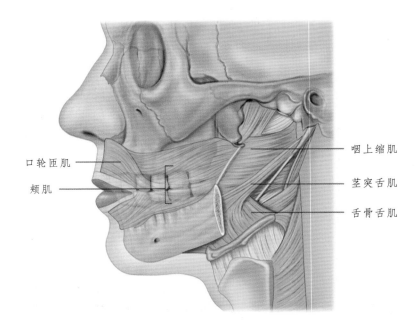

口轮匝肌 ——

颊肌 ——

—— 咽上缩肌

—— 茎突舌肌

—— 舌骨舌肌

图 12.10 颊肌。

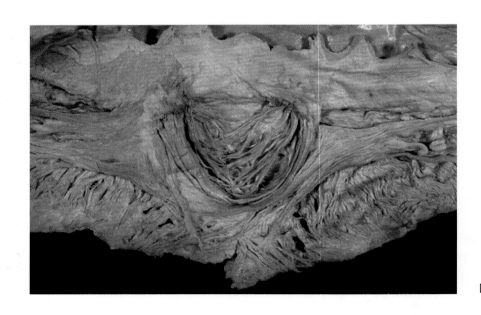

图 12.11 颊肌。

于口角侧方边缘既致密、紧凑又可活动的肌肉团,其集合了来自颧大肌、提上唇肌、降下唇肌、降口角肌、笑肌、口轮匝肌、颊肌和提口角肌的肌纤维。它完成了精细且复杂的下面部表情,例如表达确定、满意、

欢快、坚决和悲伤等,可以凭借这些结束于口角蜗轴肌肉的控制来完成。在 20% 的例子中可以发现腱性的组织结节。面动脉在口角蜗轴外侧边缘 1mm 处经过。

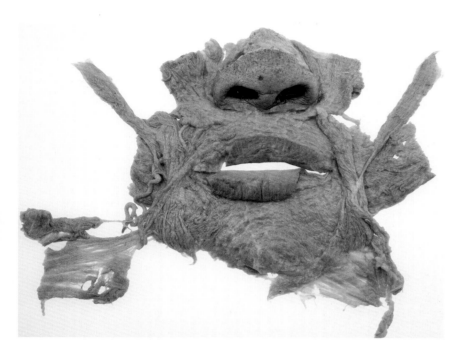

图 12.12 口角蜗轴（左侧）。口角蜗轴是个纤维肌性结构，其在口轮匝肌与终止于口角外侧边缘的各条唇牵引肌间形成十字交叉。

（丁文蕴 译）

参考文献

1. Yang HM, Kim HJ. Anatomical study of the corrugator supercilii muscle and its clinical implication with botulinum toxin A injection. Surg Radiol Anat 2013;35(9):817–821

2. Hur MS, Hu KS, Youn KH, Song WC, Abe S, Kim HJ. New anatomical profile of the nasal musculature: dilator naris vestibularis, dilator naris anterior, and alar part of the nasalis. Clin Anat 2011;24(2): 162–167

3. Hur MS, Youn KH, Hu KS, et al. New anatomic considerations on the levator labii superioris related with the nasal ala. J Craniofac Surg 2010;21(1):258–260

4. Hur MS, Hu KS, Park JT, Youn KH, Kim HJ. New anatomical insight of the levator labii superioris alaeque nasi and the transverse part of the nasalis. Surg Radiol Anat 2010;32(8):753–756

5. Kim HS, Pae C, Bae KS, et al. An anatomical study of the risorius in Asians and its insertion at the modiolus. Surg Radiol Anat 2015; 37:147–151

6. Hur MS, Hu KS, Kwak HH, Lee KS, Kim HJ. Inferior bundle (fourth band) of the buccinator and the incisivus labii inferioris muscle. J Craniofac Surg 2011;22(1):289–292

7. Hur MS, Kim HJ, Choi BY, Hu KS, Kim HJ, Lee KS. Morphology of the mentalis muscle and its relationship with the orbicularis oris and incisivus labii inferioris muscles. J Craniofac Surg 2013;24(2): 602–604

8. Kim HJ, Hu KS, Kang MK, Hwang K, Chung IH. Decussation patterns of the platysma in Koreans. Br J Plast Surg 2001;54(5):400–402

9. Yu SK, Lee MH, Kim HS, Park JT, Kim HJ, Kim HJ. Histomorphologic approach for the modiolus with reference to reconstructive and aesthetic surgery. J Craniofac Surg 2013;24(4):1414–1417

第 **13** 章
眶部的解剖

Swapna Vemuri，*Jeremiah P. Tao*

临床解剖

眼眶呈圆锥形,容积为 30cm³。眼眶前缘的横径为 4.0cm,纵径为 3.5cm;自眶前缘开始向后 1cm 的范围,眶容积逐渐增大,其后眶容积逐渐缩小直至眶尖。沿眶内侧壁方向,眶前缘至眶尖的距离为 4.5~5cm,眶外侧缘至眶上裂的距离为 4cm[1,2]。

双眶内侧壁位置平行排列,间距为 2.5cm。外侧壁与同侧内侧壁形成约 45°夹角,双眶外侧壁交角约 90°(图 13.1)。

眶骨

眶缘

眶缘由额骨、颧骨和上颌骨通过骨缝(额颧缝、颧颌缝、额颌缝)相互连接形成。眶上缘及眶外侧缘最为坚韧。泪前嵴由眶内侧缘组成,向后旋转走行,止于泪后嵴,泪囊窝位于嵴间(图 13.2a)。

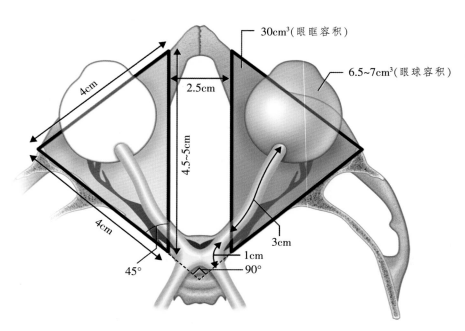

图 13.1　眼眶的维度和容积。

114

眶壁

眶壁由七块骨性结构组成（图 13.2a）。

眶顶

眶顶同样也是颅前窝的底部,由额骨及蝶骨小翼组成。眶上孔（眶上切迹）是眶上缘内外 1/3 的交界点,内有眶上神经（CN V1）及血管穿过。泪腺横行位于泪腺窝内。

眶外侧壁

眶上裂是眶顶和眶外侧壁的分界线。眶外侧壁由颧骨和蝶骨大翼组成（图 13.2b）。颧面部和颧颞部的通道分布于此,内有血管和神经分支通过。一般情况下,脑膜眶孔位于眶上裂的外侧,内有脑膜中动脉的分支穿过[3,4]。怀特纳耳结节（眶外侧结节）是位于眶外侧缘内侧的一个小型隆凸,距离眶缘及额颧缝下方分别为 4mm 和 10mm。外眦韧带、上睑提肌腱膜外角、洛克伍德韧带（晶状体悬韧带）及翼状韧带均附着于怀特纳耳结节。

眶底

眶下裂是眶外侧壁和眶底的分界线。眶底也是上颌窦顶,由颧骨、上颌骨和腭骨构成。眶下沟内有眶下

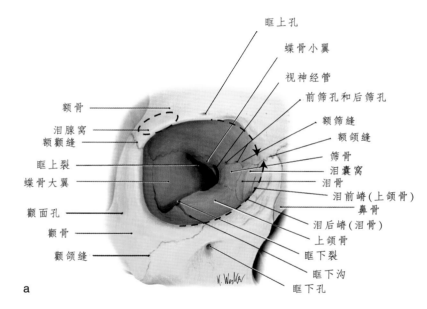

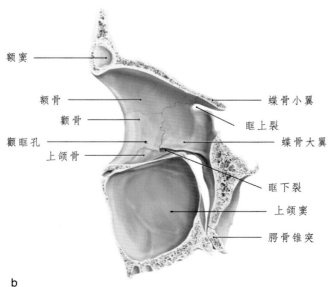

图 13.2 (a)眶周骨、骨缝及裂孔前面观。眶缘由额骨、颧骨和上颌骨经骨缝连接组合而成（额颧缝、颧颌缝、额颌缝）。(b)右眶外侧壁。外侧壁由颧骨和蝶骨大翼组成,眶上裂是眶外侧壁与眶顶的分界线。(待续)

神经（CN V2 的分支）和动脉走行。眶下孔位于上颌骨前骨面、距眶下缘 1cm 处，内有眶下神经和动脉穿过（图 13.2c）。

眶内侧壁

眶内侧壁由上颌骨、泪骨、筛骨和蝶骨组成。沿眶内侧壁额筛缝方向可见前筛孔和后筛孔，内有筛部血管穿行。眶内侧壁的泪前嵴、前筛孔、后筛孔与眶尖的距离分别为 24mm、12mm、6mm（图 13.2d）。

其他裂隙、管道、裂孔和相关组织

眶上裂（SOF）位于蝶骨大翼和蝶骨小翼之间。秦氏环（总腱环）是由眼外肌直肌肌腱组成的腱环，位于眶尖，将眶上裂分隔。视神经孔位于眶上裂内侧，由秦氏环包绕。在秦氏环上方，眶上裂内有滑车神经（CN Ⅳ）、眼上静脉、泪腺神经和额神经（CN V1 分支）穿过。秦氏环内有动眼神经（CN Ⅲ）的上下支、展神经（CN Ⅵ）和鼻睫神经（CN V1）穿过。眼下静脉可能由秦氏环下方穿过（图 13.3）。

视神经孔位于蝶骨小翼眶上裂的内侧，并由骨性结构分开。视神经孔向后延伸至视神经管（长为 10mm，直径为 6mm）。视神经管内有视神经和眼动脉走行。

眶下裂（IOF）位于眶上裂下方，蝶骨大翼（眶外侧壁）和颚骨、上颌骨之间（眶底）。眶下神经、颧神经（CN V2）、眶下动脉、眼下静脉和翼腭神经节分支由此穿过。

眶骨膜及筋膜组织

眶骨膜是覆盖于眶骨表面的骨膜，沿眶壁分布（图 13.4）。眶骨膜与眶壁连接较为疏松而与骨缝连接紧密。眶骨膜在眶缘周围形成眶弓缘（老年环）、眶孔及眶裂隙。眶隔起源于眶弓缘（老年环）。在视神经管处，眶骨膜延续成视神经的硬膜鞘。

眶部的筋膜组成较为复杂[5]。特农囊（眼球囊）是一个纤维膜，由眼球后方出发，在前方与结膜边缘相融合。特农囊延续至纤维隔并分隔眶脂肪小叶。眼外肌经过特农囊的筋膜与眼球相连。每一个眼外肌都由肌筋膜鞘包绕，这些肌筋膜鞘也叫做翼状韧带。眶前的筋膜鞘在肌肉之间形成了肌间隔。

手术注解

眶部的外科间隙及手术入路

眶周筋膜组织和相关结构将眶部划分为多个眶区及间隙。眶部的外科腔隙由深至浅包括：肌锥内间隙、特农囊下间隙、眼外肌、肌锥外间隙、骨膜下间隙、眶外间隙（图 13.5）。眶部外科手术入路的选择主要由病灶在眶部间隙的位置、病灶相对于眼球赤道的深度以及病灶与视神经的相对位置决定。

眶部手术时需要注意的解剖要点

眶壁手术

由于眶部空间有限且重要结构较多，因此眶部手术风险较高。为了提高手术安全性，需要彻底掌握眶部的解剖。

眶底

眶底是眶壁最常见的骨折发生部位，尤其是内下壁（位于眶下管内侧）。在眶底手术中（例如骨折修复或骨减压），骨膜下是最安全的解剖平面。作者更倾向于外眦切开的结膜入路联合经下方切口内眦成形术，另外，经皮入路也是一个不错的选择。以下是在行眶底手术时需要注意的几个方面。

● 一般来说，下斜肌起自于上颌骨，位于眶下缘后方和泪囊窝外侧的位置。若沿眶前内侧壁进行分离，则可能会意外损伤下斜肌和泪囊。

● 眶下神经沿眶底中央部的眶下沟走行，手术时需要额外注意和保护。损伤眶下神经则导致眶下区感觉减退。在眶下管处游离骨膜则会导致小到中度动脉出血。通过电凝止血时，需要格外小心，最好使用低档位进行电凝操作。

● 在眶下沟外侧，沿眶底后方，可以见到眶下裂及穿过眶下裂的结构，这些结构应与眶下裂周围软组织相区分。

● 眶底后内侧向内上方向倾斜，因此，医生若处于床头观察患者，则很难发现位于眶底后内侧的骨折。进入上颌窦并沿上颌窦顶前方探查可能有助于对眶底后方结构的辨认。

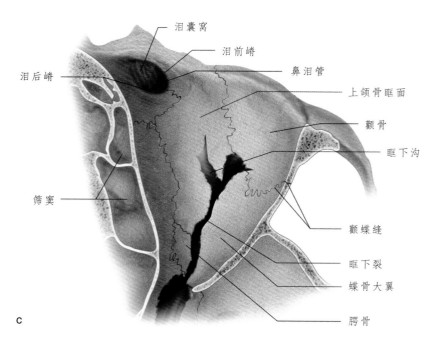

泪囊窝
泪前嵴
泪后嵴
鼻泪管
上颌骨眶面
颧骨
眶下沟
筛窦
颧蝶缝
眶下裂
蝶骨大翼
腭骨

c

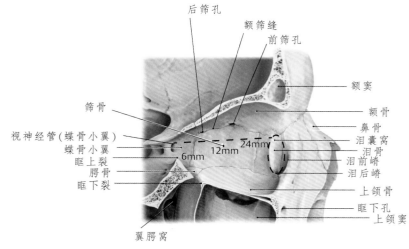

后筛孔
额筛缝
前筛孔
筛骨
视神经管（蝶骨小翼）
蝶骨小翼
眶上裂
腭骨
眶下裂
翼腭窝
6mm　12mm　24mm
额窦
额骨
鼻骨
泪囊窝
泪骨
泪前嵴
泪后嵴
上颌骨
眶下孔
上颌窦

d

图 13.2（续）　（c）右眶眶底。眶底由颧骨、上颌骨和腭骨组成，眶下裂是眶底与眶外侧壁的分界线。（d）右眶内侧壁。内侧壁由上颌骨、泪骨、筛骨和蝶骨组成。（Modified from THIEME Atlas of Anatomy, Head and Neuroanatomy. ⓒ Thieme 2010, Illustrations by Karl Wesker.）

　　• 上颌窦的后壁是眶尖的标志。通常情况下，在这一解剖层次后方作眶内分离不仅危险，意义也不大。

眶内侧壁

　　以下是行眶内侧壁手术（骨折修复及减压）所要注意的要点：

　　• 内眦韧带起自于泪前嵴止于泪后嵴，与泪囊一起居于泪囊窝。经皮肤切口并离断内眦韧带的方法能够看到眶内侧壁全景。为了防止出现术后内眦过宽，内眦的固定缝合也十分必要[6,7]。

　　• 经泪阜入路是到达眶壁的优选手术入路，其优点不仅可以避免皮切口，还可以保护内眦韧带[8]。骨膜下剥离时需从泪后嵴的位置开始，避免损伤泪囊。与经皮入路相比，经泪阜入路的缺点是眶周脂肪组织突出且手术空间狭窄。

　　• 骨膜剥离应于骨质坚实的上颌骨额突开始。在菲薄的筛骨表面作骨膜下平面操作难度较大且易发生骨折。

　　• 前筛孔和后筛孔是筛窦顶的标志。筛窦顶是眶内减压术的上极位置。突破筛窦顶则易破坏筛板进入前颅窝，从而导致脑脊液（CSF）漏和颅内出血。

　　• 筛前动脉和筛后动脉撕裂则导致眶内出血。

　　• 由眶缘沿内侧壁分离若深度超过 4cm 则容易损伤视神经。

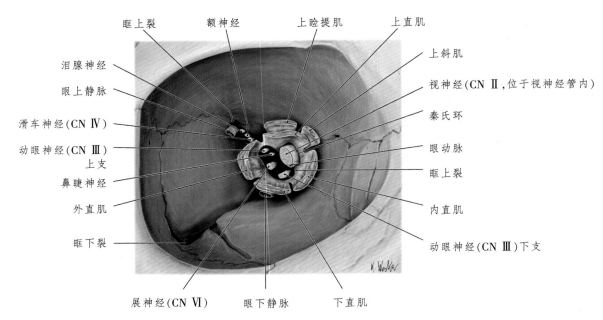

图 13.3　眶尖结构,包括肌肉起点、秦氏环、裂隙和相关组织。右眶前面观,已去除多余的眶部结构。(Reproduced from THIEME Atlas of Anatomy, Head and Neuroanatomy. ⓒ Thieme 2010, Illustration by Karl Wesker.)

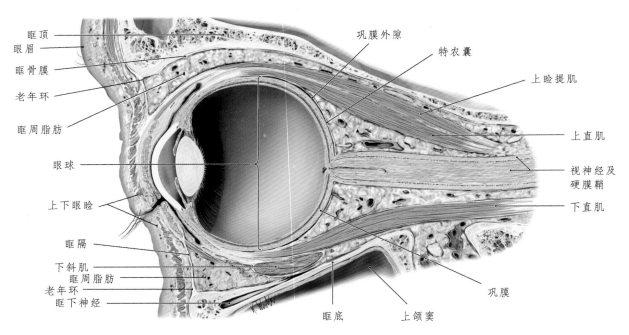

图 13.4　右眶眶骨膜、筋膜和眶内外结构关系的矢状面观。眶骨膜覆盖于眶骨,与眶壁连接不紧密而与骨缝连接紧密。(Modified from THIEME Atlas of Anatomy, Head and Neuroanatomy. ⓒ Thieme 2010, Illustration by Karl Wesker.)

眶外侧壁

　　眶外侧壁较为坚韧,而眶外侧壁的后界则较为菲薄[2,9]。当行眶外侧壁手术时(例如颧上颌骨复合性骨折修复或减压),需要注意以下事项:

- 沿眶外侧壁方向,眶缘至眶上裂的距离为4cm。
- 在行眶深部减压时,因为骨骼厚度不均一,蝶

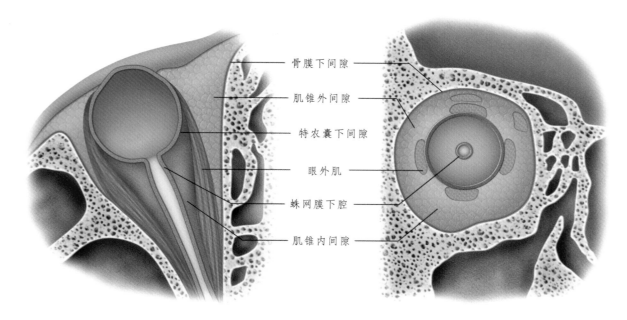

骨膜下间隙

肌锥外间隙

特农囊下间隙

眼外肌

蛛网膜下腔

肌锥内间隙

图13.5 右眶外科间隙的轴面及冠状面观。眶部外科间隙由深至浅为：肌锥内间隙、特农囊下间隙、眼外肌、肌锥外间隙、骨膜下间隙及眶外间隙。

骨大翼的板障三角区（位于眶上裂的外侧）、泪囊窝、颧骨体可能需要进行削减以达到眼球复位的目的[10]。CT检查有助于在制定手术计划时对眶部容量进行测定。这些部位紧邻颅腔，行减压术时可能会引起脑脊液漏，因此手术时应当十分小心，避免穿透硬脊膜。

- 深层分离眶外侧壁时，位于眶上裂外侧的壳顶孔内可能会有脑膜中动脉的一条分支穿过。这是需要注意的一条可能侵及颅内的通路。

- 颧区复合性骨折（三角区骨折）（ZMC）主要包括以下几个部位的骨折：额颧骨缝、颧颌骨缝和颧蝶骨缝以及颧弓。在颧区复合性骨折中，颧骨在骨缝处嵌入额骨，同时使得骨折的颧骨碎片发生内旋。在骨折修复过程中，需要进行适当地调整，扭转碎骨片和解除颧骨嵌入状态以恢复相对正常的眶部解剖位置。重新组成颧蝶缝至关重要。经眶外侧壁的眶内视角能够为颧区复合性骨折的修复提供最大便利。

（张明子 译）

参考文献

1. Lemke BN, Lucarelli MJ. Anatomy of ocular adnexa and orbit. In: Smith BC, editor. Ophthalmic Plastic and Reconstructive Surgery. 2nd ed. St. Louis, MO: CV Mosby; 1997:3–78
2. Whitnall SE. The Anatomy of the Human Orbit and Accessory Organs of Vision. New York: Oxford University Press; 1932:1–252
3. Mysorekar VR, Nandedkar AN. The groove in the lateral wall of the human orbit. J Anat 1987;151:255–257
4. Kwiatkowski J, Wysocki J, Nitek S. The morphology and morphometry of the so-called "meningo-orbital foramen" in humans. Folia Morphol (Warsz) 2003;62(4):323–325
5. Koornneef L. Details of the orbital connective tissue system in the adult. In: Koornneef L, ed. Spatial Aspects of Orbital Musculo-Fibrous Tissue in Man: A new anatomical and histological approach. Amsterdam: Swets and Zeitlinger; 1977
6. Nunery WR, Tao JP, Johl S. Nylon foil "wraparound" repair of combined orbital floor and medial wall fractures. Ophthal Plast Reconstr Surg 2008;24(4):271–275
7. Timoney PJ, Sokol JA, Hauck MJ, Lee HB, Nunery WR. Transcutaneous medial canthal tendon incision to the medial orbit. Ophthal Plast Reconstr Surg 2012;28(2):140–144
8. Shorr N, Baylis HI, Goldberg RA, Perry JD. Transcaruncular approach to the medial orbit and orbital apex. Ophthalmology 2000; 107(8):1459–1463
9. Kakizaki H, Nakano T, Asamoto K, Iwaki M. Posterior border of the deep lateral orbital wall—appearance, width, and distance from the orbital rim. Ophthal Plast Reconstr Surg 2008;24(4):262–265
10. Goldberg RA, Kim AJ, Kerivan KM. The lacrimal keyhole, orbital door jamb, and basin of the inferior orbital fissure. Three areas of deep bone in the lateral orbit. Arch Ophthalmol 1998;116(12):1618–1624

第 14 章
眶部软组织

Swapna Vemuri, Jeremiah P. Tao

眼外肌及其神经支配

眼球的运动靠六条眼外肌(内直肌、外直肌、上直肌、下直肌、上斜肌和下斜肌)的协调作用得以实现。除了下斜肌起自于眶底前内侧外,其余眼外肌均起自于眶尖(图 14.1a)。直肌起自于秦氏纤维环,向前走行,穿过特农囊附着于眼球前部,形成 Tillaux 螺旋(图 14.1b)。直肌群组成肌锥,从而划分为肌锥内间隙和肌锥外间隙。

上睑提肌起自于秦氏环上方的蝶骨小翼。上斜肌同样起自于蝶骨小翼,其起点位于上睑提肌起点内侧,向前经过滑车,转而向后外方,在上直肌下方止于眼球。下斜肌起自于泪囊窝外侧的上颌骨,在下直肌下方沿后外方走行,于黄斑后方附着于眼球。

眼外肌由第Ⅲ(动眼神经)、Ⅳ(滑车神经)、Ⅵ(展神经)对脑神经支配。进入眶部前,动眼神经在海绵窦处分为上支和下支。上支支配上睑提肌和上直肌。下支支配内直肌、下直肌和下斜肌。滑车神经支配上斜肌。展神经支配外直肌。动眼神经和展神经通过眶上裂进入眶部,沿肌锥内间隙走行,在前后 2/3 交界处支配直肌。直肌的血供来自于眼动脉的睫前动脉分支、泪腺动脉和眶下动脉。支配下斜肌的动眼神经下支,沿下直肌外侧走行,附着于后方肌肉表面。睫状神经节的副交感支与动眼神经下支伴行。滑车神经于肌锥外走行,于上斜肌后 1/3 表面支配上斜肌。

视神经

视神经(CN Ⅱ)可以分为眼内段、眶内段、管内段和颅内段,长度分别为 1mm、25~30mm、10mm 和 10mm。视神经眶内段位于眼球后方,向眶深部走行,直径逐渐增加。眶内段的长度较眼球后部至视神经管的距离(18mm)长,有利于眼球运动,在眼球突出时也提供了相对安全的延伸空间。视神经的直径为 4mm,由脑膜(软脑膜、蛛网膜和硬脑膜)包绕,进入视神经孔后直径可达 6.5mm。硬脑膜与秦氏环、视神经管相融合,共同固定视神经。沿视神经管走行的视神经长度为 10mm,其后沿颅内走行,直至到达视交叉。在行肌锥内病变的手术操作时,了解视神经的走行十分重要。

眶部神经

除了上面所提到的脑神经外,感觉神经、运动神经和自主神经也支配着眶部。

感觉神经支配

三叉神经(CN V)的分支:眼神经(V1)和上颌神经(V2)支配眶部及眶周区域(图 14.2)。

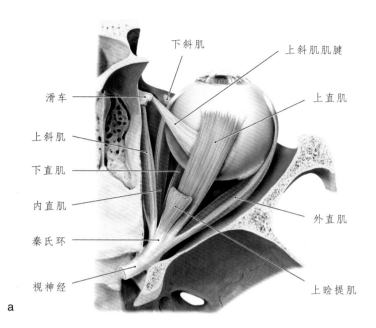

a

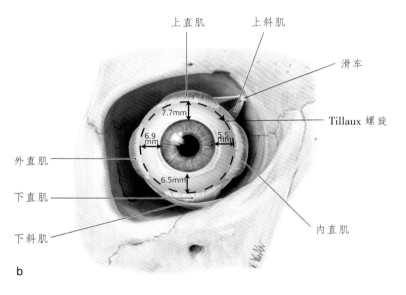

b

图 14.1 右眼眼外肌。(a)上面观。(b)前面观。眼外肌附着于眼球前部，从内直肌到上直肌，组成了 Tillaux 螺旋。肌肉附着点至角膜缘的距离如图所示。(Modified from THIEME Atlas of Anatomy, Head and Neuroanatomy. © Thieme 2010, Illustrations by Karl Wesker.)

眼神经

眼神经(CN V1)分支包括额神经、泪腺神经和鼻睫神经。额神经和泪腺神经由秦氏环上方进入眶部，鼻睫神经通过秦氏环进入眶部。额神经前行后出现分支；滑车上神经支配上眼睑内侧、眉间区和结膜内侧。眶上神经支配前额内侧。泪腺神经支配上睑外侧、泪腺和结膜外侧。鼻睫神经在分支前于上斜肌与内直肌之间走行，并在视神经上方由外向内与视神经交叉。筛前神经和筛后神经支配中鼻甲、下鼻甲、鼻中隔、鼻腔外侧壁和鼻尖(滑车下神经末梢)。睫状神经支配睫

状体、虹膜和角膜的感觉，而瞳孔开大肌由交感神经支配。

睫状神经节

睫状神经节位于视神经外侧和外直肌内侧，眼球后方 1.5cm 的位置。感觉神经(V1)和交感神经纤维无交联，而副交感神经纤维在神经节处交联。在行肌锥内间隙外侧手术时可以见到睫状神经节。

上颌神经

上颌神经(CN V2)分为眶下神经、颧神经、鼻支、

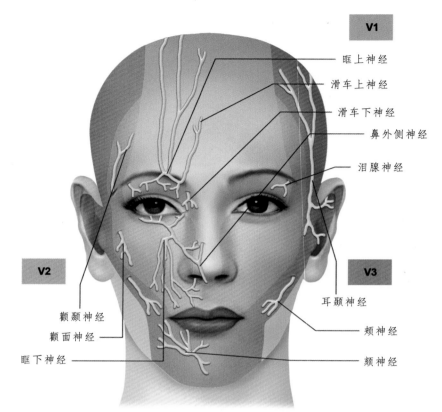

V1

眶上神经
滑车上神经
滑车下神经
鼻外侧神经
泪腺神经

V2

V3

颧颞神经
颧面神经
眶下神经

耳颞神经
颊神经
颏神经

图 14.2 三叉神经(CN V)皮肤分布范围。三叉神经(CN V)的眼神经支(V1)和上颌神经支(V2)支配眶部及眶周皮肤区域。

腭神经、上牙槽神经和咽神经。离开三叉神经节后,上颌神经穿过圆孔进入翼腭窝。上颌神经进入眶下裂,沿眶下沟和眶下管走行,于前部穿出眶下孔,延续为眶下神经。眶下神经又分为下睑支、鼻支和上唇支以支配下眼睑、鼻外侧和上唇。颧神经于眶下裂分为颧面神经和颧颞神经,由相应的孔隙穿出并支配相应颊部和额头外侧区域。

在面中部手术时可以见到眶下神经、颧面神经和颧颞神经。在行手术时需要对这些感觉神经加以保护。然而,颧面神经和颧颞神经损伤的后果不如眶下神经损伤的后果严重,因为眶下神经损伤会造成感觉减退或缺失。

运动神经支配

面部肌肉的神经支配主要靠面神经(CN Ⅶ),其主要内容将在面部解剖章节进行阐述。在眶周区域,面神经位于较深平面,因为它由腮腺发出(图 14.3)。颞支在外眦和耳屏中间的部位向上走行并与颧弓交叉。在此部位行骨膜下剥离相对安全。在颧弓上方,面神经位于颞浅筋膜下。颞浅筋膜是浅表肌肉筋膜系统(SMAS)的延续。为了避免损伤这一区域的面神经,剥离层次应深达 SMAS,并且在颞深筋膜前方进行。除此之外,在耳屏下 1cm 位置至外眉上 1.5cm 的连线沿途可发现一分支。在颧弓下方,剥离 SMAS 和腮腺浅层可以避免损伤面神经。

自主神经支配

来自于颈上神经节的交感神经进入颈动脉管,神经丛位于颈内动脉(ICA)旁。支配泪腺的交感神经离开颈内动脉的位置并由颞骨岩部穿出,最终与副交感神经纤维并行支配泪腺。支配瞳孔开大肌的交感神经于海绵窦的位置离开颈内动脉,在离开海绵窦前,同展神经伴行,之后与鼻睫神经伴行。这些交感神经纤维经过睫状神经节时没有交联,与长睫状神经伴行,支配瞳孔扩张。支配米勒肌的交感神经纤维沿眼动脉分支走行,辅助提上睑。交感神经纤维通过下睑板肌支配下睑回缩,另外交感神经纤维还支配发汗功能。

起自于埃-韦二氏核的副交感神经纤维与动眼神经的下支伴行,于睫状神经节内交联,然后同此分支一起到达下斜肌。它们作为后睫状神经进入眼球,并且调节睫状肌的收缩,另外通过瞳孔括约肌调节瞳孔

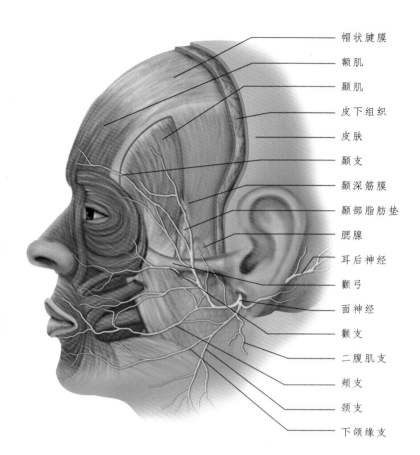

帽状腱膜

额肌

颞肌

皮下组织

皮肤

颞支

颞深筋膜

颞部脂肪垫

腮腺

耳后神经

颧弓

面神经

颧支

二腹肌支

颊支

颈支

下颌缘支

图 14.3 面神经(CN Ⅶ)分布。左面部外侧观。面神经(CN Ⅶ)支配面部肌肉的运动。在眶周区域,面神经位置平面较深,由腮腺发出。

的收缩。来自于翼腭神经节的副交感神经纤维沿眶下裂走行,然后同泪腺神经一起支配泪腺。

眼眶血管

眶周和面部区域的血供主要来自颈内和颈外动脉,因此此区域有丰富的交通网和血供(图 14.4)。在海绵窦,颈内动脉发出眼动脉,眼动脉在视神经下方沿视神经管走行。视神经管内段由眼动脉的软脑膜支供血。视网膜中央动脉在眼球后方 10mm 处发出分支。其他分支动脉包括泪腺支、眶上支、筛支和眼外肌支;长后睫状动脉;和终末支(滑车上支、睑内侧支和鼻背支)。颈外动脉的分支包括上颌动脉和面动脉。内眦动脉是面动脉的分支,沿内眦韧带(MCT)前方走行5mm,在此部位剥离时可能会看到内眦动脉与内眦静脉伴行。眶部的静脉回流主要靠眼上静脉。眼上静脉在眶部由内上至外侧走行并进入海绵窦。

眼眶的淋巴系统

过去,人们认为眶部不存在淋巴系统,然而近期

的研究对这一观点提出了质疑[1,2]。

眶部脂肪组织

眶部的脂肪组织包绕着眼球和眶部结构。在上下睑的后隔面可以找到肌锥外间隙脂肪组织。眶上脂肪组织由滑车分为内侧脂肪垫和中央脂肪垫(图 14.5)。

眶下脂肪组织分为内侧、中央和外侧脂肪垫(图14.5)。下斜肌于内侧和中央脂肪垫间走行。下斜肌的筋膜弓状扩张部是外侧脂肪垫和中央脂肪垫的分界。

手术注解:在处理眶部脂肪垫时的注意事项

在行上睑或下睑的睑成形术时,剔除脂肪垫会导致隐性出血,起初囤积在周围脂肪间隙随后扩展至眼球后方。如果在关闭切口前止血不彻底,引起的眼窝腔室症候群可能会导致视觉减退。曾经的观点认为,在上睑和下睑的位置大面积剔除眶部脂肪垫可以达到美容的效果。保守切除脂肪垫、适当保留脂肪垫,特别是外侧脂肪垫,可改善美容手术的术后效果,并且可以避免局部凹陷。

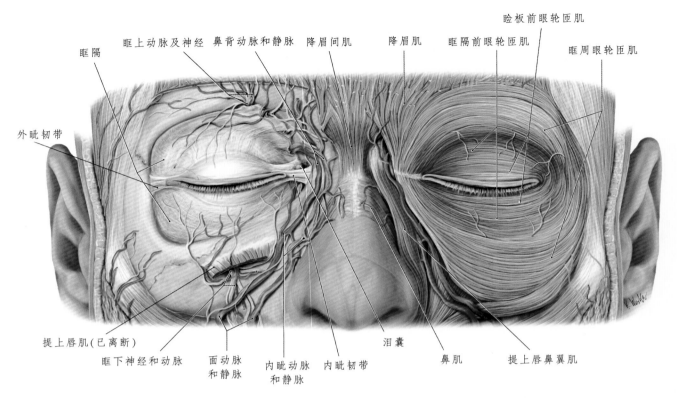

眶隔　　眶上动脉及神经　鼻背动脉和静脉　降眉间肌　　降眉肌　眶隔前眼轮匝肌　睑板前眼轮匝肌　眶周眼轮匝肌

外眦韧带

提上唇肌(已离断)　　　　面动脉　　　内眦动脉　内眦韧带　　泪囊　　鼻肌　　提上唇鼻翼肌
　　　　眶下神经和动脉　和静脉　　和静脉

图 14.4　眶周血管神经结构。右眶：去除了眼轮匝肌。眶周和面部区域的血供来自颈内动脉和颈外动脉，因此血供和血管网丰富。(Modified from THIEME Atlas of Anatomy, Head and Neuroanatomy. © Thieme 2010, Illustration by Karl Wesker.)

上眼睑

在眶周脂肪垫外侧，于后间隔或腱膜前的平面可以看到泪腺的眶部，很容易与眶部脂肪混淆。因此在行上睑成形术时，如果中央脂肪垫已经剔除，行剥离操作则需要十分小心，避免损伤泪腺。泪腺更趋近于粉红色，呈分叶状，与基底连接较为固定，这些特点可以将其与眶周脂肪组织相区分。

下眼睑

在下眼睑的内侧和中央脂肪垫之间可以见到下斜肌。在行下睑成形术和脂肪组织重新分配的过程中，脂肪垫的处理需要尽可能细致、轻柔，以将其与下斜肌的结缔组织相分离，否则可能发生限制性斜视。适当运用一些手术技巧不仅可以在直视下观察下斜肌，而且可以轻松将下斜肌与周围软组织相分离[3]。

泪腺系统

泪腺

泪腺和副泪腺产生泪液膜的水化层。泪腺产生反射性的泪液，并且辅助由副泪腺产生的基础泪液的分泌。副泪腺位于上下睑板边缘和穹窿部。泪腺位于额骨外侧面的泪腺窝。泪腺分为眶部叶和睑部叶。眶部叶在行上睑解剖时可以看到，睑部叶在上外侧穹窿，手动提上睑时可以看到。上睑提肌筋膜外角将泪腺分为眶部叶和睑部叶，泪腺叶有很多分泌管道连接。为了避免损伤这些管道，应在眶部叶行泪腺切开活检。

目前认为，泪腺是受交感神经和副交感神经的双重支配，以及三叉神经和面神经的支配。眶上神经的泪腺神经支配泪腺和上睑的感觉。

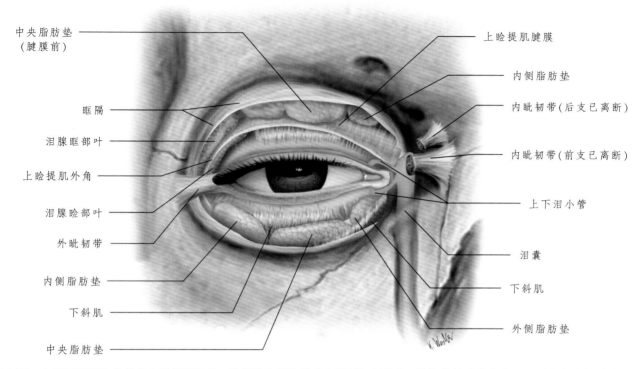

中央脂肪垫
（腱膜前）

眶隔

泪腺眶部叶

上睑提肌外角

泪腺睑部叶

外眦韧带

内侧脂肪垫

下斜肌

中央脂肪垫

上睑提肌腱膜

内侧脂肪垫

内眦韧带（后支已离断）

内眦韧带（前支已离断）

上下泪小管

泪囊

下斜肌

外侧脂肪垫

图 14.5　右眶眶部脂肪垫的分布及周围结构。眶部脂肪围绕眼球和眶部解剖分布。肌锥外间隙脂肪位于上下睑的后间隔平面。眶上脂肪由滑车分隔为内侧和中央脂肪垫。眶下脂肪分为内侧、中央和外侧脂肪垫。

鼻泪管系统和泪泵

眼睑辅助泪液的泵出。泪液由泪器产生,沿眼部表面通过上下睑的泪小点（直径为 0.3mm）向内侧排泪。泪小点的位置与眼球相对。当泪小点外翻,泪液不能在应有的位置排出,则造成泪溢。泪小点向外侧偏移表明内眦韧带松弛或断裂。

进入泪小点后, 泪液垂直进入 2mm 长的泪小管壶腹,然后是水平 8mm 长的泪小管。在泪液进入泪囊前,90% 以上人群的上下泪小管会在泪囊前融合成一个泪总管[4,5]。

泪囊垂直长度为 12mm,在内眦韧带上方延伸 3~5mm。泪囊位于泪囊窝,泪囊窝由上颌骨前部和泪骨后部组成。

泪囊向下开口于鼻泪管。鼻泪管长为 18mm,向后外下方走行于骨性的鼻泪通道中。鼻泪管开口于下鼻甲下方,进入下鼻道。鼻泪管最终开口于前鼻孔后方,口径为 25mm（图 14.6）。

在鼻泪管系统中也有许多瓣膜参与。在泪总管与泪囊的开口处有 Rosenmüller 瓣防止泪液反流。在泪囊与鼻泪管的开口处有 Krause 瓣。鼻泪管与下鼻道的开口处有 Hasner 瓣（图 14.6）。

眼睑的位置和张力对泪液的泵出功能十分重要。除此之外,鼻泪管系统的构造和相关结构对泪液的排出也具有重要作用。

睑板前的眼轮匝肌包绕泪小管。眶周筋膜和内眦韧带的前后支包绕着泪囊。内眦韧带前支附着于泪前嵴,后支附着于泪后嵴（图 14.4）。深层的睑板前眼轮匝肌,也叫做 Horner 肌,走行于泪囊和内眦韧带后支的后方,附着于泪后嵴。

经泪阜进入眶内侧壁时, 沿 Horner 肌行钝性分离可以清楚地看到泪后嵴。骨膜切开并上提可以建立一个沿内侧眶的骨膜下通路。

手术注解：行鼻泪管手术的注意事项

鼻泪管插管

行鼻泪管插管时,在了解上述解剖结构的基础上轻柔地植入管性支架可以避免进入错误的通道。经鼻取出插管时,取出工具需与鼻腔底部平行,沿鼻腔外侧壁、后外侧方向,有助于寻找支架位置。如果下鼻甲距离鼻腔外侧壁过近,则需要折断下鼻甲。

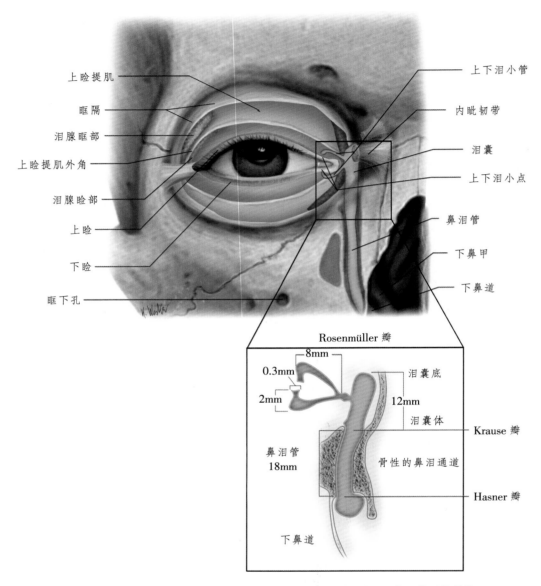

上睑提肌

眶隔

泪腺眶部

上睑提肌外角

泪腺睑部

上睑

下睑

眶下孔

上下泪小管

内眦韧带

泪囊

上下泪小点

鼻泪管

下鼻甲

下鼻道

Rosenmüller 瓣

8mm

0.3mm

2mm

泪囊底

12mm

泪囊体

Krause 瓣

鼻泪管
18mm

骨性的鼻泪通道

Hasner 瓣

下鼻道

图 14.6 右眶泪腺系统。眶隔和上睑提肌腱膜已剥离。插图:鼻泪管系统结构。

泪囊鼻腔吻合术

泪囊鼻腔吻合术(DCR)包括泪囊造瘘和鼻腔吻合。不管是行开放 DCR 手术还是内窥镜 DCR 手术,目的均是为了处理鼻泪管阻塞。泪囊位于泪囊窝,位于上颌骨泪前嵴和泪骨泪后嵴之间。在行开放 DCR 手术时,沿内眦行经皮切口后,需分离至骨膜。暴露泪前嵴后,泪囊向上抬起可见泪后嵴。尽管可能会故意离断内眦韧带的前支,但是向后过度地分离可能会导致泪后嵴的内眦韧带后支离断以及眼睑与眼球的相应位置发生改变。

鼻截骨术一般从中鼻道前方进入鼻腔进行。许多人的筛窦气房位于泪囊窝内侧或至少延续至泪后嵴前方[6,7]。行截骨术时,为了与鼻腔相通并且不与筛窦相通,可能需要将筛窦气房剔除。较大范围的截骨并且没有内口堵塞的情况下,泪囊鼻腔吻合术的成功率较高[8]。一般建议内口与截骨边缘的距离至少为 5mm[9]。

患者在行泪囊鼻腔吻合术后,如果有持续性泪溢症状,应该考虑泪池综合征[10]。截骨不完全和(或)有内侧骨残留可能导致泪液排出不足并在完整的下泪囊中积聚。为了避免泪池综合征的出现,应保证截骨完全并行延伸至鼻泪管近端下方的泪囊造口术。

(张明子 译)

参考文献

1. Sherman DD, Gonnering RS, Wallow IHL, et al. Identification of orbital lymphatics: enzyme histochemical light microscopic and electron microscopic studies. Ophthal Plast Reconstr Surg 1993; 9(3):153–169

2. Gausas RE, Gonnering RS, Lemke BN, Dortzbach RK, Sherman DD. Identification of human orbital lymphatics. Ophthal Plast Reconstr Surg 1999;15(4):252–259

3. Massry G. "The inverse shoe shine sign" in transconjunctival lower blepharoplasty with fat repositioning. Ophthal Plast Reconstr Surg 2012;28(3):234–235

4. Jones LT. An anatomical approach to problems of the eyelids and lacrimal apparatus. Arch Ophthalmol 1961;66:111–124

5. Lemke BN. Lacrimal anatomy. Adv Ophthalmic Plast Reconstr Surg 1984;3:11–23

6. Whitnall SE. The relations of the lacrimal sac fossa to the ethmoidal cells. Ophthalmic Res 1911;30:321–325

7. Blaylock WK, Moore CA, Linberg JV. Anterior ethmoid anatomy facilitates dacryocystorhinostomy. Arch Ophthalmol 1990;108(12): 1774–1777

8. Linberg JV, Anderson RL, Bumsted RM, Barreras R. Study of intranasal ostium external dacryocystorhinostomy. Arch Ophthalmol 1982;100(11):1758–1762

9. Jones LT. The cure of epiphora due to canalicular disorders, trauma and surgical failures on the lacrimal passages. Trans Am Acad Ophthalmol Otolaryngol 1962;66:506–524

10. Jordan DR, McDonald H. Failed dacryocystorhinostomy: the sump syndrome. Ophthalmic Surg 1993;24(10):692–693

第 15 章
眼睑的解剖

Catherine Y. Liu, Swapna Vemuri, Jeremiah P. Tao

表面解剖

　　眼睑的作用是保护眼球，并且分泌及散布眼泪。眼睑的正确定位受到相邻的前额和中面部的影响。在行眼睑手术时必须了解这些关系。

　　眼球位于上下眼睑和上下泪点的中央。上眼睑位于角膜上缘以下 1~2mm，最高点位于瞳孔中心内侧 1mm。下眼睑位于角膜下缘，最高点位于瞳孔中心外侧 1mm。水平睑裂长 30mm，垂直睑裂长 10mm。外眦角高出内眦角 2mm。内眦角略圆，而外眦角较锋利（图 15.1）。

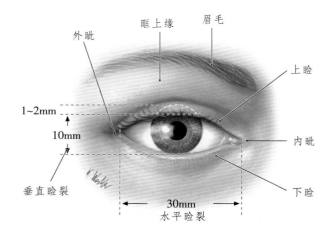

图 15.1 眼眶周围的表面解剖结构，右眼，前面观。（Modified from THIEME Atlas of Anatomy, Head and Neuroanatomy. ⓒ Thieme 2010, Illustrations by Karl Wesker.）

　　眉毛位于眶缘上方，而男性眉毛则较眶缘稍低。眉毛的最高点通常在外侧缘。额部从发际延伸至眉间和眶上缘。面部三角区从双下睑内侧延伸至鼻唇沟。面部表情肌除形成面部表情、影响眉毛位置外，也能导致前额、眶周、面中部的皮肤皱纹的形成。

眼睑解剖

上眼睑的层次

　　上眼睑的层次取决于眼睑位置（图 15.2a），其结构由前至后包括皮肤、眼轮匝肌、睑板和结膜。睑板数毫米以上的结构包括皮肤、眼轮匝肌、眶隔、眶内脂肪、上睑提肌、Müller 肌和结膜。非亚洲人的眶隔于睑板上 2~5mm 与上睑提肌融合，而亚洲人则于睑板前与上睑提肌融合。将脂肪填充于眶隔及上睑提肌之间可使眼睑外观更饱满。

下眼睑的层次

　　下眼睑的层次近似于上眼睑。除外其下睑缩肌由睑囊筋膜（类似于上睑提肌）和下睑板肌（类似于 Müller 肌）组成（图 15.2a）。

皮肤

　　眼睑皮肤是人体最薄的。因眼睑缺乏皮下组织，故眼睑皮肤直接附着于下层的眼轮匝肌。眼睑褶皱由上睑提肌筋膜附着于眼轮匝肌和皮肤所形成。女性褶

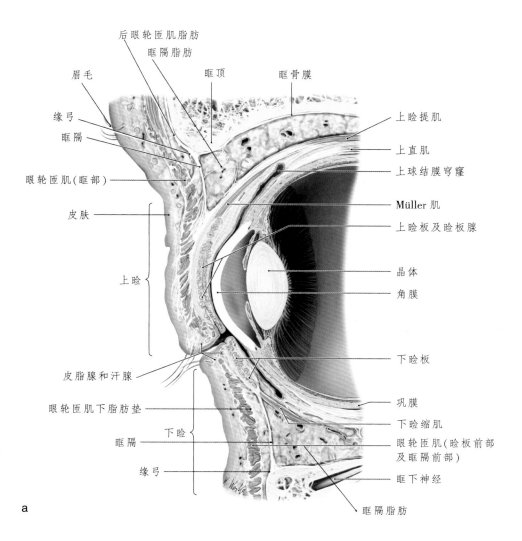

眉毛

缘弓

眶隔

后眼轮匝肌脂肪

眶隔脂肪

眶顶

眶骨膜

上睑提肌

上直肌

上球结膜穹窿

眼轮匝肌(眶部)

皮肤

上睑

Müller 肌

上睑板及睑板腺

晶体

角膜

皮脂腺和汗腺

眼轮匝肌下脂肪垫

下睑

眶隔

缘弓

下睑板

巩膜

下睑缩肌

眼轮匝肌(睑板前部
及眶隔前部)

眶下神经

眶隔脂肪

a

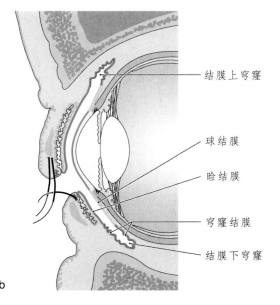

结膜上穹窿

球结膜

睑结膜

穹窿结膜

结膜下穹窿

b

图 15.2　眼睑及结膜结构。(a)眼睑及周围结构矢状位。(b)睑结膜解剖。
(Modified from THIEME Atlas of Anatomy, Head and Neuroanatomy. ⓒ
Thieme 2010, Illustrations by Karl Wesker.)

皱位于眼睑边缘上 10mm 左右,而男性则位于眼睑边缘上 8~9mm 左右。亚洲人的眼睑褶皱一般更靠近眼睑边缘甚至缺如。上眼睑皮肤与眉部相对较厚的皮肤相延续。上沟位于眉毛的下方,随着年龄增长上沟处皮肤会形成凹陷。

牵引肌

眼轮匝肌的收缩导致眼睑闭合。其纤维以眼睑为中心呈同心圆分布。眼轮匝肌分为睑板前部、眶隔前部和眶部(图 15.3)。无意识的眨眼由眼轮匝肌的睑板前部和眶隔前部支配,而有意识眼睑闭合则由眶部支配。眼轮匝肌与泪泵有协同作用。

睑板前眼轮匝肌于内眦分为浅层和深层。其浅层和内眦韧带相汇合(图 15.4);深层(又名霍纳肌或睑板张肌)汇入泪后嵴。霍纳肌收缩时牵引眼睑向内后侧方向远离眼球。上下眼睑的睑板前纤维横向汇入同一肌腱并插入 Whitnall 结节。

眶隔前眼轮匝肌也于内眦处分为浅层和深层。浅层汇入内眦韧带,深层汇入泪囊筋膜。上下眼睑的眶隔前纤维和睑外侧缝相连,并共同横向汇入外眦韧带。

眶部眼轮匝肌起源于内侧眶缘,上下部向心性地汇集于外侧眶缘,形成一个连续的椭圆型,并超出眼眶边缘。

外眦韧带和内眦韧带

内眦韧带分成前、后支,相互连接至泪嵴,且包绕着泪囊(图 15.4)。内眦韧带的前支支撑着眼睑的结构,而后支则确保眼睑紧贴眼球。外眦韧带由上、下两支构成,并汇合成一条肌腱共同汇入 Whitnall 结节。

手术注解:重新锚定外眦和内眦

重新锚定外侧眦的手术(外眦成形术或外眦固定术),眼睑需要和外侧眶缘的内面缝合(约在前边缘后侧 10mm),且位置需高于内眦角。缝合的位置通常位于骨膜,若骨膜组织不足时(比如:瘢痕)必须稍向前方缝合以避免下眼睑下垂。

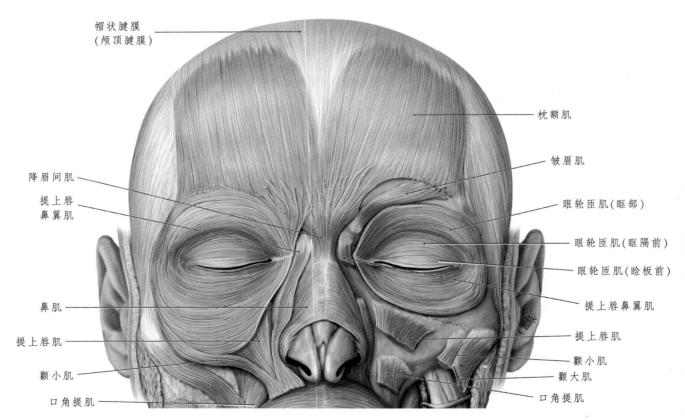

图 15.3　眶面部表情肌,眼轮匝肌收缩使眼睑闭合,其肌纤维以眼睑为中心呈同心圆分布,并可分成睑板前、眶隔前和眶区,其中睑板前部和眶隔前部涉及无意识眨眼,而眶部涉及有意识闭眼。(Modified from THIEME Atlas of Anatomy, Head and Neuroanatomy. ⓒ Thieme 2010, Illustrations by Karl Wesker.)

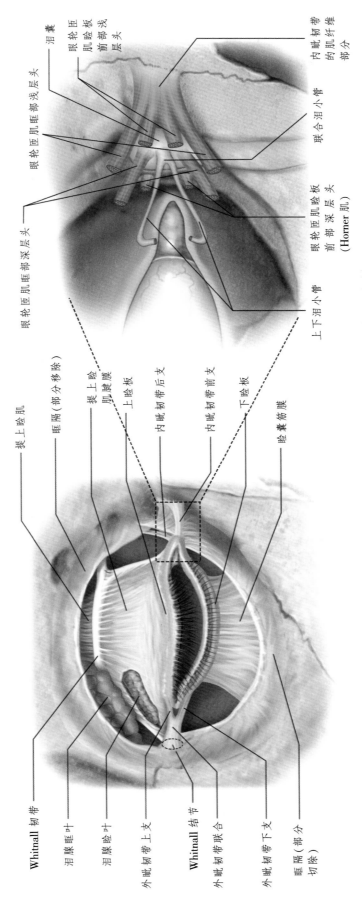

图 15.4 眼睑解剖细节。**(a)** 上下睑板及附着结构。**(b)** 内眦眼轮匝肌解剖。

重新锚定或紧缩内眦韧带手术是将前支和泪前嵴缝合。紧缩后支的难度较高,因为其进入泪后嵴的通道有泪囊遮盖。

眶隔

眶隔是一条始于弓状缘眶缘骨膜的结缔组织结构(图 15.2a),其将眼睑分为前(皮肤和眼轮匝肌)、后(睑板、结膜和下睑缩肌)板。

眶脂肪垫

眶隔脂肪(又名腱膜前脂肪),位于眶隔和下睑缩肌之间。正如第 14 章所讨论的,上眼睑有内侧和中央脂肪垫,下眼睑有内侧、中央和外侧脂肪垫。这些脂肪垫会随着年龄的增长而萎缩,形成上、下沟凹陷,或因眶隔薄弱而导致眶脂肪垫脱垂或膨凸。

牵张肌

上睑提肌

上睑提肌起始于蝶骨翼与上直肌附着处的上方,向前延伸至眼球(图 15.2a 和图 15.4)。Whitnall 韧带为源自肌肉的纤维带,连接于滑车内侧、泪腺囊和眶外侧壁(图 15.4)。上睑提肌于 Whitnall 韧带处自前后移行成上下两个方向,并延伸成为腱膜,向后发出筋膜条索附着于睑板前方的表面;向前则至眼轮匝肌及皮肤而形成眼睑褶皱。上睑提肌外侧角和内侧角附着于骨膜。如第 14 章所述,以外侧角为界泪腺可分为睑叶及眶叶。第三对颅神经支配上睑提肌并可使眼睑上提 10~12mm。

Müller 肌

Müller 肌位于上睑提肌的后方(图 15.2a),是由交感神经支配的平滑肌,可使眼睑上提 2mm。在上睑提肌肌纤维转换成腱膜的交界处后方,Müller 肌上行并插入至睑板上缘。Müller 肌协同上睑提肌腱膜传导力量至睑板。

手术注解:上睑下垂矫正术的进展

在腱膜性上睑下垂时,上睑提肌的腱膜松弛或插入缺陷,导致眼睑皱褶升高。在行上睑下垂矫正术时,上睑提肌重新固定至睑板。需要仔细将上睑提肌从眶隔分离。缝合眶隔时可能意外地将眼睑一同缝合,从而使眼睑运动受损,导致兔眼征。

睑囊筋膜和下睑板肌

下视时下睑缩肌收缩引起眼睑下降,并同时帮助维持睑板位置。睑囊筋膜来自于下直肌鞘,分束包绕下斜肌,后汇成 Lock-Wood 悬韧带(图 15.2a),继续向上与眶隔汇合并插入到下睑板缘。下睑板肌并不发达且横卧于睑囊筋膜后表面(图 15.2a 和图 15.4)。

结膜入路的手术中,通常在不影响眼睑稳定性情况下,切开并重组结膜和下睑缩肌。切开下眼睑时,沿着下睑缩肌向后分离,方便将其与从下眶缘走行的缘弓发出的眶隔相区分。

睑板和结膜

睑板是支撑眼睑结构的致密结缔组织(图 15.2a 和图 15.4)。厚度为 1mm,于上睑垂直高度为 8~10mm,下睑高度为 4mm,于内外侧逐渐缩窄。睑板内含有睑板腺,可分泌泪膜的脂质层。上眼睑含有 25 个腺体,下眼睑含有 20 个腺体。睑板在内外眦韧带处固定于骨膜。睑结膜位于睑板后方表面,并向上或下至穹窿处反折,于眼球形成球结膜(图 15.2b)。结膜含有杯状细胞,提供泪膜的黏液层。

睑缘

睑缘聚集了多种眼睑结构(图 15.5)。在最后方与眼球接触者为结膜的黏膜表面,且形成黏膜皮肤交界。其前方即可见睑板腺开口。Riolan 肌构成灰线,且为睑板前眼轮匝肌。最前方的结构是皮肤,并发出毛囊。上睑有大约 100 根睫毛,下睑约有 50 根睫毛,并不规则地排列 2 至 3 行。蔡氏腺是毛囊根部的油脂腺。莫氏腺是眼睑边缘的小汗腺。

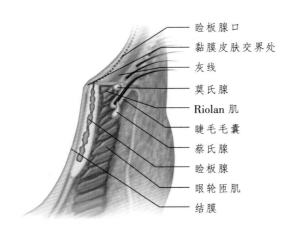

睑板腺口
黏膜皮肤交界处
灰线
莫氏腺
Riolan 肌
睫毛毛囊
蔡氏腺
睑板腺
眼轮匝肌
结膜

图 15.5　下睑缘的解剖。

灰线是眼睑重建手术的重要解剖结构,如睑缘撕裂修补术或楔形病灶切除修补术。若无法精确重建,可形成凹槽,并导致眼球表面暴露且同时影响美观。

额、颞和面中部解剖

面部三维结构指导手术分区。面部区域少有变异,可划分为以下结构:皮肤、皮下组织、浅表肌肉腱膜系统(SMAS)、表情肌、疏松结缔组织和面部深筋膜。

前额

前额指面部的上 1/3 部分。前额分层包含皮肤、皮下组织、额肌(包覆于帽状腱膜中,并延续成浅表肌肉腱膜系统)、疏松结缔组织、骨膜和额骨(图 15.6)。额肌前表面可见第一对颅神经的感觉支和血管走行。

额颞部

额颞部包含皮肤、皮下组织、颞浅或颞顶筋膜(与 SMAS 连续)、疏松结缔组织、颞浅脂肪垫周围的颞深筋膜和颞肌(图 15.6)。在颞动脉活检中,可见颞浅动脉位于浅层和深层颞肌筋膜之间的疏松结缔组织中。

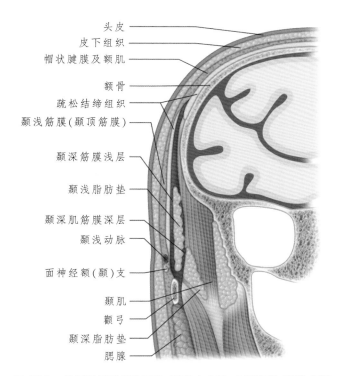

图 15.6　前额及额颞部的层次。颞部由皮肤、皮下组织、颞浅或颞顶筋膜[由颞浅脂肪垫及颞肌周围的浅表肌肉腱膜系统(SMAS)延续而成]、疏松结缔组织、颞深筋膜组成。

图中标注(从上到下):
头皮
皮下组织
帽状腱膜及额肌
额骨
疏松结缔组织
颞浅筋膜(颞顶筋膜)
颞深筋膜浅层
颞浅脂肪垫
颞深肌筋膜深层
颞浅动脉
面神经额(颞)支
颞肌
颧弓
颞深脂肪垫
腮腺

但注意切勿损及在颞浅筋膜中行走的面神经。

眉部

眉部的皮肤较眼睑厚,比前额薄。上视和下视两者均能改变眉毛的位置,进而影响上眼睑的位置。收缩额肌可使上眼睑上提 2mm。眼轮匝肌、皱眉肌和降眉间肌均能使眉毛降低(图 15.3)。

额肌和眼轮匝肌在眶上缘的上方相互交叉。在额肌后面是眉脂肪垫,又名上睑眼轮匝肌下脂肪垫(ROOF),以眶隔为界与眶周脂肪垫隔开(图 15.2a)。随着年龄老化,眉脂肪垫可以增加眉部下方的丰满度,以及上眼睑的下垂和丰满度。ROOF 与下眼睑的眼轮匝肌下脂肪垫(SOOF)相延续。

面中部

面中部三维结构对下眼睑修复及面中部除皱术极为重要。下眼睑的眼轮匝肌下脂肪垫(SOOF)位于眼轮匝肌和骨膜之间(图 15.2a)。浅表肌肉腱膜系统(SMAS)围绕着面部表情肌。韧带附着于 SMAS 和真皮层之间。同时,SMAS 其下方骨骼提供并支撑了脸部表情。眶颧韧带附着于眶下缘处被 SMAS 包绕的眼轮匝肌[1]。颧骨膜及颧弓延伸出颧弓韧带,经颧部脂肪垫止于颧部皮肤。

手术注解

下睑位置异常

除外下睑本身的下移,面中部的下垂及下降对下睑位置亦有极大影响[1]。当进行下睑和面中部手术时,应当切除从下睑缘到唇部区域的少许皮肤(如有需要)、肌肉和软组织。任何向下的因素例如前板层缩短(比如瘢痕)、韧带薄化或软组织减少都易使下眼睑受累。除了直接水平或斜向缝合伤口,还需要在下睑的外上方及外眦将组织悬吊或缝合,可增加手术成功率及效果的持续时间。

鼻颧沟、睑颊沟及颧部的处理

随着年龄增长,面中部的软组织逐渐下垂,韧带菲薄及眶周脂肪突出。眶隔的薄弱处及眶颧韧带延长导致眶脂肪前突,使得鼻颧沟(又称泪槽)、泪沟及睑颊沟更加突出(图 15.7)[2]。泪槽畸形及睑颊沟的选择性手术需要松解位于缘弓处的眶颧韧带,同时重新分

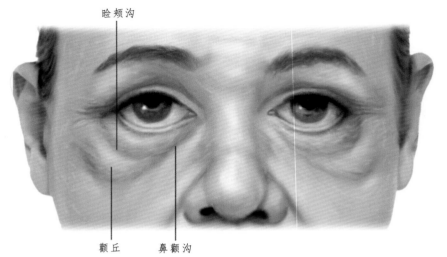

睑颊沟

颧丘　　鼻颧沟

图 15.7　面部的老化改变。鼻颧沟（泪沟）、睑颊沟、颧丘可见于老化的面部。

布眶周脂肪垫及重新紧实眼轮匝肌[3]。

在颧骨区域，眼轮匝肌下脂肪垫（SOOF）会随着年龄增长而下垂。悬吊颧弓韧带，以及无论在骨膜下或骨膜前切开、移植填补和上提 SMAS 及 SOOF，均可改善面中部下垂[4,5]。了解这些结构就能理解随年龄增长所形成的双凸出的眼袋。切除手术必须保留的主要结构是位于眼眶下 1cm 处从上颌骨的眶下孔穿出的眶下神经，其旁边可见颧面神经和颧颞神经，这些较小感觉神经的损伤后果可能会比眶下神经损伤较轻。

神经、血管和淋巴管

神经

除了先前描述的神经支配，还有三叉神经分出的眼支（CN V1）及上颌支（CN V2）支配眶周区域的感觉纤维。面部表情肌接收面神经分出（CN Ⅶ）的运动神经支支配。眶周的神经支配详见第 13 章。

血管

颈内动脉及颈外动脉供应眶周区，形成丰富的血管吻合。这些血管吻合支组成上睑的两个动脉弓：边缘弓及周围弓。边缘弓（眼睑动脉下弓）距离在睑板之前的睑缘 2mm。周围弓（眼睑动脉上弓）位于 Müller 肌及上睑提肌之间。在上睑下垂修复术中，可见到 Müller 肌表面的扭曲的血管，即为周围弓，并可作为与上睑提肌的鉴别方法。两个动脉弓均可在眼睑手术时导致大量出血。下边缘弓位于下睑的下睑板缘。

睑板前组织的静脉回流至内眦静脉及颞浅静脉。

睑板后组织静脉回流至眶周更深层的静脉，包括眶静脉、翼丛及面前静脉的深支。眶周血供详见第 13 章。

淋巴管

一般认为内睑和中下眼睑引流到下颌下淋巴结，上睑、内眦及外下眼睑引流到耳前淋巴结[6]。但近年研究表明淋巴回流存在很大的变异。最近证明，耳前淋巴池可能负责大部分眼睑的淋巴回流[7,8]。

（杨伊兰 译）

参考文献

1. Lucarelli MJ, Khwarg SI, Lemke BN, Kozel JS, Dortzbach RK. The anatomy of midfacial ptosis. Ophthal Plast Reconstr Surg 2000; 16(1):7–22

2. Kikkawa DO, Lemke BN, Dortzbach RK. Relations of the superficial musculoaponeurotic system to the orbit and characterization of the orbitomalar ligament. Ophthal Plast Reconstr Surg 1996; 12(2):77–88

3. Korn BS, Kikkawa DO, Cohen SR. Transcutaneous lower eyelid blepharoplasty with orbitomalar suspension: retrospective review of 212 consecutive cases. Plast Reconstr Surg 2010;125(1):315–323

4. Hoenig JA, Shorr N, Shorr J. The suborbicularis oculi fat in aesthetic and reconstructive surgery. Int Ophthalmol Clin 1997; 37(3):179–191

5. Aiache AE, Ramirez OH. The suborbicularis oculi fat pads: an anatomic and clinical study. Plast Reconstr Surg 1995;95(1):37–42

6. Cook BE Jr, Lucarelli MJ, Lemke BN, et al. Eyelid lymphatics II: a search for drainage patterns in the monkey and correlations with human lymphatics. Ophthal Plast Reconstr Surg 2002;18(2):99–106

7. Nijhawan N, Marriott C, Harvey JT. Lymphatic drainage patterns of the human eyelid: assessed by lymphoscintigraphy. Ophthal Plast Reconstr Surg 2010;26(4):281–285

8. Echegoyen JC, Hirabayashi KE, Lin KY, Tao JP. Imaging of eyelid lymphatic drainage. Saudi J Ophthalmol 2012;26(4):441–443

第 16 章
鼻腔和鼻旁窦

Joe Iwanaga 、*Tsuyoshi Saga*、*Koichi Watanabe*

引言

鼻腔处于面部中央区,由鼻中隔将其一分为二,构成呼吸道的最上部,前方经鼻孔与外界环境相通,后方经后鼻孔达鼻咽部。鼻腔可分为两个区域:鼻前庭和鼻腔。鼻前庭是进入鼻孔后鼻腔的起始部,它内衬上皮组织,还有毛发(鼻毛)和皮脂腺。鼻腔紧随鼻前庭之后,是一个内衬黏膜的大空间。鼻腔被三块起始于鼻外侧壁并向下弯折的鼻甲分为四个鼻道(上鼻道、中鼻道、下鼻道和总鼻道)。除总鼻道外,其余每个鼻道都位于相应鼻甲的下方。上鼻道在上鼻甲的下方,中鼻道在中鼻甲下方,下鼻道在下鼻甲下方。总鼻道在鼻腔内侧区域,位于鼻中隔两侧并垂直延伸。根据功能的不同也可将鼻腔分为两个区域:嗅区和呼吸区。嗅区处于鼻腔的上部,内衬嗅上皮组织,具有嗅觉感受器。鼻腔的其余部分则为呼吸区[1-3]。

鼻腔顶

鼻腔顶由鼻骨、额骨、筛骨和蝶骨组成(图16.1)。其在冠状面上呈三角形。鼻腔顶非常窄,而鼻腔底则较宽。在矢状面上,在鼻腔中央区其高度最高,该区包含筛骨的筛板;在其前方或后方其高度都是逐渐下降的。鼻腔顶紧邻三个鼻旁窦:额窦、蝶窦和筛窦[1-3]。

鼻腔底

鼻腔底由上颌骨上表面和腭骨组成,这两者也共同构成了硬腭(图16.2)。上颌骨构成了鼻腔底的前2/3,而腭骨则构成其后1/3。切牙管位于鼻腔底前部,紧邻鼻中隔外侧。鼻腭神经和腭大动脉的末端从切牙管穿过[1-3]。

内侧壁(鼻中隔)

鼻中隔构成了鼻腔的内侧壁,并将其一分为二(图16.3)。组织学上鼻中隔由软骨部和骨性部组成。鼻中隔软骨位于鼻中隔前部,构成了其软骨部。鼻中隔后部为其骨部,主要由后下方的犁骨和上方的筛骨垂直板组成。鼻中隔最前下方的部分叫做鼻小柱,其位置较鼻中隔软骨边缘更靠前下方。鼻中隔常有弯曲和左右偏移,有时甚至阻塞了一侧的总鼻道。有报道称非创伤性鼻中隔偏曲发生率为20%~58%[4-6]。Guyuron等[7]将鼻中隔偏曲分为6种类型:鼻中隔斜形偏曲、C形偏曲(前后型或头尾型)、S形偏曲(前后型或头尾型)以及局部偏曲。最常见的鼻中隔偏曲是斜形偏曲,即鼻中隔无弯曲,但在冠状面向一侧倾斜,见于约40%的鼻中隔偏曲患者。第二常见的偏曲是C形前后型,约占32%,此型在冠状面上鼻中隔呈"C"字形弯曲。C形头尾型偏曲在冠状面上鼻中隔板呈"C"字形,见于4%的患者。S型偏曲的前后型和头尾

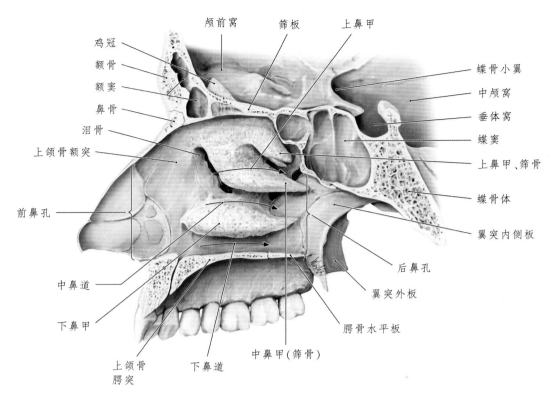

图 16.1 鼻腔矢状面（右侧）。（From THIEME Atlas of Anatomy, Head and Neuroanatomy. ⓒThieme 2010, Illustration by Karl Wesker.）

型分别占 9% 和 1%。局部偏曲约占所有鼻中隔偏曲患者的 14%[7]。

克氏区是鼻中隔一个非常重要的区域，也称利氏区。它位于鼻中隔的前部，供应鼻中隔的 5 条动脉汇聚于此，组成一动脉丛（图 16.4）。该区域常发生鼻出血，儿童尤其常见。

鼻腔外侧壁

鼻腔外侧壁具有三个前后走行并向内突向鼻腔的长鼻甲，它们的游离缘向下卷曲（图 16.4）。这些鼻甲分别称为上鼻甲、中鼻甲和下鼻甲，而其下方对应的鼻道分别为上鼻道、中鼻道、下鼻道。三条鼻道在鼻甲后方末端的鼻咽处合并，该部位称为鼻咽道。有时在上鼻甲的上方会有一个萎缩的高位鼻甲[8]。蝶筛隐窝在鼻腔后上方，位于鼻腔顶和上鼻甲之间。

中鼻道周围也有一些重要的结构。由筛窦筛泡细胞构成的筛泡突出于眶内侧壁，一部分暴露在中鼻道外侧壁上方。下鼻甲根部上方的较薄的骨性突起称为钩突。筛泡和钩突之间的深凹槽称为半月裂孔。

半月裂孔在其前部被筛泡突分为两部分，即上半月裂孔和下半月裂孔，它们参与了鼻旁窦的连通。鼻腔内侧壁内的漏斗状结构称为筛骨漏斗，其内侧被钩突包绕，外侧则为筛泡，其后至半月裂孔。中鼻甲前端前方的骨性凸起称为鼻丘。中鼻道前方的向外的凸起称为中鼻道前房[1-3]。

鼻泪管开口位于下鼻道前上部，从下方紧贴下鼻甲根部（图 16.5）。该切面图示意了鼻旁窦、鼻泪管及其在鼻腔的开口。

鼻腔血供

鼻腔内外侧壁均由筛前动脉、筛后动脉、蝶腭动脉、腭大动脉和上唇动脉这 5 条动脉供血（图 16.6）[2]。

筛前动脉和筛后动脉都是眼动脉的分支，它们在眶内发出，穿过筛骨进入鼻腔，主要为鼻腔上部区域供血。筛前动脉的一条分支向前走行，穿过鼻骨后为鼻黏膜供血。鼻腔的主要血供来源是蝶腭动脉。该动脉在翼腭窝内起始于上颌动脉，通过位于上鼻道后

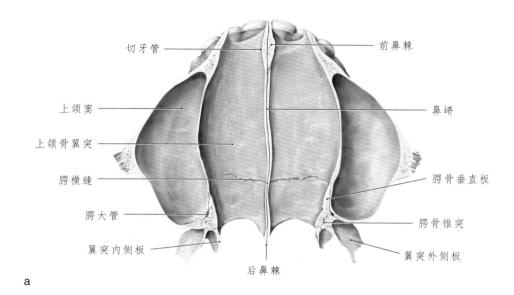

切牙管　　　　　　　　　　　　前鼻棘

上颌窦　　　　　　　　　　　　　鼻嵴

上颌骨翼突

腭横缝　　　　　　　　　　　　　腭骨垂直板

腭大管　　　　　　　　　　　　　腭骨锥突

翼突内侧板　　　　　　　　　　　翼突外侧板

后鼻棘

a

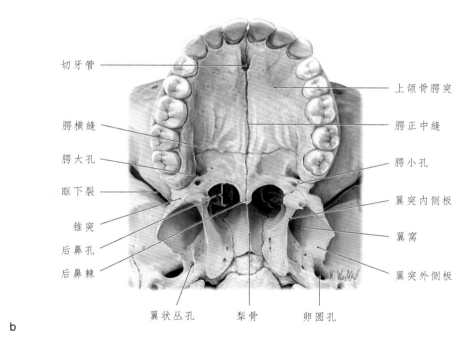

切牙管　　　　　　　　　　　　上颌骨腭突

腭横缝　　　　　　　　　　　　腭正中缝

腭大孔　　　　　　　　　　　　腭小孔

眶下裂　　　　　　　　　　　　翼突内侧板

锥突　　　　　　　　　　　　　翼窝

后鼻孔

后鼻棘　　　　　　　　　　　　翼突外侧板

翼状丛孔　　　型骨　　　卵圆孔

b

图 16.2　鼻腔底。鼻腔底主要由上颌骨上表面和腭骨组成。在鼻腔底的前部分,切牙管紧邻鼻中隔外侧面。(a)上面观。(b)下面观。(From THIEME Atlas of Anatomy, Head and Neuroanatomy. © Thieme 2010, Illustrations by Karl Wesker.)

方外侧壁上的蝶腭孔进入鼻腔。之后该动脉发出数条分支,其两条主要分支走行于鼻中隔后部和鼻腔外侧壁后部。腭大动脉是腭降动脉的终末支,通过切牙管进入鼻腔为鼻腔下部供血。上唇动脉是面动脉的分支,通过上唇的软组织进入鼻腔,为鼻腔的前部和下部供血。这些动脉在鼻腔外侧壁和鼻中隔相互吻合,其吻合区位于鼻中隔前部,称为克氏区(图16.6b)[1-3,9]。

鼻腔的感觉神经支配

鼻腔的感觉神经支配可被鼻前棘和蝶筛隐窝的连线分为两个区域(图16.7)。鼻腔上部由筛前神经支配,筛前神经是眼神经(三叉神经第一分支)的一条分支,它与筛前动脉伴行,经筛骨进入鼻腔,走行于鼻腔的前部和上部区域。鼻腔下部区域由上颌神经(三叉

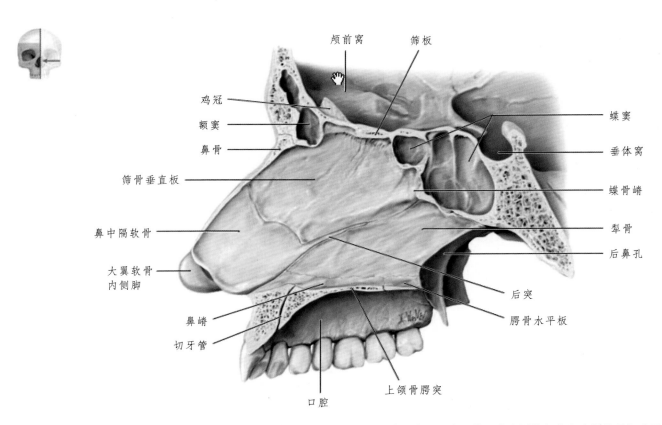

图 16.3 鼻中隔。左侧旁矢状切面观。在组织学上,鼻中隔由两部分组成:软骨部和骨部。位于鼻中隔前部的鼻中隔软骨组成了其软骨部,骨部位于鼻中隔后部,由后下方的犁骨和上方的筛骨垂直板构成。(From THIEME Atlas of Anatomy, Head and Neuroanatomy. © Thieme 2010, Illustration by Karl Wesker.)

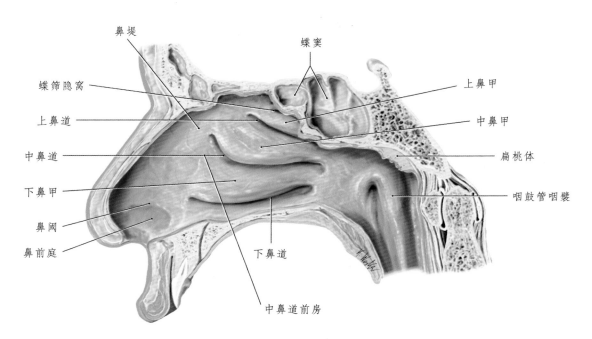

图 16.4 鼻腔右外侧壁。(Modified from THIEME Atlas of Anatomy, Head and Neuroanatomy. ©Thieme, 2010, Illustration by Karl Wesker.)

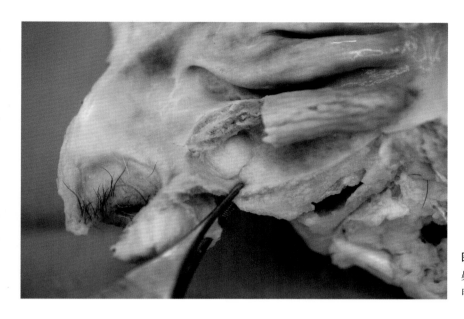

图 16.5 左侧下鼻道(尸体解剖)。切除下鼻甲前部分。可观察到鼻泪管开口位于下鼻甲附件的下方。

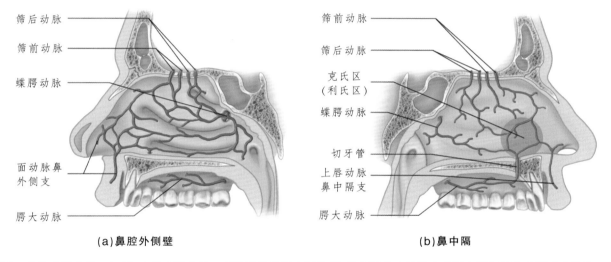

(a)鼻腔外侧壁

(b)鼻中隔

图 16.6 鼻腔动脉血供。(a)鼻中隔动脉血供。克氏区位于鼻中隔前部,鼻中隔的 5 条供血动脉在该区域吻合形成动脉丛。(b)鼻腔外侧壁动脉血供。

神经第二分支)的一条分支支配。鼻腭神经和腭大神经后上内侧支支配该区域鼻中隔的感觉,其中颚大神经后上内侧支支配该区域的上半部分,而鼻腭神经则支配下半部分。腭大神经鼻后上外侧支和鼻后下支支配该区域鼻腔外侧壁的感觉。

鼻旁窦、鼻泪管及其鼻腔开口

额窦

　　额窦通常在中线附近分为两个窦房(表 16.1,图 16.8),但有时也由多个窦房组成。双侧额窦延伸进入额骨,位于额骨的眉弓之后。额窦与颅腔、眶窝、筛房和鼻腔相邻。其窦房有时延伸很广,向后可覆盖整个眶顶。已经有关于额窦发育不全的报道。在一篇报道中,其额窦高 24.3mm(范围 5.0~66.0mm),从中线至外侧壁宽 29.0mm(范围 17.0~49.0mm),前后方向长 20.5mm(范围 10.0~46.5mm)[3]。额窦下行穿过筛骨后继续通往鼻腔开口。在筛骨内的额窦部分称为额隐窝,可起到引流额窦的作用。额窦通常开口在半月裂孔或筛漏斗。其引流方式取决于前方钩突的位置,如果钩突插入眶板(筛骨纸板),筛漏斗盲端止于上方,则额隐窝开口通向中鼻甲或筛泡上隐窝;如果钩突插入颅底或中鼻道,额隐窝则通过筛漏斗通向中鼻道。

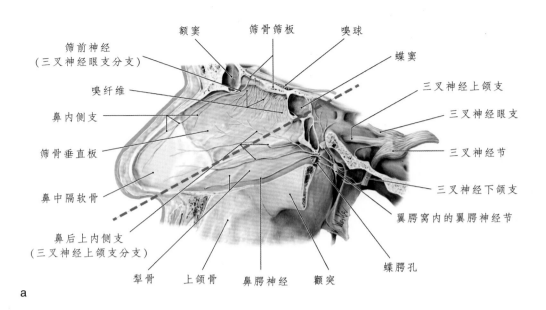

a

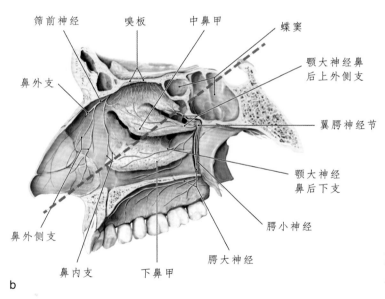

b

图 16.7　鼻腔的感觉神经支配。(a)鼻中隔的感觉神经支配。(b)鼻腔外侧壁的感觉神经支配。(Modified from THIEME Atlas of Anatomy, Head and Neuroanatomy. © Thieme 2010, Illustrations by Karl Wesker.)

表 16.1　鼻旁窦、鼻泪管及其鼻腔开口

鼻旁窦	开口
额窦	半月裂孔(中鼻道)或筛漏斗(中鼻道)
筛前窦	筛漏斗(中鼻道),侧隐窝(中鼻道)
筛后窦	蝶筛隐窝
蝶窦	蝶筛隐窝
上颌窦	筛漏斗(中鼻道),副开口(中鼻道)
鼻泪管	下鼻甲根部前缘(下鼻道)

筛漏斗的盲端则称为终房。

手术注解（额骨骨折的额窦颅腔化和前颅底重建）

额窦颅腔化用于修复损伤至额窦后板伴脑脊液漏的额骨严重骨折,也用于切除连通颅腔和鼻腔的前颅底肿瘤(图 16.9)。额窦颅腔化通过移除额窦后板使额窦成为颅腔的一部分。其经额骨入路常选用双冠状缝皮肤切口。在切开颅骨软组织的同时需为前颅底制备一块骨皮瓣,通常选用颞骨膜皮瓣或额骨膜皮瓣。在颅骨切开后,移除额窦后板及其全部黏膜,再将软组织皮瓣移植到刚好高于额窦和额鼻管汇合点的前

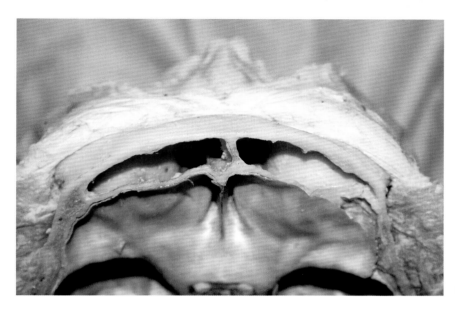

图 16.8　额窦（尸体解剖）。颅顶和大脑已移除。

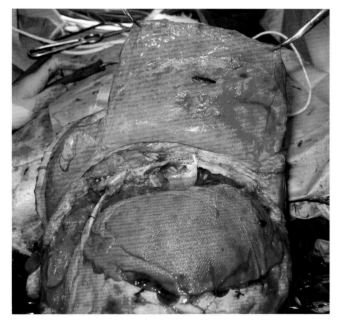

图 16.9　额窦颅腔化的术中所见。图为一额骨粉碎性骨折病例。额窦后壁及黏膜已移除，用额部肌骨膜皮瓣重建前颅底。图示即为刚制备完成的额部肌骨膜皮瓣。

颅底，使颅腔和鼻腔不再相通。

　　仅仅是额骨前板骨折时无需行额窦颅腔化，骨折处的复位和固定是最有效的方法。在额鼻管处放置引流管有助于防止额窦内积液的流出[10,11]。

筛窦和额隐窝周围窦

　　筛窦位于筛骨迷路中，由许多小气房组成（图

16.10）。筛窦与眶内侧壁毗邻，向外临近筛骨迷路的眶板，向内沿筛骨迷路内侧壁延伸至鼻腔（表 16.2）。筛窦通常有五块骨性隔板，称为筛骨纸板，纸板将筛窦前后分隔。纸板按前后次序编号。第一纸板延伸至钩突。第二纸板起始于筛泡后壁。第三纸板形状规整，是五块纸板中最厚的一块，它起始于中鼻甲。第四纸板延伸至上鼻甲。第五纸板支撑上鼻甲，第五纸板（上鼻甲基板）位于蝶筛隐窝前方[12]。筛窦通常由第三纸板分隔为两部分：前筛窦和后筛窦。

　　后筛窦是引流蝶筛隐窝的气房。有时后筛窦在蝶窦内，因此视神经和颈内动脉则暴露于该窦房。这些组成了蝶筛窦的房有时也称为 Onodi 气房[8]。有时将前筛窦内位于第二块和第三块薄板之间的窦房称为中筛窦；但该术语现在已不使用[9]。

　　构成前筛窦的筛泡气房位于中鼻甲和钩突之间（即中筛窦）或其后方。筛泡气房一般通向位于其后方的外侧隐窝，它们有时构成窦的结构，称为外隐窝窦。额窦的引流途经第一和第二纸板之间，经筛漏斗通向中鼻道。这条引流通道并不是一条形状简单的管道，而是不规则的窦房。因此，"额鼻管"这一术语目前较少使用[9]。前筛窦前上方及环额窦引流路径的窦房（额隐窝）称为额隐窝气房。筛漏斗周围及向它开口的窦房称为筛漏斗气房。

　　在筛窦前方，有一些气房起源于上颌骨额突。鼻丘气房、额筛气房和额泡气房均属于此类气房。单鼻丘窦房通常位于鼻丘后方，向前凸向中鼻甲。CT 显示在超过 90% 的病例中，该窦房在冠状面上处于最表层[13,14]。

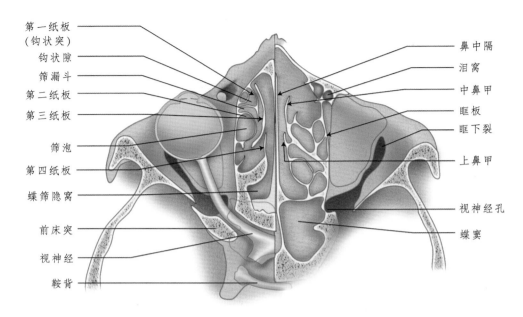

图 16.10 右侧筛窦的水平断面。

表 16.2 筛窦纸板

基板	相关结构
第一纸板	钩状突
第二纸板	筛小房后壁
第三纸板(中鼻甲基板)	中鼻甲
第四纸板	上鼻甲
第五纸板	上鼻甲

这是经额隐窝行内镜手术的重要解剖标志。朝向泪骨的气房(在鼻丘气房下方)称为泪小房。

手术注解:筛窦手术中出血的原因

在涉及眶内侧壁的操作中,如骨折修复(眶内侧壁骨折等)、肿瘤切除或者筛窦手术,意外的大出血时有发生(图 16.11)。出血常常是由于损伤了筛前动脉或筛后动脉。这些动脉是眼动脉的分支,通常随视神

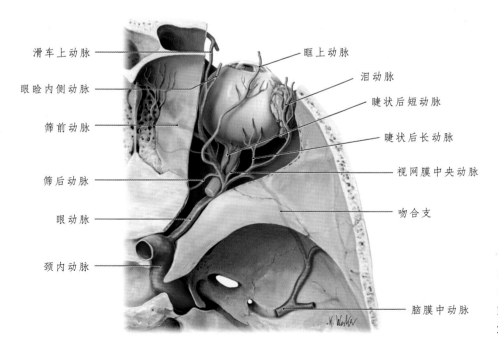

图 16.11 筛前动脉和筛后动脉。(From THIEME Atlas of Anatomy, Head and Neuroanatomy. ©Thieme 2010, Illustration by Karl Wesker.)

经经视神经管进入眼眶。随后这些动脉和神经通常在眶内侧壁上部分别经筛前孔和筛后孔穿过眶内侧壁。筛前动脉供血给前筛窦、中筛窦以及额窦。进入颅腔后,筛前动脉发出脑膜支,最终通过筛孔进入鼻腔为其供血。筛前动脉的终末支从鼻骨和鼻外侧软骨之间的鼻背穿出。筛后动脉从后筛管穿出眼眶并供血给后筛窦,然后进入颅腔后分出脑膜支,最终进入鼻腔为其供血[15]。

蝶窦

　　蝶窦位于筛窦后方的蝶骨体内,构成了鼻腔顶的后部(图 16.12)。一块骨性隔板将其分隔为两个窦房。大多数情况下,该骨性隔板与中线偏离。蝶窦通过蝶窦前壁的小孔通向蝶筛隐窝(上鼻甲上后方)。它与颅腔的重要结构毗邻,包括视神经、视交叉、垂体、颈内动脉和海绵窦[3,16]。

上颌窦

　　上颌窦处于上颌骨内,是鼻旁窦中容积最大的窦腔(图 16.13)。上颌窦主要经筛漏斗通向中鼻道,其开口称为自然孔。上颌窦在中鼻道有一个或多个副开口。上颌窦呈锥形,其基底部为鼻腔外侧壁,其顶点延伸至颧突。上颌窦的顶部构成了眶底,向内延伸至眶下裂[1,2]。上颌窦可由隔板,将其分为多个相互交通的窦房。这些窦房的大小从 9.5mL 到 20.0mL 不等,平均为 15.0mL[3]。上颌窦中有一些重要的结构。鼻泪管位于上颌窦内侧壁的前部。眶下神经是上颌神经的一条

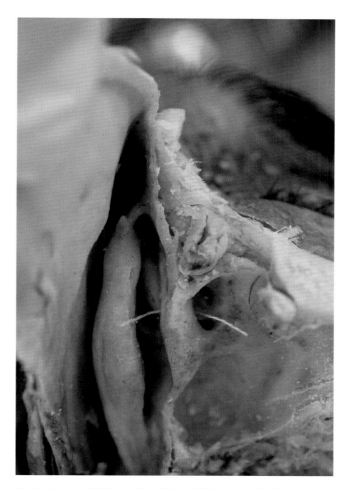

图 16.13　上颌窦(左侧上颌窦,下面观)。白线指示的是左上颌窦的自然开口(切除上颌骨基底及鼻骨基底后,后外侧观)。

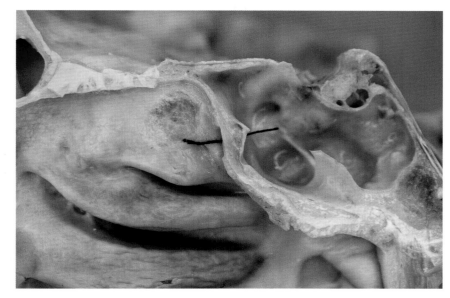

图 16.12　右侧蝶窦矢状面。黑线指示蝶窦开口。

分支，它穿过上颌窦顶部的一处骨壁（眶下裂）走行至上颌皮肤。上颌神经发出三条分支：上牙槽神经后支、上牙槽神经中间支和上牙槽神经前支以支配上颌牙齿。上牙槽神经后支在上颌神经即将进入眶下裂之前发出，上牙槽神经中间支从眶下裂后部发出，而上牙槽神经前支则在其即将出眶下裂前发出。上牙槽神经各支分别走行于上颌窦的骨壁的颞下面（后支）、外侧壁（中间支）和前面（前支）；它们相互交通，支配牙齿。在上颌骨后部，上颌骨与翼突外侧板相连构成翼上颌裂。翼腭窝位于翼上颌裂内，并由此发出上颌神经终末支和上颌动脉终末支。腭降动脉和腭大神经在翼腭窝下方穿过腭大管，走行至腭骨[1]，它们在 Le Fort I 式截骨术中非常重要。

手术注解（Le Fort I 式截骨术和上颌骨骨折）

下鼻道病变的手术治疗（如用 LeFort I 式截骨术或上颌窦引流治疗上颌骨骨折）有时更常见于整形外科。在这些情况下，外科医生必须注意下鼻道的两个重要结构。一个是位于下鼻甲下方的下鼻道前端的鼻泪管开口；另一个则是位于上颌窦下方腭大管内的腭降动脉。上颌骨术后很少会发生鼻泪管阻塞，通常是由继发感染或直接损伤了 Hasner 瓣造成的[17,18]。所以打开上颌窦时，至下鼻道的引流通道应足够向后，以保护 Hasner 膜。在 Le Fort I 式截骨术中，腭降动脉（图 16.14）有潜在的大出血风险。为避免损伤腭降动脉，凿子或骨锯应在手术分离至腭降动脉之前就停用，转而使用钝性分离将骨折部分与上颌骨剩余的后部分开。Li 等人[19]指出梨状缘至腭降动脉的平均距离为 35.4mm（31.0~42.0mm），他们发现腭大孔位于第二磨牙和第三磨牙之间，翼上颌裂至腭大孔之间的平均距离为 6.6mm（2.0~10.0mm）[19]。

鼻泪管口（Hasner 瓣）

鼻泪管斜向开口于下鼻道的鼻外侧壁，在下鼻甲根部前缘附近（图 16.15）。在尸体解剖研究中[20]，鼻泪管开口距鼻孔前缘 36.60±3.92mm，距鼻孔前缘的水平距离为 19.20±3.21mm，距鼻底部的垂直

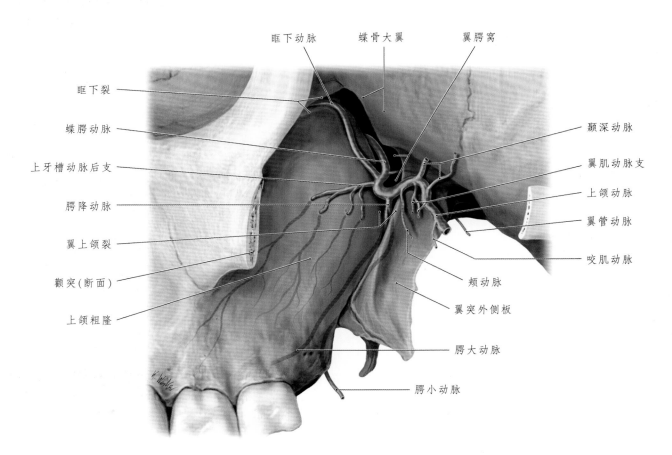

图 16.14 腭降动脉。左侧面观。腭降动脉起始于翼腭窝内的上颌动脉，并沿腭大管下行。腭降动脉进入腭骨腭大孔后成为腭大动脉。（From THIEME Atlas of Anatomy, Head and Neuroanatomy. ©Thieme 2010, Illustration by Karl Wesker.）

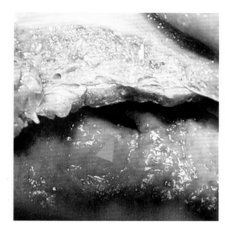 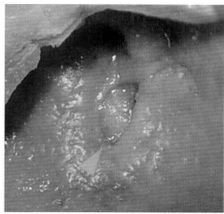 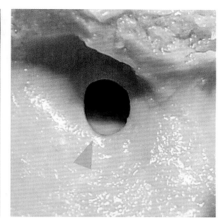

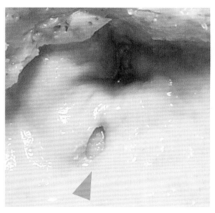 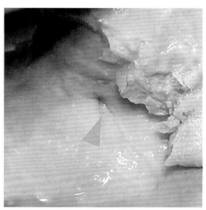

图 16.15 各种鼻泪管开口。橙色箭头指示鼻泪管开口。可以看到不同类型的开口。从左上至右下：裂缝型（右侧）、假梗阻型（右侧）、大口型（左侧）、小口型（右侧）和针孔型（左侧）。

距离为 14.10±3.76mm。Hasner 瓣的形状多变，介于圆形和纵裂形之间，不同形状所占比例在不同研究中有差异。Schaeffer[21]报道称椭圆形多出现在欧洲人中。相反，Orhan 等人[22]报道最常见的为垂直裂缝形。在我们的研究中，观察到最多的是裂缝形（图16.3）[20]。

表 16.3 各种鼻泪管开口

鼻泪管开口	发生率（%）
大口型	17
小口型	15
针孔型	14
裂缝型	32
假梗阻型	22
梗阻型	0

（李雄伟 何牧 译）

参考文献

1. Clemente CD, ed. Gray's Anatomy. Philadelphia: Lea & Febiger; 1985
2. Moore KL, Dalley AF, Agur AMR. Clinically Oriented Anatomy. Philadelphia: Lippincott Williams & Wilkins; 2013
3. Lang J. Clinical Anatomy of the Nose, Nasal Cavity and Paranasal Sinuses. New York: Thieme; 1989
4. Blaugrund SM. Nasal obstruction: The nasal septum and concha bullosa. Otolaryngol Clin North Am 1989;22(2):291–306
5. Earwaker J. Anatomic variants in sinonasal CT. Radiographics 1993;13(2):381–415
6. Pérez-Piñas I, Sabaté J, Carmona A, Catalina-Herrera CJ, Jiménez-Castellanos J. Anatomical variations in the human paranasal sinus region studied by CT. J Anat 2000;197(Pt 2):221–227
7. Guyuron B, Uzzo CD, Scull H. A practical classification of septonasal deviation and an effective guide to septal surgery. Plast Reconstr Surg 1999;104(7):2202–2209, discussion 2210–2212
8. Janfaza P, Nadol JB, Galla RJ, Fabian RL, Montgomery WW, eds. Surgical Anatomy of the Head and Neck. Cambridge, MA: Harvard University Press; 2011
9. Stammberger HR, Kennedy DW; Anatomic Terminology Group. Paranasal sinuses:anatomic terminology and nomenclature. Ann Otol Rhinol Laryngol Suppl 1995;167:7–16
10. Ruggiero FP, Zender CA. Frontal sinus cranialization. Oper Tech

Otolaryngol—Head Neck Surg 2010;21(2):143–146

11. Strong EB, Pahlavan N, Saito D. Frontal sinus fractures: a 28-year retrospective review. Otolaryngol Head Neck Surg 2006;135(5): 774–779

12. Kim SS, Lee JG, Kim KS, Kim HU, Chung IH, Yoon JH. Computed tomographic and anatomical analysis of the basal lamellas in the ethmoid sinus. Laryngoscope 2001;111(3):424–429

13. Wormald PJ. Surgery of the frontal recess and frontal sinus. Rhinology 2005;43(2):82–85

14. Wormald PJ. Three-dimensional building block approach to understanding the anatomy of the frontal recess and frontal sinus. Oper Tech Otolaryngol—Head Neck Surg 2006;17(1):2–5

15. Erdogmus S, Govsa F. The anatomic landmarks of ethmoidal arteries for the surgical approaches. J Craniofac Surg 2006;17(2):280–285

16. Kim HU, Kim SS, Kang SS, Chung IH, Lee JG, Yoon JH. Surgical anatomy of the natural ostium of the sphenoid sinus. Laryngoscope 2001;111(9):1599–1602

17. Osguthorpe JD, Calcaterra TC. Nasolacrimal obstruction after maxillary sinus and rhinoplastic surgery. Arch Otolaryngol 1979; 105(5):264–266

18. Serdahl CL, Berris CE, Chole RA. Nasolacrimal duct obstruction after endoscopic sinus surgery. Arch Ophthalmol 1990;108(3):391–392

19. Li KK, Meara JG, Alexander A Jr. Location of the descending palatine artery in relation to the Le Fort I osteotomy. J Oral Maxillofac Surg 1996;54(7):822–827

20. Tanaka K. An anatomical study of the inferior nasal meatus region of the human nasolacrimal duct. Kurume Igakkai Zasshi 2008;71: 38–52(in Japanese)

21. Schaeffer JP. Types of ostia nasolacrimalis in man and their genetic significance. Am J Anat 1912;13:183–192

22. Orhan M, Ikiz ZAA, Saylam CY. Anatomical features of the opening of the nasolacrimal duct and the lacrimal fold (Hasner's valve) for intranasal surgery: a cadaveric study. Clin Anat 2009;22(8):925–931

Hideaki Rikimaru

第 **17** 章
外鼻

引言

鼻部位于面中心,是最能给予他人深刻印象的部位。鼻子是一个复杂的三维立体构造,因个体、性别、种族的不同而不同。这个复杂的器官由皮肤、软组织、骨、软骨和黏膜构成,且在鼻部的不同区域,构成比例不同。鼻部的血管供应和神经支配也十分复杂。在一个很小的区域内就有可能有许多的血管和神经分布。因此,深刻理解其解剖对鼻部手术至关重要。

鼻的外部解剖

从侧面观察鼻子的骨骼结构可以看到,鼻骨的顶端通过鼻额缝隙与额骨相连。其连接的中线中心点即为鼻根点。鼻根点下方最低平的位置即为鼻根,通常情况是在内眦韧带稍偏上的位置。从皮肤表面看,鼻部最低点与鼻根点并不一致,主要受这个部位的皮下脂肪和表情肌的影响。沿着鼻根点一直向下延伸的部分称之为鼻背。鼻背在眼角连线处最狭窄,此处也是内眦韧带附着的地方,并随着降鼻动作而变宽。鼻上下外侧软骨的连接点称为鼻尖上断点,即为鼻背的下界。在鼻尖上断点的下方,最凸出的部分即为鼻头,最高点称为鼻尖。鼻头的下极为鼻小柱的顶点,即为鼻翼软骨外侧脚与内侧脚形成的交角。在鼻尖下方以及鼻最低点之间的区域称为鼻尖下小叶。鼻小柱起始于鼻中隔的下缘,止于鼻唇交界处(图 17.1)。

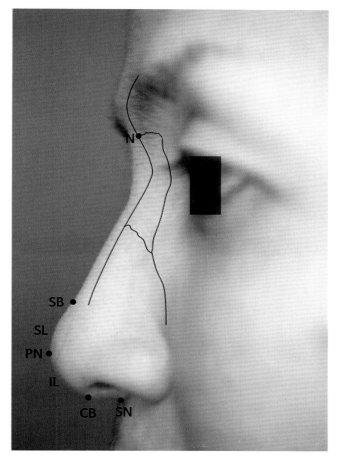

图 17.1 外鼻的侧面观。CB,小柱断点;IL,鼻尖下小叶;N,鼻根点;PN,鼻突点;SB,鼻尖上断点;SL,鼻尖上小叶;SN,鼻中隔下点。

从下方看,鼻孔的大小和鼻小柱的长短直接影响鼻子的整体外观。一般来说,鼻翼的宽度和鼻小柱的长度基本一致。此外,鼻孔的高度通常是鼻头厚度的两倍[1];但是不同人种,鼻子的外形及比例相差会很大(图 17.2)[2,3]。

皮肤

鼻部皮肤的特点是其上下部分差异很大。鼻子上部的皮肤较薄且活动性好。当面部表情变化时这个区域的皱纹就容易被看到。相反地,鼻子下部的皮肤较厚且与基底组织粘连较严。因而这个区域的皱纹基本看不到。皮肤和皮下的软骨对于鼻部的三维立体结构都有着重要的作用。鼻子下部的皮肤有很多的外分泌腺,包括皮脂腺和汗腺。关于鼻部皮肤的厚薄,Lesserd 和 Daniel 曾报道过鼻根部最厚的皮肤厚度为 1.25mm,而鼻骨交界处最薄的皮肤厚度为 0.6mm[1,4]。这也就是说,鼻部皮肤最薄的地方位于鼻子中部(鼻骨交接处),然后向上下两端逐渐增厚。在鼻小柱和鼻翼交界的地方皮肤也较薄。在鼻尖处,有一个由鼻孔内缘和鼻翼缘形成的无皮下组织的三角区域(图 17.2)。

皮下组织层

Lesserd 和 Daniel 指出鼻部皮肤下方一共有四层

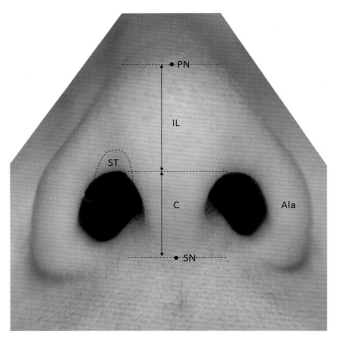

图 17.2 外鼻的下面观。C,鼻小柱;IL,鼻尖下小叶;PN,鼻突点;SN,鼻中隔下点;ST,软组织三角。

结构:浅表脂肪层、纤维肌层、深部脂肪层、骨膜层(图 17.3)。浅表脂肪层主要包括皮下脂肪和皮下紧密结缔组织,此层覆盖整个鼻部,但主要集中分布于眉间部和鼻尖部。纤维肌层主要由鼻部肌肉以及覆盖肌肉的纤维组织构成。这一层被称为鼻部浅表肌肉腱膜系统(SMAS),并与面部的浅表肌肉腱膜系统相连续。深部脂肪层主要由无纤维间隔的疏松脂肪构成,此层也决定了鼻部皮肤的活动度[5]。

鼻部的肌肉层

鼻部的肌肉根据不同的功能可分为四类:提肌、降肌、收肌、张肌(表 17.1)[1,4,6]。提肌主要包括降眉间肌、提上唇鼻翼肌、动鼻翼肌。这些肌肉的主要功能是提鼻和皱鼻以及开放鼻道。降肌主要包括鼻肌翼部和降鼻中隔肌。这些肌肉主要起着延伸鼻子和张大鼻孔的作用。收肌主要包括鼻肌横部,其主要作用是延伸鼻子和缩小鼻孔。张肌主要包括前鼻孔张肌和后鼻孔张肌,起扩大鼻孔的作用。这些肌肉主要受面神经的颧支支配。

鼻部的血供

鼻部主要供血由发自颈内、颈外动脉的四条动脉组成(表 17.2)。发自颈内动脉的是鼻背动脉和筛前动脉,它们同时也是眼动脉的分支。内眦动脉和上唇动脉这两支动脉均来源于面动脉,是颈外动脉的主要分支。

鼻背动脉从眼眶发出经过内眦韧带走形于皮下,并向斜下方延伸至鼻背的上部。筛前动脉也是眼动脉的另一个分支,从鼻骨和侧方软骨交界处发出,一直向下延伸至鼻尖部。内眦动脉是面动脉的分支动脉,具有很多的终末支,比如供应下鼻部的鼻旁动脉等等。上唇动脉主要负责鼻孔周围及鼻小柱的血液供应。

鼻部的血液回流主要依靠动脉的同名伴行静脉,最终汇入面静脉或经过眼静脉注入海绵窦。

鼻部的动静脉均走形于肌肉或者肌肉表面(纤维肌层,鼻部 SMAS 层)。因此手术时应在肌肉的深层进行剥离,以保留皮肤的血供,同时减少出血,也能减轻术后的水肿问题。尤其是在开放式的鼻部手术时,更要求精确的剥离层次。

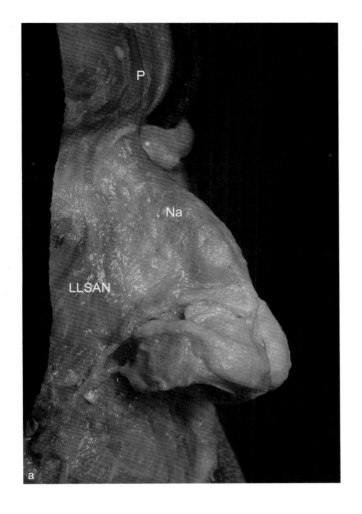

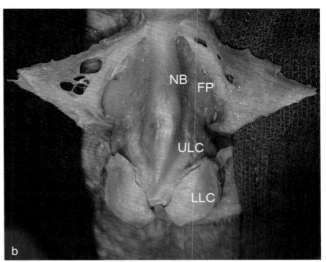

图 17.3 外鼻的软组织层。(a)在皮下组织层剥离外鼻。可以看到纤维肌肉层。LLSAN,提上唇鼻翼肌;Na,鼻肌;P,降眉间肌。(b)纤维肌肉层以及骨膜层被剥离,并向两侧掀开。可以看到骨和软骨结构。FP,上颌骨额突;LLC,下外侧软骨;NB,鼻骨;ULC,上外侧软骨。

鼻部的感觉神经系统

鼻部主要由四大神经支配,包括滑车上神经,滑车下神经,筛前神经和眶下神经(表 17.3)。滑车上和滑车下神经是三叉神经中眼神经的分支,发自眼眶的内缘,沿皮下走行一直延续至上鼻部。筛前神经由鼻骨和鼻侧方软骨交界处发出,由鼻背向下延续至鼻尖部。筛前神经受损时,鼻尖部可出现感觉异常。眶下神经是三叉神经中上颌神经的分支,由眶下孔发出,沿鼻背向下延续至鼻部的远端,包括鼻翼和鼻小柱。

表 17.1 鼻部肌肉

分类	运动	肌群
提肌	提升和缩短鼻子	降眉间肌
		提上唇鼻翼肌
		鼻顶部鼻肌
降肌	伸长鼻子和扩张鼻孔	鼻肌翼部
		降鼻中隔肌
收肌	缩小鼻孔	鼻肌横部
张肌	扩张鼻孔	前鼻孔张肌和后鼻孔张肌

表 17.2 鼻部的血供

动脉	起源	分布
鼻背动脉	眼动脉	鼻背上部
筛前动脉	眼动脉	鼻尖部
内眦动脉	面动脉	鼻下部的外侧
上唇动脉	面动脉	鼻孔及鼻小柱

表 17.3 鼻部的感觉神经

神经	起源	分布
滑车上神经	眼神经	鼻子的上部
滑车下神经	眼神经	鼻子的上部
筛前神经	眼神经	鼻背远端及鼻尖部
眶下神经	上颌神经	鼻子远端(鼻翼、鼻小柱等)

鼻部的骨与软骨结构

根据结构的不同,鼻部的骨和软骨框架可分为三个部分(图 17.4)。双侧的鼻骨以及上颌骨额突构成鼻子的上部,上部的鼻外侧软骨构成鼻子的中部,下部的鼻外侧软骨构成鼻子的下部。

在鼻子的上部,双侧的鼻骨以及上颌骨额突在水平平面构成锥形的穹隆。两侧的鼻骨呈矩形状并在鼻正中线处融合。从侧面观,鼻骨在鼻上 1/3 处突出形成一角度,被称为鼻额沟。鼻骨通过额鼻缝与其上方的额骨融合,通过鼻上颌缝与上颌骨额突连接。鼻骨下极与上端鼻外侧软骨相接。鼻骨在内侧面与额骨的鼻棘,筛骨的垂直板以及鼻中隔软骨共同构成鼻中隔。鼻骨的上端比较窄而厚,下端较为宽而薄。虽然鼻骨的结构和大小个体差异比较大。但是,Lessard 和 Daniel 给出了鼻骨从额鼻缝到鼻骨下极的平均长度为 25.1mm[4]。上颌骨额突是上颌骨向上延伸并与上方的额骨相连,中间与鼻骨相连,侧方与泪骨相连。上唇提肌以及眼轮匝肌都附着在额突上。内眦韧带也附着于鼻子最窄部分处的额突上。双侧内眦韧带的连线成为内眦线。以内眦线作为参考,鼻额缝大概位于此线上方 10.7mm,鼻额沟位于此线上方 5.8mm,距鼻骨下极的长度为 14.4mm[4]。

在鼻子的中部,上端的鼻外侧软骨构成鼻部的坚硬结构。在鼻骨与鼻外侧软骨的交界处,鼻骨覆盖于鼻外侧软骨之上,通过皮下致密结缔组织连接在一起。交界覆盖的部分称为基底部,交界处形成一个上方凹陷的新月形,中间部分最宽,向两侧逐渐变窄[7]。

在鼻外侧软骨的上部分,有一个重叠交界的区域,鼻外侧软骨的上端与鼻中隔软骨相互融合构成一个整体。但在不到 2/3 的位置仍然可以看到一条线性的缝隙(图 17.5)。部分人认为鼻外侧软骨的上端是鼻中隔软骨的翼状延伸[8-10]。在最低的位置上,鼻外侧软骨的上端与下端鼻外侧软骨的侧翼相连,被称之为卷曲部[9]。对于大部分人来说,这个重叠交界区域都是不一样的,这一点主要涉及鼻尖的支撑机制[11]。

在鼻子的下部,双侧的鼻外侧软骨和鼻翼软骨是重要的支持结构,并且对鼻子下部分的外观起着决定性的作用(图 17.6)。下端鼻外侧软骨可以分成三个部分,即内侧脚、中间脚、外侧脚,各自与鼻子的外部轮廓相一致[12,13]。内侧脚主要形成鼻小柱,并分为两个部分:鼻小柱基底部和鼻小柱体部。软骨整体向内侧屈曲靠拢,类似于一个圆柱体的切面,两者就像从正面和侧面看到的圆柱体曲面。鼻小柱的基底部形成局部的凸起,而鼻小柱的体部是鼻小柱的主要构成部分。双侧的软骨从正面看是分开的。在开放性鼻整形手术中,不恰当的分离可造成鼻小柱软骨的分离。在鼻小柱体部的上端与软骨中间脚逐渐过渡,形成了小柱鼻翼交界区。在这个区域,从侧面看,软骨会向后方有一定的弯曲,也被称为旋转角[1,12]。中间脚主要就是鼻尖的周围部分,包括鼻尖以及软三角区。中间脚也可分为两个部分:鼻翼部和穹隆部。小叶部几乎是直的,但前后部是靠两侧软骨连接的。穹隆部的软骨从前面观向下弯曲弧度较大,从侧面观,其向后方的弯曲弧度也很明显。弯曲的部分就构成了鼻翼的穹隆部。Daniel(1992)认为小叶部的长度与鼻尖的外形相一致,而穹隆部则与软组织三角的形状一致。穹隆部

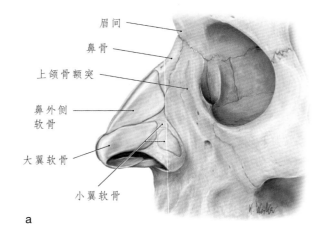

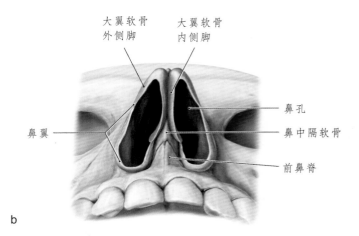

图 17.4 外鼻的骨和软骨结构。(a)左侧面观。(b)下面观。(Modified from THIEME Atlas of Anatomy, Head and Neuroanatomy. © Thieme 2010, Illustrations by Karl Wesker.)

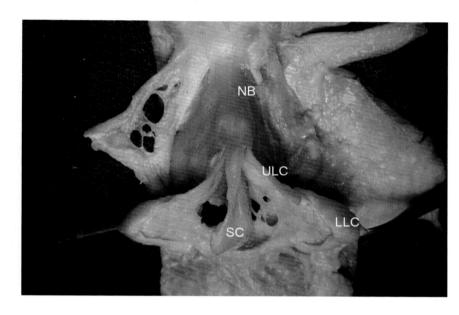

图 17.5 鼻子上端外侧软骨。上端外侧软骨和鼻中隔软骨部相互融合在一起,但在不到 2/3 处,仍可看见两者之间有一线性缝隙。LLC,下端外侧软骨;NB,鼻骨;SC,鼻中隔软骨;ULC,上端外侧软骨。

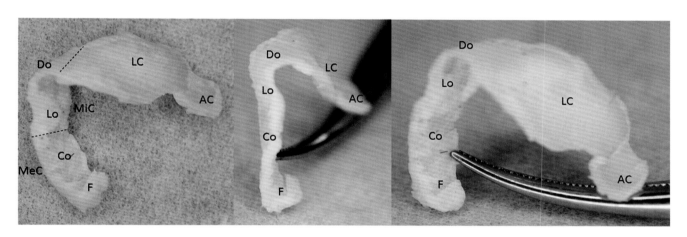

图 17.6 左侧鼻翼软骨(下端鼻外侧软骨)。AC,附件软骨;Co,鼻小柱段;Do,中间脚的背段;F,基底段;LC,外侧脚;Lo,中间脚的小叶段;MiC,中间脚;MeC,内侧脚。

的侧面就是穹隆交界区,可以看到外侧脚与中间脚之间有明显的移行带。其位于鼻尖和鼻翼交界处,也就是在鼻尖外缘与穹隆交界线上[12]。外侧脚位于鼻翼区,也是鼻外侧软骨最大的一个部分。它是决定鼻翼的外形、大小、位置的关键因素。软骨外侧脚通过软骨的一些附属结构与梨状孔相连[12]。下端鼻外侧软骨,软骨附属结构以及韧带等组织共同形成了鼻孔的周围支架,并影响着鼻孔的外形[14,15]。

鼻尖的支撑机制

鼻尖位于鼻外侧软骨的下端,并由鼻小柱支撑。关于鼻尖的支撑系统,Anderson 支持三脚架观点[16]。

这个理论体系认为鼻尖由两侧的鼻外侧软骨及其周围的支持结构共同构成的三角锥形结构为支撑。此三角锥结构的其中一个支撑几乎是垂直的,且由鼻外侧软骨的双侧内侧脚构成。另外两个支撑是斜的,并主要由外侧脚构成。当然还有很多其他的结构对鼻尖的支撑也起着重要的作用,包括双侧中间脚的连接韧带、内侧脚的连接韧带、外侧脚与上端鼻外侧软骨连接的韧带结构、鼻翼向后的翻折部、鼻中隔内膜、内侧脚的长度、鼻小柱下方的脂肪垫以及外侧脚本身等等,都是鼻尖支撑结构的重要组成。

相反地,Janeke 和 Wright 以及一些其他的学者认为鼻尖支撑机构分四种,上下端鼻外侧软骨交界部,外侧籽骨复合体(连接下端鼻外侧软骨与梨状孔),内侧脚与鼻中隔尾端交界部(鼻中隔尾端与双侧内侧脚的连接)以及穹隆部(双侧中间脚的连接)[17-20]。这三个支撑之间的相互平衡决定着鼻子整个基底的外观。

(龙飞 译)

参考文献

1. Oneal RM, Beil RJ Jr, Schlesinger J. Surgical anatomy of the nose. Clin Plast Surg 1996;23(2):195-222
2. Farkas LG, Kolar JC, Munro IR. Geography of the nose: a morphometric study. Aesthetic Plast Surg 1986;10(4):191-223
3. Leong SC, Eccles R. A systematic review of the nasal index and the significance of the shape and size of the nose in rhinology. Clin Otolaryngol 2009;34(3):191-198
4. Lessard ML, Daniel RK. Surgical anatomy of septorhinoplasty. Arch Otolaryngol 1985;111(1):25-29
5. Letourneau A, Daniel RK. The superficial musculoaponeurotic system of the nose. Plast Reconstr Surg 1988;82(1):48-57
6. Griesman BL. Muscles and cartilages of the nose from the standpoint of a typical rhinoplasty. Arch Otolaryngol Head Neck Surg 1944;39(4):334-341
7. Natvig P, Sether LA, Gingrass RP, Gardner WD. Anatomical details of the osseous-cartilaginous framework of the nose. Plast Reconstr Surg 1971;48(6):528-532
8. Basmajian JV, Grant JCB. Grant's Method of Anatomy: By Regions, Descriptive and Deductive. Baltimore, MD: William & Wilkins, 1972
9. McKinney P, Johnson P, Walloch J. Anatomy of the nasal hump. Plast Reconstr Surg 1986;77(3):404-405
10. Anderson KJ, Henneberg M, Norris RM. Anatomy of the nasal profile. J Anat 2008;213(2):210-216
11. Lam SM, Williams EF III. Anatomic considerations in aesthetic rhinoplasty. Facial Plast Surg 2002;18(4):209-214
12. Daniel RK. The nasal tip: anatomy and aesthetics. Plast Reconstr Surg 1992;89(2):216-224
13. Sheen JH, Sheen AP. Aesthetic Rhinoplasty. 2nd ed. St. Louis: Mosby; 1987
14. Farkas LG, Deutsch CK, Hreczko TA. Asymmetries in nostrils and the surrounding tissues of the soft nose—a morphometric study. Ann Plast Surg 1984;12(1):10-15
15. Stevens MR, Emam HA. Applied surgical anatomy of the nose. Oral Maxillofac Surg Clin North Am 2012;24(1):25-38
16. Anderson JR. A reasoned approach to nasal base surgery. Arch Otolaryngol 1984;110(6):349-358
17. Bernstein L. Applied anatomy in corrective rhinoplasty. Arch Otolaryngol 1974;99(1):67-70
18. Janeke JB, Wright WK. Studies on the support of the nasal tip. Arch Otolaryngol 1971;93(5):458-464
19. Han SK, Lee DG, Kim JB, Kim WK. An anatomic study of nasal tip supporting structures. Ann Plast Surg 2004;52(2):134-139
20. Rohrich RJ, Hoxworth RE, Thornton JF, Pessa JE. The pyriform ligament. Plast Reconstr Surg 2008;121(1):277-281

第 18 章
耳和外耳道

Noritaka Komune、*Junichi Fukushima*、*Albert L. Rhoton*、*Jr.*

引言

外耳由耳、外耳道和鼓膜构成。耳是一个直接接受声波然后经外耳道传入的凹形器官。耳对于人的外观也是非常重要的，与此同时，耳的解剖构造又是极其精细和复杂的。

外耳属于耳科学和整形外科学共同的范畴，但它对于神经外科学和外侧颅底外科学也同样非常重要。外耳手术主要是从美学和功能学上的完美去考虑，这不仅取决于外科医生的手术技巧以及先进的技术，还取决于其对耳部区域的手术解剖微结构的熟悉程度。只有这样才能保证手术的轻柔和安全。

本章节通过尸体解剖阐述耳以及外耳道手术解剖微结构的组成，并将它们分为以下几个部分：①骨

骼结构；②耳；③耳的软骨结构；④外耳道；⑤肌肉系统；⑥神经分布；⑦血管供应；⑧筋膜结构。最后，有一个临床意义的简单概括。

骨骼结构

颞骨主要分为五个部分：鳞部、鼓部、翼部、乳突部以及茎突部(图 18.1a)。外耳道的骨性隧道由颞骨的三个部分组成：鳞部、鼓部、乳突部。前壁和下壁是由鼓部构成。上壁和后壁则由鳞部和乳突部构成，并且可以明显看到鳞部和乳突部的交界(图 18.1b)。鼓部形成三条缝：鼓-鳞缝、鼓-乳突缝、翼-鼓缝。鼓-鳞缝在鳞部和鼓部之间，并与翼-鼓部和翼-鳞部的内侧相连续(图 18.1b)。另外，还可以看到两个外耳道骨骼棘：道内棘和道上棘。道上棘(Henle 棘)位于外耳道出口的上

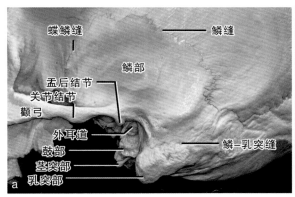
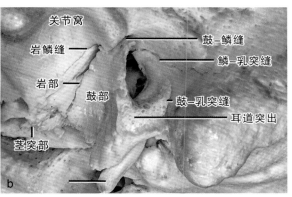

图 18.1 外耳道的骨性解剖以及相互关系。(a)侧面观。(b)前面、侧面以及下面的斜位观。

后方。道内棘则是鼓-鳞缝在外耳道的投射位置上。

颞骨鳞部的颧弓的后根部形成了外耳道的顶部。在顶部的前沿,关节盂后窝位于下颌窝与外耳道的前壁之间。鼓-鳞缝则走行于关节盂后窝和颞骨鼓部之间。

鼓膜的边缘变厚形成纤维软骨环(鼓环)并附着于鼓沟上,鼓沟是被鼓切迹分割成不完整的鼓骨环形结构。在鼓沟顶端的上部,鼓环移行为一条纤维带。鼓膜在鼓切迹内,在皱褶的前后方延伸至镫骨的外侧突,被称之为鼓膜松弛部。这一部位与鼓索与翼-鼓缝的前后通道紧密相关。

耳

耳是外耳最向外突出的部分,主要由软骨和皮肤构成。分为两个面:内侧面和外侧面。外侧面由一层薄的皮肤组织覆盖,主要由鼓膜以及致密的皮下组织构成。在这个面上,边缘部分主要由耳轮构成,耳轮是一个光滑的圆弧结构。耳轮从耳轮脚开始,先向前上方再向后向下走行,最后至耳轮下极,并与耳垂相连续。舟状窝沿着耳轮前面与耳轮伴行(图 18.2a,b)。

在外耳道的入口处,是一个轮廓清晰的凹陷结构,称为耳甲腔,并由此通向耳道。此结构分为两部分:耳甲艇和耳甲腔,以耳轮脚为分界。对耳轮是一个类似 Y 形的结构,沿耳轮方向由前往后延续,并被三角窝分成耳轮上脚和耳轮下脚。对耳轮下脚构成耳甲腔的锐边,并把它与三角窝分开。对耳轮上脚构成舟状窝前面的边界。由于耳轮下脚,耳屏和对耳屏均向耳甲腔突出,既而使耳甲腔看起来更小一些。在耳屏和对耳屏之间有一外形轮廓清晰的凸起,称为耳屏切迹。

内侧的皮肤比外侧的要厚。在内侧面,所有的凹凸面都与外侧面相反(图 18.2c)。从内侧面看,腔及窝在外侧面是突出的、而耳轮脚则是凹的。突出的结构还包括舟状窝、三角窝以及耳甲。对耳轮在侧面形成内侧面的凹陷,成为对耳轮窝。

外耳最下面的结构就是耳垂。耳垂非常柔软,主要由包裹在两侧皮肤之间的脂肪组织构成。此部位的最大特点就是没有软骨,这使得耳垂的再造变得困难,因为术后极易发生挛缩。

软骨

整个外耳除了耳垂以外,均有与外形相一致的弹力软骨(图 18.3)。弹力软骨的存在使得外耳能够被压平,弯折以及卷曲。软骨的缺损修复以及再造均比较困难,因为耳软骨是一种独特的无明显血供来源的组织。耳软骨由一层紧密的软骨膜包绕,虽然可以分离,但对于耳窝病变来说往往会有很重的粘连。

耳软骨与耳外形基本一致。从外侧平面来看,凸出的结构主要包括耳轮、对耳轮、对耳轮上脚、对耳轮下脚、耳轮脚、耳屏以及对耳屏。凹的结构主要包括三角窝、耳甲腔、耳甲艇。外侧面所有凹凸结构刚好与内侧面相反。

从耳轮的平面看不到的结构主要包括切迹、耳桥、对耳屏耳轮裂、耳轮尾、外耳道软骨以及耳轮脊。耳屏切迹将耳屏板分离,它是一个垂直于耳屏的弧形结构,也是外耳道软骨的主要部分。耳轮的下极被称为耳轮尾。耳轮尾与对耳屏之间被对耳屏耳轮裂分开。耳轮脊是耳轮脚前方的下极。耳桥是跨过内侧面耳甲腔的垂直脊结构。在内侧面可以看到耳甲腔与三角窝之间有一深凹结构。这个结构被称为对耳轮横沟,且在外侧面与对耳轮及对耳轮下脚相一致。

外耳道软骨形成一个半管道,一直由耳屏的外侧板向内延伸。这个软骨构成的半管道通常被前面部分的垂直裂分割(Santorini 裂)。这些裂的存在使感染和一些恶性肿瘤在外耳道和腮腺之间相互蔓延。

耳软骨整体附着在耳道突上,也就是颞骨鼓部的外侧缘,它的表面非常粗糙(图 18.1b),并借助三条韧带与颅骨附着:前方韧带、上方韧带和后方韧带。前方韧带将耳轮和耳屏附着在颧突上。上方韧带将耳轮脊附着于骨性外耳道的上缘。与此同时,后方韧带则是将耳甲腔的内侧面附着于乳突之上。

外耳道

外耳道从耳甲腔底部一直延伸至鼓膜,形成了一个 S 形的结构,分为骨骼部分和软骨部分(图 18.4)。首先,它向内,稍向前,向上方延伸;然后转向内,稍向后(软骨部分);最后向内,向前,稍向下延伸(骨骼部分)。当把外耳向后、向上提拉时,外耳道则会变直,从而更加直观地看到鼓膜。

外耳道有两个狭窄部位。一个是靠近软骨部顶端的位置(软骨-骨交界区),另一个是骨骼区的峡部。峡部是整个外耳道最狭窄的部位,其位于骨骼部分,而非软骨-骨交界区。

外耳道软骨与外耳软骨是相连续的,并附着于耳

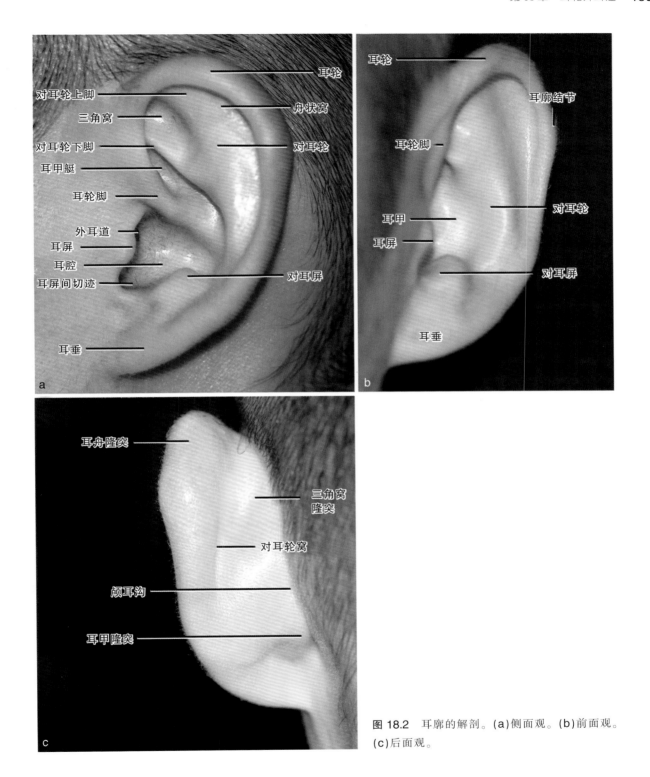

图 18.2　耳廓的解剖。(a)侧面观。(b)前面观。(c)后面观。

道突,也是骨骼部分软组织最多的位置(图 18.1b)。外耳道的后方和上方实际上并没有实质性的软骨,更多的是纤维结缔组织。

　　外耳道的骨骼部分比软骨部分要狭窄得多。圆锥形的鼓膜位于外耳道的最里端,并呈前下方位。鼓膜与前下方骨骼壁(鼓部前耳道角)的夹角成锐角,且经

常被前壁骨骼突出的部分所堵塞。

　　鼓膜由三层组织构成。外侧上皮层与外耳道的皮肤相连续。中间纤维层被称为固有层,且在松弛部无此层结构。内侧黏膜层与中耳腔黏膜相连续。

　　外耳道的皮肤结构非常薄,尽管软骨部分的要比骨骼部分的厚一些,同时皮肤与软骨和骨骼都附着十

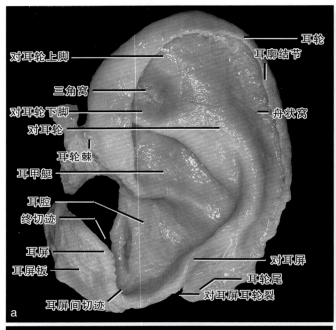

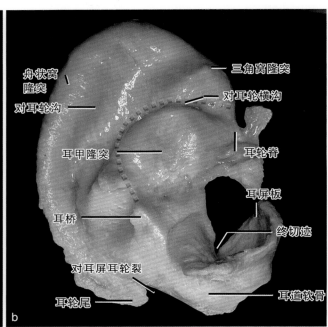

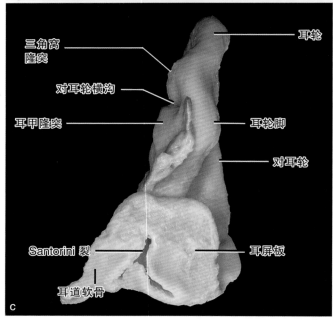

图 18.3 耳软骨解剖。(a)侧面观。(b)内面观。(c)前面观。在图 b 中，黄线部分代表颞顶筋膜附着点。

分紧密。覆盖于骨骼部分的皮肤是没有毛发和腺体的。而在软骨部分，皮肤是具有毛囊、耵聍腺和皮脂腺的，它们能够分泌黄棕色的耳垢[1,2]。在外耳部，皮脂腺主要集中在耳甲腔和三角窝；耵聍腺主要集中在外耳道入口处。

在三个部位，皮肤和骨性管道是紧密粘连的：①耳道上脊(Henle 脊)；②鼓-乳突缝；③耳道内脊和鼓-鳞部缝。这些缝和脊使鼓室耳道皮瓣难以从骨性耳道分离下来。

肌肉和面神经

外耳部的肌肉和韧带可分为两类：外部肌群和内部肌群(图 18.5)。外部肌肉包括耳轮后方、上方以及前方的肌肉群。这些肌肉都比较小，但却能将外耳牢固地附着在原位。内部肌肉包括耳轮大肌、耳轮小肌、耳屏肌、对耳屏肌、耳廓横肌、耳廓斜肌、耳廓锥肌以及耳轮切迹肌(表 18.1)。这些内部肌肉对于维持外耳

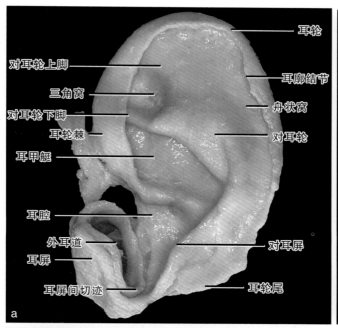

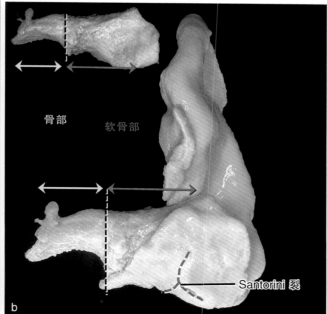

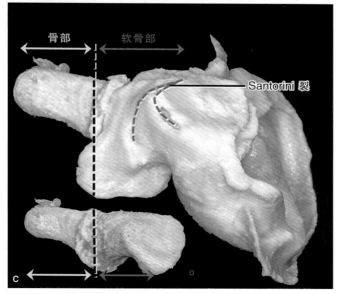

图 18.4 外耳道的解剖。(a)侧面观。(b)前面观。(c)下面观。

复杂的三围立体结构非常重要。在人类当中,这些外耳的肌肉被认为是多余的、毫无作用的结构。

理论上,耳廓的上方、后方和前方肌肉群应该分别是将耳廓上提、后拉和向前提拉的作用;但是这些肌肉都太小太弱了。在我们的解剖过程中,我们几乎看不到耳轮大肌、耳轮切迹肌以及耳轮锥肌。

耳廓上肌起于帽状腱膜,与颞顶筋膜相连续,并分布于耳轮脚的区域。耳廓后肌通常有两到三束,并由耳廓后方韧带所支撑。这些肌肉和韧带均发自乳突骨膜,并附着于耳甲艇和耳小舟的突起。耳廓后方韧带支撑着这些肌肉并与之伴行。耳廓前方肌群附着于

颧弓和颞顶筋膜的前缘以及耳轮脚的后缘。这些肌肉由耳廓前方的韧带支撑,并且把耳屏和耳轮脚固定于颧弓和颞顶筋膜上。连同这三个外部肌肉群,颞顶肌和部分枕肌共同被颞顶筋膜的纤维韧带附着于耳轮的内侧面。

神经分布

外耳的感觉神经主要来自颅神经和颈神经(图18.6)。主要有四对颅神经分布在这个区域:三叉神经、面神经、舌咽神经和迷走神经。颈丛神经的两个分

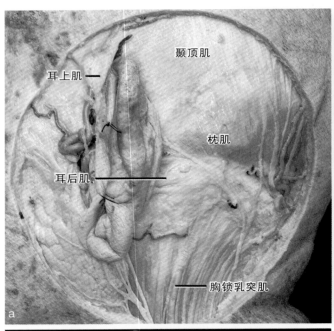

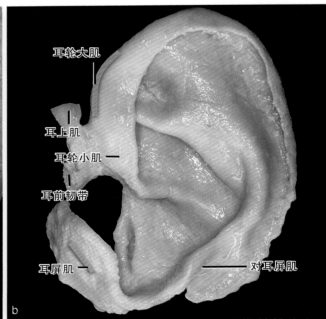

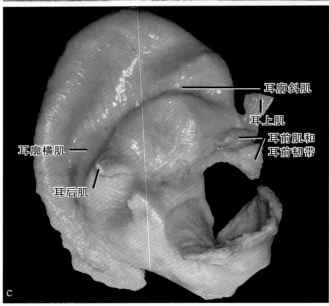

图 18.5 (a)耳廓的肌肉结构。(b,c)耳廓外侧面以及内侧面固有肌肉群,在图 b 中橘黄色的线表示在解剖过程中无法辨认的肌肉群。

表 18.1 耳廓肌肉的起止点

肌肉	起点	止点
外侧面		
耳轮大肌	耳轮	耳轮棘
耳轮小肌	耳轮棘	耳轮脚
耳屏肌	耳屏	耳屏
对耳屏肌	对耳屏	对耳屏
耳廓锥肌	耳屏	耳轮棘
内侧面		
耳廓横肌	耳甲隆突	耳舟隆突
耳廓斜肌	三角窝隆突	耳甲隆突
耳轮切迹	耳屏	对耳屏耳轮裂

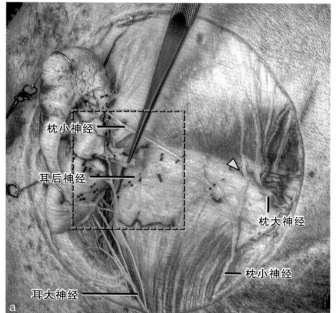

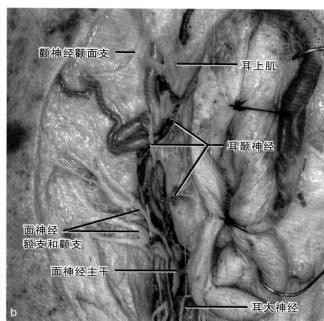

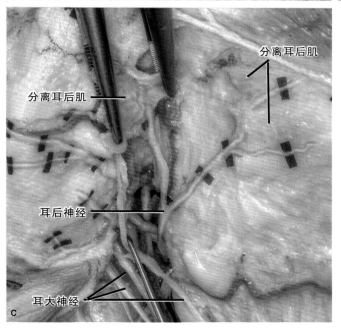

图 18.6　耳廓的神经分布。(a)后外侧面观。绿色区域在图 c 中放大。(b)前外侧面观。(c)耳后神经的走行。图 a 中黄色箭头表示枕大神经和枕小神经的交通吻合。红色、蓝色以及黑色部分分别表示耳大神经、面神经以及枕小神经的走行区域。

支也包括在其中:枕小神经和耳大神经。

　　耳颞神经是下颌神经的一个分支,而下颌神经则是三叉神经的第三支[5]。它从下颌神经根发出两支,然后包绕着中脑膜动脉前行,最后汇成一支主干。它走行于下颌颈部和蝶下颌韧带之间,然后进入颞颌关节和下颌颈后方的下颌后腮腺区域。耳颞神经发出腮腺支,然后向上走行,再分出耳廓前支,支配耳廓外侧面前上方的区域。耳颞神经经过颧弓的根部,并与颞浅动脉伴行。它穿过浅表肌肉腱膜系统,然后走行于颞顶筋膜的浅面。它的上方根部发出分支穿过无突触的

耳神经节,支配耳廓前面、外耳道、鼓膜外区域以及颞区的皮肤感觉。它的分支支配外耳道前方和鼓膜的外侧,并进入岩鼓裂的关节窝。舌咽神经发出副交感神经分支形成鼓室神经。它进入鼓室与颈内动脉神经在中耳腔共同形成鼓室神经丛,颈内动脉神经由交感神经构成,位于中耳腔的隆突上。鼓室神经丛发出岩小神经分支,并与耳神经节形成突触。它的节后纤维形成耳颞神经的下分支。这支分支提供头皮的交感神经支配,以及腮腺的副交感神经支配。

　　颈神经的四个分支,颈横神经、枕大神经、枕小神

经以及锁骨上神经从胸锁乳突肌后方神经节发出。这些神经起源于 C2、C3 发出分支形成的颈丛神经。枕小神经穿出耳后筋膜后分成耳支和枕支，并与枕大神经、耳后神经以及耳大神经相交通。此处枕肌筋膜和胸锁乳突肌筋膜与上项线紧密粘连。

　　耳大神经从发出点向上走行，在外耳的感觉中起主要作用。它的分支分为三种：第一种为最前方的分支，主要支配耳前区域。第二种穿过耳垂，主要支配耳廓外侧下方和后上方的区域。第三种经过耳垂下方和后方，主要支配耳廓的内侧面以及乳突部的皮肤感觉。

　　迷走神经，从颈静脉孔发出，分出耳支，也叫 Arnold 神经。舌咽神经的分支与 Arnold 神经汇合，走行于颈静脉窝的前外侧缘，然后进入乳突小管。继续向上穿过颞骨，跨过面神经，发出一细小面神经分支，并分为两支。一支与耳后神经汇合，另一支从鼓乳裂穿过，位于乳突和颞骨的鼓部，主要支配外耳道的后

壁以及外耳入口周围的皮肤。

　　耳后神经和面神经的额支支配耳肌。面神经从茎乳孔发出后发出耳后神经支。其向后、向上走行于乳突前方。迷走神经的耳支以及耳大神经和枕小神经发出分支并与耳后神经相汇合。它们又分出两支，分别支配枕后区和耳廓区、枕肌、耳后肌和耳廓内侧面肌群。在我们的解剖中，我们发现枕后支经过耳后肌后发出细小分支，支配枕后及耳后肌。经过耳后肌的枕后分支穿过上项线。额支和耳后支分别支配耳前及耳后肌群。

血供

　　外耳的血供主要来源于颈外动脉(图 18.7)。静脉与同名动脉伴行。颈外静脉、上颌静脉以及翼静脉丛是主要的回流静脉。颈外动脉发出枕后动脉和耳后动

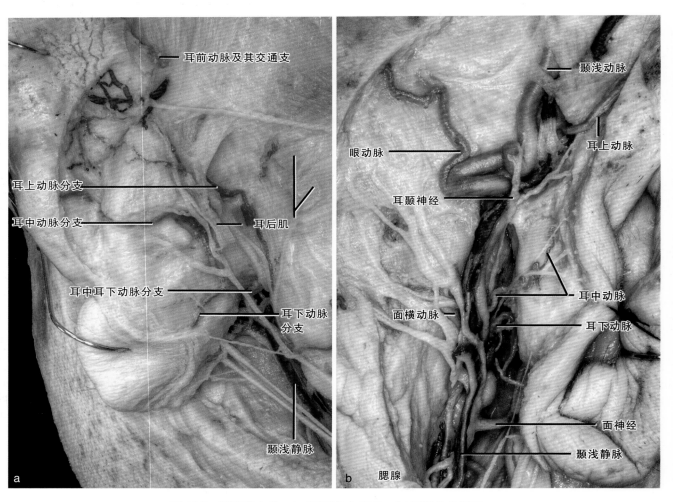

图 18.7　耳廓的血供。(a)耳廓的内侧面。(b)耳廓的外侧面。

脉分支,最后在腮腺内分出两个终末支:上颌动脉和颞浅动脉。这四条动脉是外耳的重要血供来源。

外耳的三条主要的供血动脉是耳后动脉、颞浅动脉和枕后动脉。这些血供在皮肤和软骨膜之间形成复杂的网络交通。耳后动脉从乳突区经过,发出乳突支供应乳突区的皮肤,然后向上走行,通过三个主要分支供应耳廓的内侧面:上支、中支、下支。

这些血管分支穿出软骨并且与外侧面的动脉相互交通。颞浅动脉发出耳前支,它包括了耳上、中、下三支动脉,供应耳廓外侧面耳轮至耳垂的区域。同时他们都有穿支穿过对耳屏、耳甲腔以及三角窝供应耳廓内侧的区域。耳上动脉是连接颞上动脉和耳后动脉的典型交通动脉。枕后动脉的耳支供应耳廓的内侧,尤其是耳甲腔突出的部分。

外耳道的血供主要来源于三条动脉:耳后动脉、颞浅动脉以及上颌动脉。颞浅动脉的耳廓支主要供应耳前区域以及外耳道的上壁区域。耳后动脉的耳廓支从耳廓的软骨穿出,供应外耳道的后壁区域。耳深部动脉分支主要由上颌动脉的前端分出,上行于腮腺内,在颞颌关节后穿出外耳道的软骨或骨骼部分,供应外耳道的前壁以及鼓膜的外表面区域。

Aydin 等[6]阐述了耳的淋巴回流方式。淋巴回流的方式与静脉回流基本一致。他们通过放射性核素淋巴显像发现示踪剂锝 99 注射于颞浅动脉周围区域,

可经过颞浅静脉回流至腮腺前哨淋巴结内。耳后动脉区域可经过耳后静脉回流至腮腺外前哨淋巴结内。这种淋巴回流方式与胚胎的发展密切相关。前三个小丘发源于下颌弓,与颞浅动脉所在区域相一致。另一方面,后三个小丘发源于舌弓,与耳后动脉所在区域相一致。

筋膜层

耳廓侧面的皮肤组织与耳软骨表面的软骨膜紧密粘连,中间并无脂肪组织(图 18.8)。血管和神经通过一层很薄的皮下组织穿行于皮肤和软骨膜之间。覆盖于耳屏前方以及对耳屏和耳垂上方耳轮脚处的皮肤比其他外侧面的皮肤要厚一些,并覆盖于软骨表面。

相反地,覆盖于内侧面的皮肤和软骨膜粘连就比较松弛,且中间分布有脂肪组织,且分为浅层和深层。浅层的脂肪颗粒较大且较为致密。深层覆盖于软骨膜上的组织则较薄且比较松弛。神经、血管以及淋巴管走行于脂肪组织内,主要是深浅两层组织之间。皮下的血管系统也主要在浅层。皮肤绕过耳轮边缘后就会变为另外一种类型的皮肤。

一般来说,面部的软组织可以分为五层:①皮肤层;②皮下组织层;③肌腱膜层;④疏松结缔组织层;

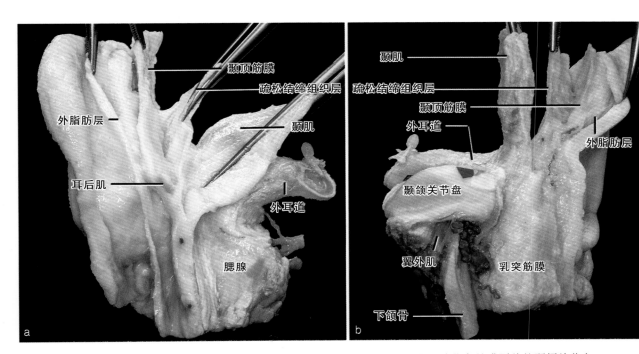

图 18.8　耳廓的筋膜组织。(a)前面观。(b)后面观。蓝色部分表示关节窝骨膜覆盖的颞颌关节盘。

⑤深筋膜层/骨膜层[7,8]。在颞顶区域,颞肌位于第四层和第五层之间。Davidge等[9]通过回顾有关颞顶区域组织分层的研究,根据解剖学术语[10],将颞顶区域的组织分为:①皮肤和皮下组织层;②颞顶筋膜层;③疏松结缔组织层;④颞筋膜浅层;⑤颞筋膜脂肪垫层;⑥颞筋膜深层;⑦颞肌深部脂肪层;⑧颞肌层;⑨颅骨膜层。这些组织与耳廓筋膜紧密相连。我们在解剖中可以看到耳廓筋膜与颅筋膜关系也非常密切。

颞顶筋膜包括耳上筋膜和颞顶肌,它们在前方与额肌相连续,在后方与枕肌相连续,以及在上方与帽状腱膜相连续。这些组织在耳廓的凹凸结构上紧密附着。与此同时,它与耳廓的脂肪浅层组织相融合。再者,颅耳沟处是颞顶筋膜与耳廓脂肪浅层组织交汇而成。颞顶筋膜紧密贴合于乳突表面并与厚实的纤维筋膜——乳突浅筋膜相连续[11]。Datta和Carlucci[11]仔细研究了乳突区的筋膜组织。在这个区域中,颞顶筋膜变得更厚、更韧并且血运更加丰富。颞顶区的疏松结缔组织与乳突深筋膜相连续。我们在解剖的过程中发现,这些筋膜与上项线以及乳突后外侧面紧密贴合。

颞肌的浅筋膜(颞浅筋膜)是覆盖于颞肌之上的两层筋膜之一,并与颧弓前缘以及耳前韧带紧密相连。耳前韧带又与颧突后根部相连。颞顶筋膜与颞浅筋膜之间是疏松结缔组织。在乳突的后外侧方,它们相互融合构成更厚的纤维组织层。耳廓内侧面的耳廓软骨膜由疏松组织覆盖。耳前肌与颞顶筋膜不同,它与颅侧的疏松结缔组织相连续。

在耳廓内侧面,耳屏前表面与耳轮前表面具有两层脂肪组织。外层的脂肪组织与颞顶筋膜相融合,并且附着于颧突上。耳轮前韧带发至耳轮脊,也附着于颧突上。

在耳屏软骨与颈阔肌后缘之间是一个韧带相连区域,是SMAS筋膜的一部分,也被称为颈阔肌耳廓筋膜[12]。在这个区域,颈部深层皮下组织像韧带一样紧贴着深面组织,并且难以剥离。这些韧带区域被很多人命名过,包括Furnas、Stuzin等人以及Loré,他们分别命名为颈阔肌耳廓韧带,腮腺皮肤韧带和鼓部腮腺筋膜(Loré筋膜)[7,12,13]。

颈深筋膜附着于枕骨的上项线和颞骨的乳突,并一直向下延伸至下颌骨体下缘。这层包绕着胸锁乳突肌,并把它的前缘固定在下颌骨上。它同时在腮腺咬肌筋膜下方包绕腮腺,它们共同向上、向后附着在颧弓、耳廓以及乳突上。在耳廓的下方有一厚实的纤维条带,它将腮腺固定在耳廓以及胸锁乳突肌上。

这条纤维带向上、向内连接腮腺和茎突,形成茎突下颌韧带。

临床应用

耳廓畸形的修复是整形外科以及耳外科医师最为关注的问题之一。耳廓的畸形主要分为两类:先天性和后天性。以往的研究将先天性耳畸形分为:无耳畸形、小耳畸形、招风耳等等[14-16]。这些分类主要依据胚胎学、解剖学、功能学以及临床表现方面加以区分。能不能选择合适的手术方案取决于对畸形的分类。由于耳朵的解剖位置特殊,所以非常容易受到外伤而导致畸形。与此同时,颅底外侧的恶性肿瘤也能造成耳畸形的发生。具有软骨缺损的畸形比单纯皮肤缺损的畸形更难修复。耳廓缺损的修复主要运用耳后皮瓣,主要是耳后皮肤区域的皮瓣,他们有丰富的血供,同时供区瘢痕能够被耳廓遮盖。这些耳廓内侧以及乳突表面的耳后皮瓣被广泛地用于整形美容以及耳外科。

耳后动脉是大脑中动脉搭桥的供区血管,尽管这种应用并不常见[17,18]。术前的血管造影能够看到耳后动脉作为搭桥血管具有足够粗的管径。

外耳的解剖结构十分复杂。了解外耳手术微解剖对于外耳外形以及功能手术的满意具有非常重要的意义。外耳对于美容外科、普通外科以及耳外科,同时还有神经外科和颅底外侧手术都非常重要。

(龙飞 译)

参考文献

1. Perry ET, Shelley W B. The histology of the human ear canal with special reference to the ceruminous gland. J Invest Dermatol 1955; 25(6):439–451

2. Shelley W B, Perry ET. The physiology of the apocrine (ceruminous) gland of the human ear canal. J Invest Dermatol 1956;26(1):13–22

3. Morris H, McMurrich JP. Morris's Human Anatomy: A Complete Systematic Treatise by English and American Authors. 4th ed. Philadelphia: P. Blakiston's Son & Co.; 1907

4. Shiffman MA. Advanced Cosmetic Otoplasty Art, Science, and New Clinical Techniques. Berlin, New York: Springer; 2013

5. Joo W, Yoshioka F, Funaki T, Mizokami K, Rhoton AL Jr. Microsurgical anatomy of the trigeminal nerve. Clin Anat 2014;27(1):61–88

6. Aydin MA, Okudan B, Aydin ZD, Ozbek FM, Nasir S. Lymphoscintigraphic drainage patterns of the auricle in healthy subjects. Head Neck 2005;27(10):893–900

7. Stuzin JM, Baker TJ, Gordon HL. The relationship of the superficial and deep facial fascias: relevance to rhytidectomy and aging. Plast Reconstr Surg 1992;89(3):441–451

8. Mendelson BC. Advances in the understanding of the surgical anat-

omy of the face. In: Eisenmann-Klein M, Neuhann-Lorenz C, eds. Innovations in Plastic and Aesthetic Surgery. New York: Springer Verlag; 2007:141–145

9. Davidge KM, van Furth WR, Agur A, Cusimano M. Naming the soft tissue layers of the temporoparietal region: unifying anatomic terminology across surgical disciplines. Neurosurgery 2010; 67(3, Suppl Operative):120–130

10. Federative Committee on Anatomical Terminology, International Federation of Associations of Anatomists. Terminologia Anatomica International Anatomical Terminology. 2nd ed. Stuttgart: Thieme; 2011

11. Datta G, Carlucci S. Reconstruction of the retroauricular fold by 'nonpedicled' superficial mastoid fascia: details of anatomy and surgical technique. J Plast Reconstr Aesthet Surg 2008;61(Suppl 1): S92–S97

12. Furnas DW. The retaining ligaments of the cheek. Plast Reconstr Surg 1989;83(1):11–16

13. Loré JM, Wabnitz R. An Atlas of Head and Neck Surgery. Vol 2. 3rd ed. Philadelphia: Saunders; 1988

14. Tanzer RC. The constricted (cup and lop) ear. Plast Reconstr Surg 1975;55(4):406–415

15. Rogers BO. Microtic, lop, cup and protruding ears: four directly inheritable deformities? Plast Reconstr Surg 1968;41(3):208–231

16. Melnick M, Myrianthopoulos NC, Paul NW. External ear malformations: epidemiology, genetics, and natural history. Birth Defects Orig Artic Ser 1979;15(9):i–ix, 1–140

17. Horiuchi T, Kusano Y, Asanuma M, Hongo K. Posterior auricular artery-middle cerebral artery bypass for additional surgery of moyamoya disease. Acta Neurochir (Wien) 2012;154(3):455–456

18. Tokugawa J, Nakao Y, Kudo K, et al. Posterior auricular artery-middle cerebral artery bypass: a rare superficial temporal artery variant with well-developed posterior auricular artery: case report. Neurol Med Chir (Tokyo) 2013;(Oct):21

第19章
下颌骨及咀嚼肌

Kyung-Seok Hu，Yang Hun Mu

引言

下颌骨为下颌牙的支撑骨，为颌面部肌肉提供附着点，并与颞骨一起构成颞下颌关节。下牙槽神经血管束的分支穿过其内的下颌管，分布于颏部皮肤及下颌牙。因此，下颌管的冲击性损伤会导致下颌牙及颏部皮肤的感觉障碍。

咀嚼肌包括咬肌、颞肌、翼内肌和翼外肌，这些肌肉由下颌神经支配。咀嚼肌及其相关的神经血管和筋膜系统在多种手术中具有十分重要的临床意义。

下颌骨

下颌骨是下颌唯一的骨性结构。它由弓形的下颌体和两个四边形的下颌支构成（图 19.1）。下颌骨为下颌牙提供支撑，并且为面肌、咀嚼肌及舌骨下肌提供附着点，且构成颞下颌关节的下半部分。此外，下牙槽神经及血管经由下颌骨内的通道营养下颌牙及下面部。

下颌体

下颌体呈 U 形前突状，有内外两面及牙槽部（容纳牙齿的部分）。下颌体的下缘与下颌支相延续，一起参与构成下颌底。

下颌体的外表面

在发育的过程中，下颌骨的两半在中线处融合，

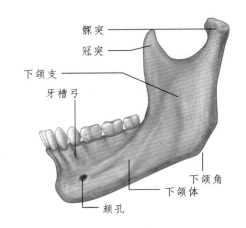

图 19.1 下颌体和下颌支。

形成下颌联合（图 19.2）。在成人下颌骨外表面的上部有一个模糊的中脊，为融合的部位。中脊在下颌骨外表面分叉，分叉之间为三角形的颏隆突。在颏隆突基底之上有两个颏结节，其间有一小中央凹。

颏突和颏结节构成颏（即下颏）。颏孔通常位于第一前磨牙和第二前磨牙间隙的下方，或第二前磨牙的下方，下颌体上下缘连线的中点附近。颏神经血管束穿经下颌骨内的通道（下颌管）后由颏孔穿出。神经出孔时向后方走行，因此颏孔的后缘平整光滑，前缘则相对棱角分明。颏孔的确切位置以及其中的神经血管束的走行路径在牙齿种植手术中具有重要的临床意义。

外斜线起自颏结节，向后方上升延至下颌支前缘。该线是一条模糊的径线，越向后越清晰，远端逐渐与尖锐的下颌支前缘相延续。

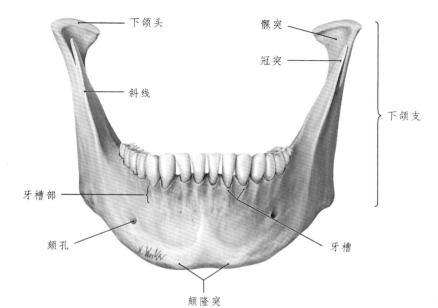

图 19.2　下颌骨的外表面。(From THIEME Atlas of Anatomy, Head and Neuroanatomy. © Thieme 2010, Illustration by Karl Wesker.)

手术注解：从颏部取骨的植骨术

牙齿缺失后下牙槽的骨质吸收，这对于后续的牙齿种植来说意味着支持骨的减少。为了增加垂直方向的骨维度，下颌联合区域常作为自体骨移植的供区。在进行截骨术时，应远离切牙的根尖。距牙根 5mm 处为推荐的截骨术的手术部位[1]。

此外，截骨术侵及颏孔后会导致下颏的感觉缺失。以牙列为参照，颏孔位于前磨牙区下方，尤其是前磨牙之间的下方。颏孔的体表投影大概位于口角下方 2cm 处略向外侧。两侧颏神经的间距为 45mm[2]。考虑到前环（颏孔前方的下颌管）(图 19.3)的位置，截骨术

的安全区域较颏孔间距更窄。

下颏部的骨皮质越向下方越厚。针对亚洲人群的解剖学研究表明，以中线为中心，最多可以从下颌联合处截取宽为 4.0cm，高为 1~1.5cm 的矩形移植组织块[1]。

下颌体的内表面

下颌舌骨线起自下颌第三磨牙下方的区域，向中线逐渐延伸，形成一条倾斜的线，该线为下颌舌骨肌的附着处(图 19.4)。下颌舌骨线下方的凹陷区称为下颌下腺窝，内有下颌下腺。下颌舌骨线在前方逐渐模糊，前端逐渐扩大为凹陷的舌下腺窝，与舌下腺相邻。下颌舌骨沟起自下颌支，位于下颌舌骨线后端的下

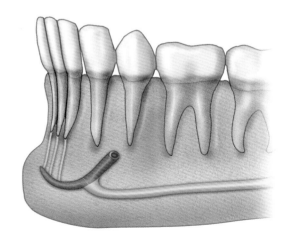

图 19.3　下颌管前环。较粗的黄色部分代表下颌管，红色管道代表下颌管前环，向颏孔走行。蓝色部分代表切牙管。前区的黄色细线代表分布于切牙的切牙神经。

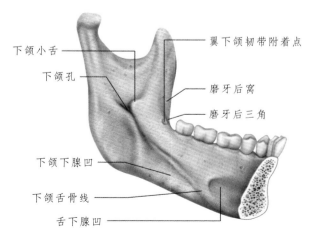

图 19.4　下颌骨的内表面。

方。在下颌骨内表面近中线处,两侧各有一个二腹肌窝,为二腹肌前腹的附着处。

颏棘位于下颌联合的内表面的两侧。大多数情况下颏棘分为两部分,上部为颏舌肌的附着处,下部为颏舌骨肌的附着处。有时颏棘也会融合成一个结节或缺如。

牙槽部

下颌骨上缘的内外表面之间构成牙槽部,为下颌牙提供支撑。其内包含诸多牙槽(牙槽窝),每侧可以容纳7~8颗下颌牙。牙槽部包括颊侧骨板、舌侧骨板、牙槽间隔、牙根间隔。颊侧骨板和舌侧骨板分别位于下颌骨的内外侧面,牙槽间隔和牙根间隔分别将牙/牙根分隔开来。

下颌支

下颌支为下颌体后部向后上方延伸的宽阔方形的部分(图19.5)。它包含内、外两面及四缘(上缘、下缘、前缘、后缘),髁突和冠突。下颌支为下牙槽神经血管束的穿行提供入口和通道(下颌孔和下颌管),并为咀嚼肌提供附着点,其髁突参与构成颞下颌关节。

表面及边界

下颌支外表面光滑,但其下方骨面粗糙,为咬肌附着处。下颌支的内表面的解剖结构则更为复杂。下颌孔为下颌管的开口,位于下颌支中间点的上方。下

颌孔的前方部分被三角形的锐利骨棘覆盖,此骨棘称为下颌小舌。下颌小舌位于牙合平面上方1cm处。在下牙槽神经阻滞的过程中,针尖应置于下颌小舌附近(图19.6)。

下颌舌骨沟从下颌孔最低处向前向下方延伸,其前端位于下颌舌骨线之下。沟内有神经和血管通过并分布于下颌舌骨肌,该肌为构成口底的主要肌肉。下颌舌骨沟后下方的粗糙表面为翼内肌附着处。

外斜嵴沿着下颌支前缘的外侧面延伸。颞嵴起自冠突前缘的尖端,沿冠突内侧下行至第三磨牙区的后方。颞嵴和外斜嵴构成一个小的三角形凹陷,即磨牙后窝。

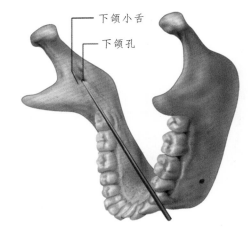

图19.6 向下颌孔进针进行下颌神经阻滞的入路。

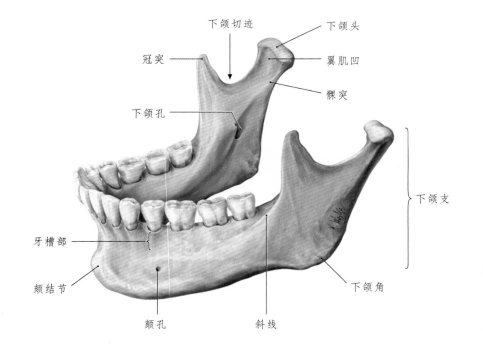

图19.5 下颌支的内表面。(From THIEME Atlas of Anatomy, Head and Neuroanatomy. © Thieme 2010, Illustration by Karl Wesker.)

下颌底和下颌支后缘相交处形成下颌角。下颌角前方的一部分下颌底轻微向上弯曲，称为咬肌前切迹。面动脉在咬肌前切迹的下方经过，因而在此处可以触及面动脉搏动。

下颌骨的上缘为锐利的、三角形的冠突和圆形棒状的髁突。两个突起之间锐利的上缘为下颌切迹。咬肌神经和血管经下颌切迹通过。

手术注解：辨认下颌孔

将拇指指尖置于一侧下颌支前缘并固定于前缘凹线，通过拇指指甲尖端和对侧前磨牙之间位点的连线也通过下颌孔附近。下牙槽神经阻滞时常常用到这条线。

冠突

冠突较薄，呈三角形，向上耸立。其前缘为外斜嵴的延续，后缘为下颌切迹。颞肌附着于其前缘、后缘及内侧缘。

髁突

髁突包括关节头及颈部。关节头与颞骨的下颌窝构成颞下颌关节。颈部的前方有一小凹陷称为翼肌窝，其为翼外肌上头的附着处。由于髁突关节头比颈部粗大，且为颞下颌关节的关节轴，因而髁突常因外伤而骨折。

下颌管

下颌管为下颌骨内自下颌孔延伸至颏孔的骨性管道。该管道在下颌支向前下，至下颌体内则在牙槽部的下方水平向前。愈向前距离外表面（唇侧骨皮质）愈近。下颌管一直向前延伸至颏孔前方再折返回颏孔，形成前环。

下牙槽神经和血管经下颌孔进入下颌管。其主干分支为颏神经和下颌切牙神经。颏神经从颏孔处穿出，分布于颏部皮肤。下颌切牙神经靠内侧穿行于下颌骨中，分布于下颌切牙。容纳下颌切牙神经的骨性管道称为切牙管。

在下颌管与牙槽部之间有许多细小的管道，下牙槽神经发出的神经血管束经由这些管道分布于下颌牙。在 X 线下，下颌管的上缘较下缘模糊。

下颌管的损伤

下牙槽神经支配所有下颌牙的感觉，颏神经支配颏部皮肤及黏膜的感觉。当牙齿种植或是医疗器械的使用损伤这些神经时，会导致损伤位点以远的牙齿出现感觉障碍[1]。因此，损伤下颌管内的下牙槽神经会导致部分或全部颏部皮肤的麻木。

颏神经是下牙槽神经的分支之一，它的感觉成分通过下牙槽神经的颏部进行传导。约半数人群的颏孔位于前磨牙的下方[2]。颏孔的位置在不同种族和个体间存在差异，因此术前应在 X 线片中的前磨牙区确认其位置。

下牙槽神经位于下牙槽动静脉的下方，在大多数人群中，动脉位于静脉的舌侧（图 19.7）[1]，因此诸如血肿等压迫会间接导致相应部位发生暂时性麻木。

当手术操作涉及下颌管时，一些外科医生试图通过改变器械的角度或位置以克服器械放置过程中的限制。然而有时下颌管在下颌骨内沿正中走行或是沿舌侧 1/3 处走行（这种情况发生的概率大于 10%），这种情况会加大操作的难度。因而术前应在 X 光片中评估下颌管颊舌侧的相对位置。

咀嚼肌

咀嚼肌主要包括咬肌、颞肌、翼内肌和翼外肌。咬肌位于下颌支的外表面，颞肌位于颞窝。翼内肌、翼外肌及颞肌的肌腱位于颞下窝内（图 19.8a~c）。

这四块肌肉均源于第一鳃弓，由三叉神经下颌支支配。咬肌的血供来自上颌动脉及面动脉或颞浅动脉的分支。咀嚼肌的收缩使下颌骨在颞下颌关节处运动，提下颌（咬肌、颞肌、翼内肌）；降下颌（翼外肌）；前伸下颌（翼外肌）；后拉下颌（颞肌）。这些肌肉也可以协同作用，产生相对复杂的侧向运动。舌骨下肌群包

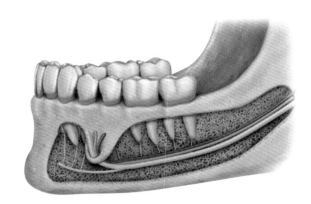

图 19.7　下牙槽神经血管束的排列。黄色代表下牙槽神经、颏神经和切牙神经。红色和蓝色分别代表下牙槽动脉及静脉。

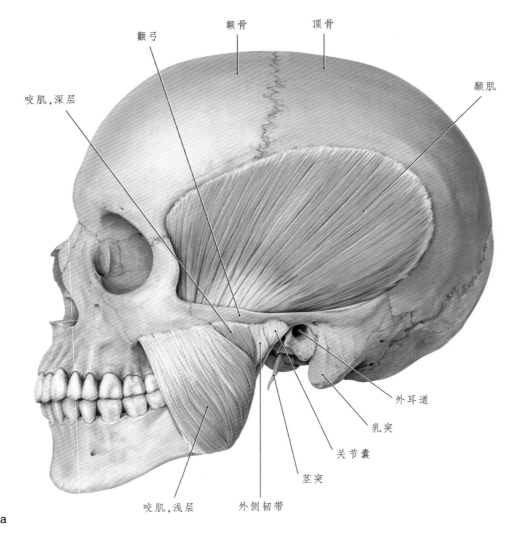

图 19.8　四块咀嚼肌：咬肌、颞肌、翼内肌和翼外肌。(a)咬肌和颞肌。(b)颞肌(移除咬肌和颧弓后)。(c)翼外肌(移除下颌骨冠突后)。(d)翼内肌(移除翼外肌后)。(From THIEME Atlas of Anatomy, Head and Neuroanatomy. ⓒ Thieme 2010, Illustrations by Karl Wesker.)(待续)

括二腹肌、茎突舌骨肌、颏舌骨肌和下颌舌骨肌。从功能的角度来看，诸如张口等舌骨下肌群收缩所产生的运动可以起到辅助咀嚼的作用。四种咀嚼肌受下颌神经的支配，并通常被视为是运动下颌的主要肌肉。

咬肌

　　人们常常这样描述咬肌：起自颧骨的上颌突和颧弓，止于下颌角及下颌支下部外侧，其主要功能是上抬下颌骨使牙齿闭合。

　　实际上，咬肌包括浅层、中层及深层。尽管这三层肌肉的肌纤维方向大致向后下方，但是每一层的肌纤维方向仍有细微的差异。浅层肌肉起自颧骨的上颌突以及颧弓的前 2/3，止于下颌角及邻近的下颌支外侧

面。中层位于浅层的后方，起自颧弓前 2/3 的内面及颧弓后 1/3 的下缘，止于下颌支中间部。表层的位置较中层更为靠前，因而其在下颌骨前伸的过程中起到更大的作用。深层起自颧弓的深面止于下颌支的上部及冠突。部分中层和深层的肌肉收缩可后拉下颌骨。咬肌的深面是颞肌和颊肌。大部分面神经的颊支，部分颧支以及面静脉从咬肌表面横过。部分腮腺位于咬肌后部的表面。

咬肌的血供

　　上颌动脉发出咬肌动脉为咬肌提供血液供应。上颌动脉的主干位于颞下窝内，走行于下颌髁突的前方或内侧。其在翼外肌附近发出咬肌动脉，咬肌动脉与

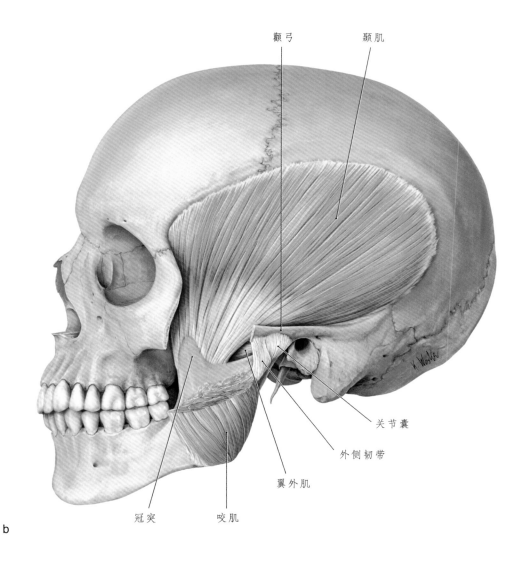

颧弓　　颞肌

关节囊

外侧韧带

翼外肌

冠突　　咬肌

b

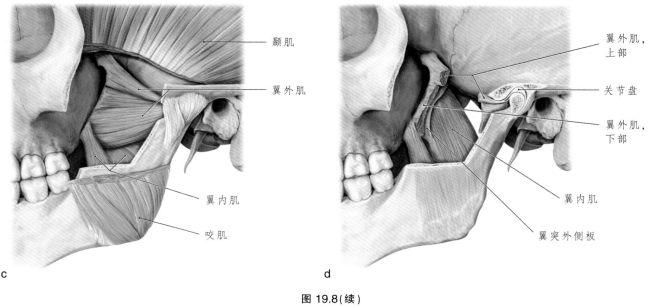

颞肌

翼外肌

翼内肌

咬肌

翼外肌，上部

关节盘

翼外肌，下部

翼内肌

翼突外侧板

c　　　　　　　　　　　　　d

图 19.8（续）

咬肌神经经下颌切迹一起出颞下窝。面动脉的分支于咬肌外表面走行,供给咬肌的前部,其中面动脉发出咬肌前动脉,沿咬肌前缘上行。横行的面横动脉亦于咬肌外表面走行,供给咬肌的上部。面横动脉由颞浅动脉发出,通常于腮腺管和颧弓之间前行。

多条动脉的咬肌支

在实施诸如咬肌皮瓣成形术、下颌角减小术、腮腺切除术和下颌支截骨术等不同手术的过程中,了解供给咬肌的动脉分布情况对于预防血管相关并发症至关重要。尽管人们将上颌动脉发出的咬肌动脉视为供给咬肌的主要动脉,但是颈外动脉的诸多分支也参与咬肌的血液供应(图 19.9)[3]。①颞浅动脉发出面横动脉,面横动脉进一步发出咬肌支,横过咬肌。其肌内分支供给咬肌后部的广泛区域;②颈外动脉和颞浅动脉直接发出咬肌支供给下颌角部及关节部的咬肌。面动脉向上走行于下颌骨的外表面之后直接发出咬肌支,供给前下部咬肌。另外,面动脉发出咬肌前动脉,其沿咬肌前缘走行,进一步发出细小的分支,负责咬肌前中部的血供;③颞深动脉为上颌动脉的另一分支,亦发出咬肌支,主要供给咬肌的前上部。

咬肌的神经支配

下颌神经发出咬肌神经支配咬肌。咬肌神经与咬肌动脉相伴行,经下颌切迹穿出。咬肌神经的近侧位于下颌切迹及咬肌附着处之间(咬肌下间隙)。下颌第三磨牙感染引起脓肿会累及咬肌间隙,刺激咬肌神经,导致肌肉痉挛及牙关紧闭(病理性开颌困难)。

咬肌的肌内神经支配

咬肌神经向前下方走行于咬肌中层与深层之间,分为四组,分别为前上组、前下组、后上组及后下组(图 19.10)[4]。

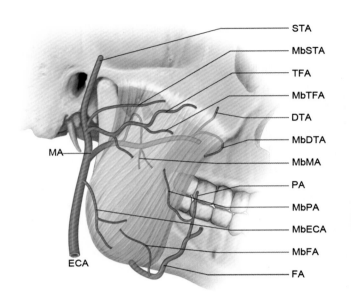

图 19.9 供应咬肌的动脉。DTA,颞深动脉;ECA,颈外动脉;FA,面动脉;MA,上颌动脉;PA,咬肌前动脉;STA,颞浅动脉;TFA,面横动脉。ECA 的咬肌支(MbECA),STA 的咬肌支(MbSTA),TFA 的咬肌支(MbTFA),DTA 的咬肌支(MbDTA),MA 的咬肌支(MbMA),PA 的咬肌支(MbPA),以及 FA 的咬肌支(MbFA)。

咬肌浅层、中层和深层分别由前下组、后上组和后下组支配。前下组发出穿支至咬肌浅层,其止点多位于咬肌下中部。咬肌下中部为肉毒毒素注射的有效部位。

颞肌

颞肌为扇形咀嚼肌,起自颞窝及颞筋膜的内面。颞肌下部汇聚为肌腱后于颧弓与颅骨侧面之间穿过颞下窝,附着于冠突的内侧面、尖部及顶边。颞肌收缩可上抬下颌骨,其后部肌肉收缩可向后拉下颌骨。颞

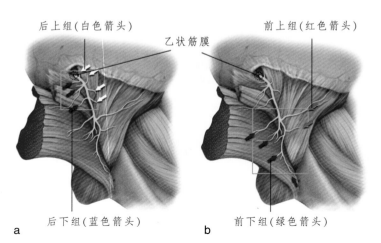

图 19.10 四组咬肌神经。

肌不同部位肌肉的纤维方向亦不同。前部的纤维排列相对垂直。后部的纤维排列则更为水平。前部的部分纤维起自颧骨的内面，这些纤维通过上拉冠突可以强有力地上抬下颌骨。颞肌后部较为水平的纤维收缩，可使下颌骨以下颌关节为轴向上旋转，从而也可起到关闭口腔的作用。

　　位于颞肌及颞筋膜表面的重要结构包括：颞浅血管、耳颞神经、面神经颞支。

血液供应

动脉

　　上颌动脉行至翼外肌表面后发出颞深前、后动脉。颞深动脉于翼外肌及蝶骨颞下嵴表面上行，与下颌神经的颞深支一起进入颞肌。颞浅动脉于颧弓上方发出颞中动脉，穿出颞筋膜后进入颞肌。颞深前动脉供应颞肌前部，颞深后动脉供应颞肌后部，颞中动脉分布于颞肌中部。颞浅动脉的额支于颞肌表面向前上方走行。

颞肌前部上方的颞浅动脉

　　颞肌前部位于颞部，邻近翼点。多种外科手术在此区域进行，这些手术包括面部提升术、填充物注射、以美容为目的的肉毒毒素注射及以治疗头痛为目的进行的麻药注射。对于临床医生而言，了解颞浅动脉的解剖及其分布是十分重要的。

　　颞浅动脉由颈外动脉在耳前区发出，距离 Frankfurt 线（通过眼眶最低点和外耳道最高点的线）2~5cm，向前上方横过颞肌（图 19.11）。由于颞浅动脉的额支

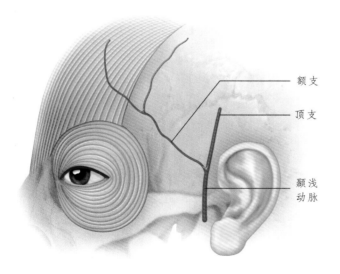

图 19.11　颞浅动脉（STA）于颞肌上方通过。

位于颞筋膜内或于颞顶筋膜与颞筋膜之间穿行，因而手术操作层面深于颞肌会相对安全。

　　颞浅动脉横过颞肌的过程中发出诸多额支。通常情况下，其中的一到两支到达颞肌与额肌（枕颞肌的额腹）交界处，位于眉上 2cm（大约为拇指的宽度）。从颞浅动脉发出额支处及额支进入额肌处比较容易触及额支的搏动。额支在走行时几乎不分叉（在肌肉间走行时除外），因而外科医师可以通过触诊分支点预测额支的位置。

静脉

　　颞部、额部和顶部的静脉汇合为前哨静脉。前哨静脉内的血流可以通过头颈部的无瓣膜静脉流向眶下间隙和胸部。颞中静脉及其延续（如颞上静脉）引流入下颌后静脉。下颌后静脉的前支引流入颈外静脉，后支引流入颈内静脉。

　　使用内窥镜进行上面部提升手术时，我们可以在面神经颞支区域观察到内侧颧颞静脉。在面部提升手术中，直视或内窥镜视野下可以容易地识别前哨静脉。术中患者呈仰卧位时或是意识清醒的患者做 Valsalva 动作时也可以很容易辨认前哨静脉。

　　颞顶筋膜为面部浅表肌肉腱膜系统（SMAS）的一部分，约 17% 的人群中前哨静脉从颞顶筋膜穿出。

神经支配

　　颞深神经由下颌神经发出分布于颞肌。其有两到三个分支，这些分支在颞下嵴与翼外肌上缘之间穿行，与颞深动脉一起进入颞肌。在部分人群中颞深神经前支由颊神经发出，后支由咬肌神经发出。

颞区筋膜

　　在颞肌或颞区进行的各项手术中，均涉及耳颞神经、面神经颞支和颞浅血管。熟知颞肌筋膜的解剖对于保留这些神经血管结构十分重要。颞筋膜是一层致密的腱膜，覆盖颞肌，并为颞肌表面提供附着处。其最上部在颞上线处与骨膜相融合。颞筋膜分为表层和深层，分别附着于颧弓的内缘及外缘。两层中间分布有脂肪组织（颞浅筋膜垫），其包裹颞浅动脉的分支及颧颞神经。因此，在处理颧弓骨折时，深于颞筋膜的层次进行手术操作是相对安全的手术入路（Gillies 入路）[5]。

　　颞顶筋膜位于颞筋膜的浅面，其层面即 SMAS 与帽状腱膜相融合的层面。颞顶筋膜与颞筋膜之间的间隙内容纳含有脂肪的疏松结缔组织，其与头皮的帽状腱膜下疏松结缔组织层相延续。耳颞神经、面神经的分支以及颞浅血管位于该层内，或略深于颞顶筋膜。

（图中标注）额支　顶支　颞浅动脉

外科医师可以以此筋膜作为界标避免面神经的损伤。在临床上,颞顶筋膜也被称为颞浅筋膜,颞筋膜被称为颞深筋膜。

翼内肌

翼内肌为方形咀嚼肌,有两头,分别位于自翼外肌下头的浅面和深面。翼内肌的浅头起自上颌结节及腭骨锥突,深头起自蝶骨翼外板的内面。两头均向后方下行,止于下颌支内面及下颌角。翼内肌纤维方向向后下,其功能为上抬下颌骨,这些特点与咬肌类似。同侧的翼内肌和翼外肌同时收缩可以将下颌骨沿前内向对侧移动。

翼外肌、蝶下颌韧带、上颌动脉、下牙槽动静脉和舌神经位于翼内肌外侧面与下颌支内侧面之间。翼内肌向上止于下颌孔,向前止于下颌舌骨线。

血液供应与神经支配

上颌动脉发出翼肌支供应翼内肌与翼外肌。此外,上颌动脉发出颊动脉,后者进一步发出分支亦参与翼内肌的血供。面动脉的一部分于下颌支的内侧前行,沿下颌骨下缘走行于下颌下腺和翼内肌之间,在翼内肌止于下颌角的位置发出分支,供给翼内肌。翼内肌受下颌神经发出的神经支支配。

翼内肌与下颌角缩小术

翼内肌与咬肌分别止于下颌角的内外侧面,向后下方与下颌底构成约70°的锐角。二者的止点位于下颌角点(下颌角后下方的最低位点)周围2cm处[6],因此翼内肌是进行下颌角减小术的重要界标。下颌角周围动脉损伤是下颌角减小术的并发症之一。根据多数解剖学教材中的观点,翼内肌的主要供血动脉为上颌动脉的分支,由上颌动脉跨过髁突后发出;其他分支由面动脉发出,供给翼内肌的下颌角部分[7]。面动脉发出的腭升动脉走行于下颌角内侧,其走行至下颌骨浅面之前亦发出肌支供给翼内肌。此外面动脉也会直接发出一些细小的肌支至翼内肌的下颌角部分(图19.12)。因此,外科医师在下颌角附近进行手术操作时除了要留意面动脉的主干,也要留意其向咬肌和翼内肌发出的肌支。

翼外肌

翼外肌位于颞下窝,肌束呈水平方向,有上、下两

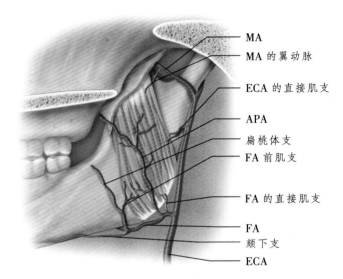

图 19.12 供给翼内肌的动脉。APA,腭升动脉;ECA,颈外动脉;FA,面动脉;MA,上颌动脉。

头。上头起自蝶骨大翼的颞下面和颞下嵴,下头起自翼外板的外侧面。翼外肌上、下两头的肌纤维向后走行并汇聚,止于下颌颈前侧的小凹陷,即翼肌凹。翼外肌上头较为特殊之处在于其部分肌纤维止于颞下颌关节的关节囊及关节盘的前缘。由于颞下颌关节位于翼外板的外侧,所以翼外肌肌腹方向向外,且上头的肌纤维附着处为关节盘的内缘。翼外肌的作用为拉动下颌颈及髁突向前,还可以拉动下颌髁突沿下颌窝的前斜面向下运动。

下颌支、咬肌、翼内肌的浅头以及颞肌肌腱均位于翼外肌浅面,并且在多数人中,这些组织也位于上颌动脉的浅面。蝶下颌韧带、脑膜中动脉以及下颌神经主干均位于翼外肌的深面。

翼外肌的功能:左右运动

翼外肌并非主要的降下颌肌,舌骨上肌群才是主要的降下颌肌(如二腹肌和颏舌骨肌)[5]。在开颌过程中,翼外肌可以向前拉动下颌,但这一运动只是在开颌中起到辅助作用,单独作用时对开颌过程的影响不大。翼外肌最主要的作用是侧移下颌骨,即左右运动下颌骨。同侧的翼内肌和翼外肌的收缩可以向内牵拉下颌骨,这种下颌向内的运动幅度小而有力,在研磨食物过程中发挥重要作用。颞下颌关节功能障碍的患者会发生翼外肌痉挛,此时触诊上颌结节的后方会出现触痛。

血液供应与神经支配

颌动脉向前上方跨过翼外肌。以翼外肌为分界，上颌动脉可分为三段。其后部位于翼外肌后侧，为下颌段；中部位于翼外肌表面，为翼肌段；远部位于翼外肌前侧，为翼腭段。下颌段在跨过翼外肌处发出翼状动脉分布于该肌。面动脉发出腭升动脉，其分支也供给翼外肌。翼外肌受下颌神经发出的分支支配。

翼外肌与下颌神经的空间关系

下颌神经的诸多分支与翼外肌的空间关系密切[5]。颞深神经和咬肌神经沿颞下嵴及翼外肌上头的上缘走行。颊神经从两头间穿出。舌神经及下牙槽神经从下头下方穿出。下颌神经或颊神经直接发出神经至翼外肌。下颌支直接发出分支后，这些分支进入翼外肌的深面，支配翼外肌下头的近段。颊神经发出的分支则分布于上头及下头的远段。颊神经在穿出翼外肌之后延续为皮神经支配颊部的感觉。

（李梓菲　译）

参考文献

1. Hu KS, Yun HS, Hur MS, Kwon HJ, Abe S, Kim HJ. Branching patterns and intraosseous course of the mental nerve. J Oral Maxillofac Surg 2007;65(11):2288–2294
2. Song WC, Kim SH, Paik DJ, et al. Location of the infraorbital and mental foramen with reference to the soft-tissue landmarks. Plast Reconstr Surg 2007;120(5):1343–1347
3. Kwak HH, Hu KS, Hur MS, et al. Clinical implications of the topography of the arteries supplying the medial pterygoid muscle. J Craniofac Surg 2008;19(3):795–799
4. Kim DH, Hong HS, Won SY, et al. Intramuscular nerve distribution of the masseter muscle as a basis for botulinum toxin injection. J Craniofac Surg 2010;21(2):588–591
5. Standring S. Gray's Anatomy : The Anatomical Basis of Clinical Practice. 40th ed. Edinburgh: Churchill Livingstone; 2008:530–539
6. Yang SJ, Hu KS, Kang MK, Youn KH, Kim HJ. Topography and morphology of the medial pterygoid muscle for the surgical approach of the mandibular ramus. Korean J Phy Anthropol. 2007;20(3):157–167
7. Won SY, Choi DY, Kwak HH, Kim ST, Kim HJ, Hu KS. Topography of the arteries supplying the masseter muscle: Using dissection and Sihler's method. Clin Anat 2012;25(3):308–313

第 20 章
口腔和咽部

Joe Iwanaga, Shinya Mikushi, Haruka Tohara

引言

　　口腔为上消化道的入口,延续为口咽部,共分为两部分(图 20.1)。第一部分为口腔前庭,位于牙列的外侧。第二部分为固有口腔,位于牙列的内侧。口腔的组成部分有:上唇黏膜及下唇黏膜、牙及牙龈、牙槽黏膜、颊黏膜、舌、软腭及硬腭、口腔底和悬雍垂。腭为口腔的顶,是口腔与鼻腔的分隔。咽位于咽峡的后方。口腔和咽的两个重要功能为咀嚼和吞咽。在食团进入食管的过程中,口腔和咽的多种肌肉一起发挥作用。口腔和咽的另外两个重要的功能为闭合消化道的功能

和美学功能。虽然口腔和咽的空间有限,但其内富含血管和神经,这个特点对于外科医师实施手术而言是不小的挑战。在这一章当中,我们将详细讲解口腔和咽的临床解剖,以更好地指导临床实践。

口腔前庭

　　口腔前庭是由唇(颊)黏膜、颊黏膜皱襞、牙槽黏膜、牙龈和上下牙列围成的间隙。口腔前庭在轴位平面上为马蹄形,上下牙列闭合时将口腔前庭与固有口腔相分隔。上唇系带及下唇系带为起自切牙牙槽黏膜的中央区至唇黏膜的黏膜皱襞(图 20.2)。颊系带为磨

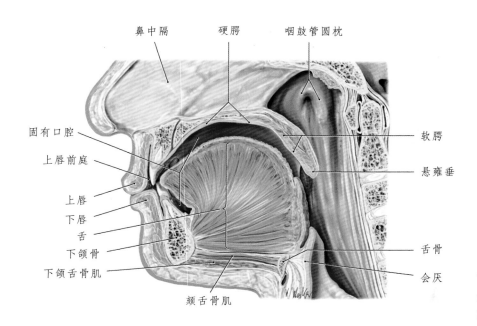

图 20.1 口腔和咽的正中矢状面。(From THIEME Atlas of Anatomy, Head and Neuroanatomy. ©Thieme 2010, Illustration by Karl Wesker.)

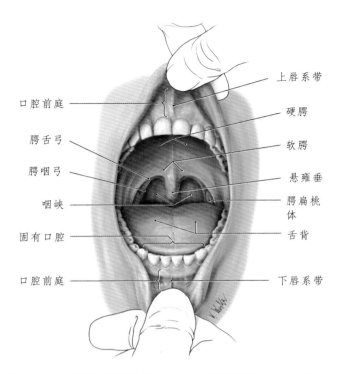

图 20.2 上唇及下唇系带。(From THIEME Head and Neck Anatomy for Dental Medicine. ⓒ Thieme 2010, Illustration by Karl Wesker.)

图中标注（从左上顺时针）：
- 上唇系带
- 硬腭
- 软腭
- 悬雍垂
- 腭扁桃体
- 舌背
- 下唇系带
- 口腔前庭
- 固有口腔
- 咽峡
- 腭咽弓
- 腭舌弓
- 口腔前庭

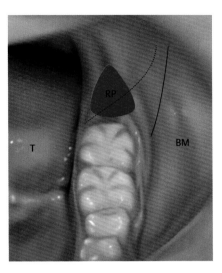

图 20.4 左磨牙后区。紫色区域,磨牙后垫;虚线,内斜嵴;实线,外斜嵴。BM,颊黏膜;RP,磨牙后垫;T,舌。

牙牙槽黏膜至颊黏膜的黏膜皱襞。腮腺导管由腮腺发出,越过咬肌表面,穿过颊脂垫,开口于颊黏膜上的腮腺乳头(图 20.3)。第三磨牙的后方有一个小三角形结构(磨牙后三角)和小隆起结构(磨牙后垫)(图 20.4)。

舌神经由下颌神经发出,有时会横过磨牙后三角[1]。外斜嵴起自磨牙后垫的外侧,延续至下颌支的前缘。当下颌骨开闭或嘴唇吸吮时,骨骼的运动及肌肉的收缩会改变口腔前庭的形状。咽上缩肌、咬肌、颊肌、口轮匝肌、颏肌和冠突的运动主要影响口腔前庭的下部;口轮匝肌、颊肌、翼内肌、提口角肌、鼻肌、降鼻中隔肌、颧下嵴则主要影响口腔前庭的上部。当上唇系带在牙龈上的位置过高时,上颌左右切牙中间会出现缝隙,此时需做系带成形术进行矫治。

唇黏膜及颊黏膜的黏膜层下方有口轮匝肌和颊

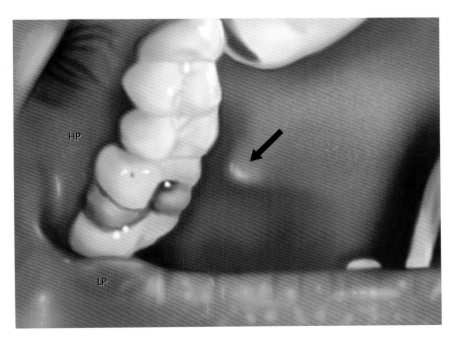

图 20.3 黑色箭头所指为左腮腺乳头 (腮腺导管的开口)。HP,硬腭;LP,下唇。

肌。左右两个颏孔位于下颌第二前磨牙下方的下颌骨上,其内有颏神经、颏动静脉穿出。据报道,颏孔至下颌骨边缘的垂直距离为 12mm[2]。在前磨牙区域进行手术操作应小心进行。牙齿丢失后,固有牙槽骨吸收,下颌骨变薄,颏孔开口就位于牙槽黏膜下,穿出颏孔的神经易被义齿压迫。近来随着影像学的发展,人们发现在大约 10% 的病例中颏孔周围存在副颏孔[3,4](图 20.5),其内有副颏神经穿出。

牙及牙周组织

牙包括牙冠及牙根。牙冠表面覆盖有牙釉质,为坚硬的半透明组织;牙根表面覆盖有牙骨质。牙冠与内的组织层为牙本质,牙本质围成的腔隙为牙髓腔。牙根尖端处有根尖孔,牙髓、血管和淋巴管由此进出牙髓腔。牙根周围有牙周膜环绕(图 20.6)。牙釉质为人体内最坚硬的组织,同时也是脆弱易损的组织。牙釉质中约 96% 的成分为羟磷灰石,为无机物;牙釉质在牙尖处厚度为 2.5mm,而在牙颈边缘处则较薄。牙冠形成后,不会再有额外的牙釉质形成,但年轻人的牙釉质容易脱矿化或再矿化。牙本质呈黄色,由羟磷灰石(70%)、胶原蛋白(20%)和水构成(10%)。牙本质比牙釉质更韧,因而其可起到缓冲带的作用,避免

牙釉质断裂。此外,当龋或咬合中形成的外伤引起牙髓炎症时会有牙本质再生。牙骨质覆盖在牙根处牙本质的表面,牙骨质的外面由牙周膜覆盖。牙周膜的厚度在 0.15~0.38mm 之间, 其由纤维结缔组织构成。Sharpey 纤维起自牙骨质,穿过牙周膜进入牙槽骨。牙周膜的主要作用为支撑牙齿,控制其敏感度以及提供血运。牙周膜的活性及其内包含纤维的数量随着年龄的增长而下降。牙髓为软组织,包含血管、神经纤维、淋巴管和结缔组织。其可分为两部分,即冠髓和根髓,二者在牙颈部相交通。前牙的根髓为单根形,而后牙的根髓为多根形。随着年龄的增长,牙本质不断沉积,冠髓和根髓逐渐变细。根尖孔也由于牙骨质的不断沉积而逐渐变窄。

成人恒牙的数量为 32 颗, 每颗牙均有牙槽骨包绕。牙槽骨分为两部分:固有牙槽骨和松质骨。固有牙槽骨为紧挨牙骨质的部分,牙齿丢失后固有牙槽骨会吸收。恒牙分为八种,从中线到后外侧分别为中切牙、侧切牙、尖牙、第一前磨牙、第二前磨牙、第一磨牙、第二磨牙和第三磨牙(智齿)。近中牙面和远中牙面分别指的是距离中线最近及最远的牙表面。唇侧用来形容切牙和尖牙外表面,颊侧用来形容前磨牙及磨牙的外表面。腭侧用来形容上颌牙的内表面,舌侧用来形容下颌牙的内表面(图 20.7)。如此指定牙面是为了精确

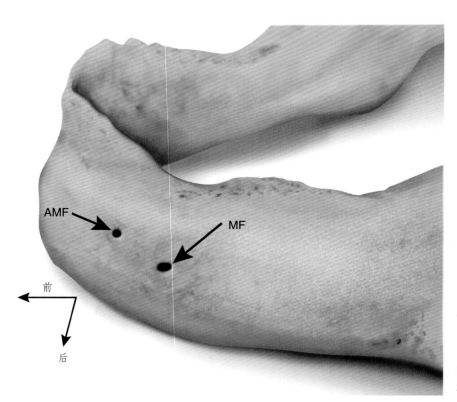

图 20.5　左侧下颌骨的侧面观。AMF,副颏孔;MF,颏孔。

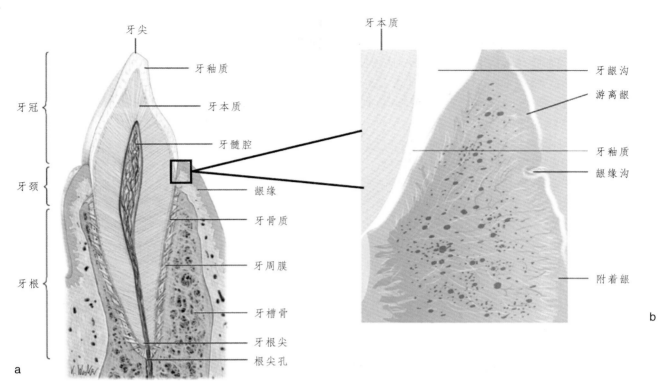

图 20.6　(a)切牙及牙周组织的纵截面。(Modified from THIEME Atlas of Anatomy, Head and Neck Anatomy for Dental Medicine. ©
Thieme 2010, Illustration by Karl Wesker.)(b)a 图中矩形区域的放大视图,显示牙颈区的牙周组织。

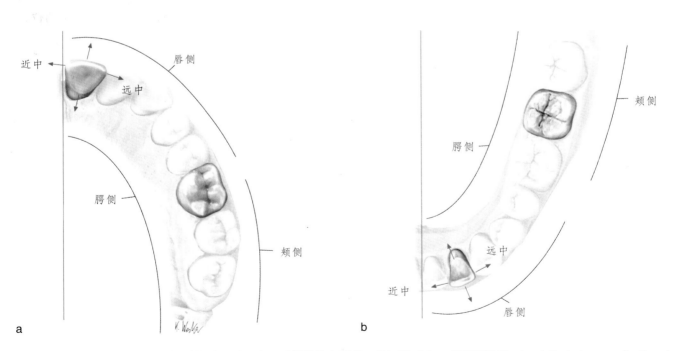

图 20.7　牙面的名称。(a) 上颌牙的下面观。(b) 下颌牙的上面观。(Modified from THIEME Head and Neck Anatomy for Dental
Medicine. © Thieme 2010, Illustrations by Karl Wesker.)

地形容小的龋病灶的位置。乳牙一共有20颗，从正中到后外侧分别为乳中切牙、乳侧切牙、乳尖牙、第一乳磨牙和第二乳磨牙。乳牙在出生后6到8个月开始萌出。乳中切牙最先萌出，大约于2岁时乳牙牙列萌出完毕。6到7岁时，恒牙开始取代乳牙，13岁时除第三磨牙外，恒牙牙列完全形成，第三磨牙的萌出时间因人而异。上牙由上颌神经发出的三支神经支配，分别为上牙槽后神经、上牙槽中神经和上牙槽前神经。下颌神经发出下牙槽神经，支配下牙。上牙及下牙均由上颌动脉发出分支来供血。上牙由上牙槽前、中、后动脉供血，下牙由下牙槽动脉供血。与上颌动脉相伴行的静脉收集上下颌的血液至翼静脉丛并收集上颌静脉、面深静脉、颊静脉的血液，流入下颌后静脉及面静脉。

牙龈/牙槽黏膜

牙龈为固定的、角质化的黏膜组织，其包绕牙槽骨，附着于骨外膜（表20.1）。牙龈与龈颊皱襞间的可动黏膜即牙槽黏膜，其上皮通常无角化。以龈缘沟为界，牙龈可以进一步分为游离龈和附着龈（图20.6）。舌神经、颊神经和颏神经分布于下牙牙龈及牙槽黏膜；鼻腭神经、腭大神经及颊神经分布于上牙牙龈及牙槽黏膜（图20.8a,b）。

腭

硬腭为骨性结构，构成口腔的顶（图20.8b，表20.1）。软腭为腭后部无骨性结构的柔软部分，由横纹肌构成。当患者说"啊"时，可以较容易看见硬腭与软腭之间的边界；并且仅有软腭会震动。软腭的后边界为腭帆，其中央为悬雍垂。骨腭的前2/3为上颌骨，后1/3为腭骨。腭黏膜上有切牙乳头、腭横襞、腭缝、腭小凹。硬腭的黏膜层由上皮、固有层和黏膜下层组成。其上皮为角化上皮，固有层的前部较厚，含有结缔组织。切牙乳头及腭横襞的黏膜下组织含有脂肪，而腭缝则缺少黏膜下组织。部分人群中会出现腭圆枕这一解剖结构，腭圆枕的出现会导致薄薄的腭黏膜易因理化损伤而形成溃疡。软腭后部的表面有腭腺，软腭上也分布有许许多多的味蕾。切牙窝位于切牙乳头的深面，为切牙管的开口。鼻腭动静脉及鼻腭神经经切牙管走行，因而切开切牙乳头时应尤为注意。腭大孔位于腭缝外侧15mm，第二、三磨牙之间。腭大动脉、腭大神经从腭大孔中穿出，走行至硬腭的前部，因而横向切割腭是比较危险的。许多临床医生报道过利用腭黏膜轴行皮瓣修复口腔上颌窦瘘，并将腭大动脉作为供血动脉[5]。在吞咽版块中我们将进一步讲解构成软腭的肌肉。

舌

舌为肌性器官，起自口腔底，分布于固有口腔（图20.9）。舌内肌改变舌的形态，舌外肌改变舌的位置，二者相互交叉，在咀嚼、吞咽和构音方面起到重要作用。除此之外，舌的一个重要功能为感受味觉。共有三对颅神经传输味觉纤维：CN Ⅶ（面神经、鼓索支）、CN Ⅸ（舌咽神经）以及 CN Ⅹ（迷走神经）。因此，舌的前2/3味觉障碍提示面神经（鼓索）病变，而躯体感觉障碍则提示舌神经的病变。

舌背黏膜有四种乳头：丝状乳头、菌状乳头、叶状

表20.1　口腔黏膜的神经支配

	上颌	神经支配	下颌部	神经支配
唇黏膜或颊黏膜	前部	眶下神经，上牙槽前支	前	颏神经
	中部	颊神经	中	颊神经
	后部		后	
唇侧龈或颊侧龈	前部	眶下神经，上牙槽前支	前	颏神经
	中部	眶下神经，上牙槽中支	中	颊神经
	后部	眶下神经，上牙槽后支	后	
腭黏膜或舌黏膜，腭侧龈	前部	鼻腭神经	前部	下牙槽神经
或舌侧龈	中部	腭大神经（硬腭）	中部	
	后部		后部	

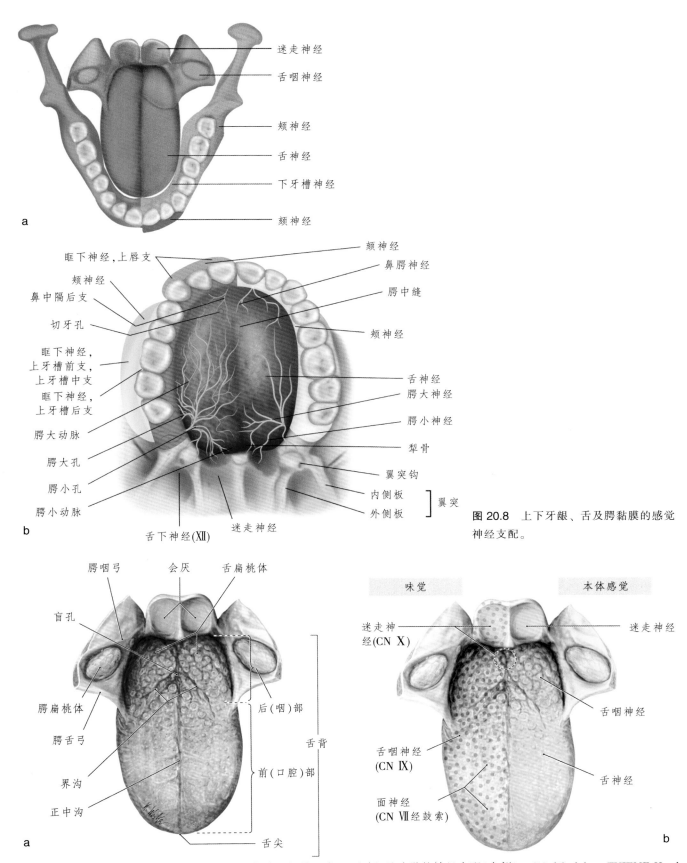

迷走神经

舌咽神经

颊神经

舌神经

下牙槽神经

颏神经

a

眶下神经,上唇支

颊神经

鼻中隔后支

切牙孔

眶下神经,
上牙槽前支,
上牙槽中支

眶下神经,
上牙槽后支

腭大动脉

腭大孔

腭小孔

腭小动脉

b

舌下神经(XII)　迷走神经

颏神经

鼻腭神经

腭中缝

颊神经

舌神经

腭大神经

腭小神经

犁骨

翼突钩

内侧板

外侧板　〕翼突

图 20.8　上下牙龈、舌及腭黏膜的感觉
神经支配。

腭咽弓　会厌　舌扁桃体

盲孔

腭扁桃体

腭舌弓

界沟

正中沟

a

后(咽)部

舌背

前(口腔)部

舌尖

味觉

本体感觉

迷走神
经(CN X)

舌咽神经
(CN IX)

面神经
(CN VII经鼓索)

迷走神经

舌咽神经

舌神经

b

图 20.9　(a)舌黏膜的表面解剖。(b)舌的躯体感觉的神经支配(左侧)及味觉的神经支配(右侧)。(Modified from THIEME Head
and Neck Anatomy for Dental Medicine. © Thieme 2010, Illustrations by Karl Wesker.)

乳头及轮廓乳头（图 20.10）。丝状乳头最小，遍布舌前 2/3，其上皮角化，呈白色，它是唯一不含味蕾的舌乳头。菌状乳头主要位于舌尖，偶有味蕾，其上皮未角化，因而呈现出毛细血管的红色。叶状乳头位于舌的后外侧，有 4~7 层皱襞，成人叶状乳头中的味蕾已经退化，其下方含有浆液腺，可分泌浆液清理味蕾。轮廓乳头位于界沟前方，约有 10 枚，组成一条 V 型线。轮廓乳头为最大的舌乳头（直径为 3mm），乳头周围有深沟环绕，沟内上皮组织中有味蕾。成人中约有 2/3 的味蕾位于舌，此外软腭也有味蕾分布。舌前 2/3 受鼓索支配，舌后 1/3 受舌咽神经和迷走神经支配。因此当外科手术、化疗、放疗引起这些神经损伤时会导致味觉障碍。开口对舌根部进行检查较为困难。在舌系带过短的病例中，舌系带的僵硬使舌的运动受阻、言语受限，此时则有必要进行舌系带成形术以矫治。舌深动静脉及舌神经位于舌的下表面，当这些血管和神经受损时会出现感觉障碍及出血。舌深静脉就位于黏膜下方（图 20.11），手术中应尤为注意保护。当舌伸展时，不易看到舌的下表面与口腔底的边界。舌神经和舌下神经之间在舌体和舌尖处存在分支，然而这些分支的生理功能还不得而知[6]。

颊脂垫

颊脂垫（解剖上即颊脂体）是位于颊区深部的脂肪（图 20.12）。法国解剖学家 Bichat 第一次认识到这部分组织的本质，因此这部分脂肪以他的名字命名，

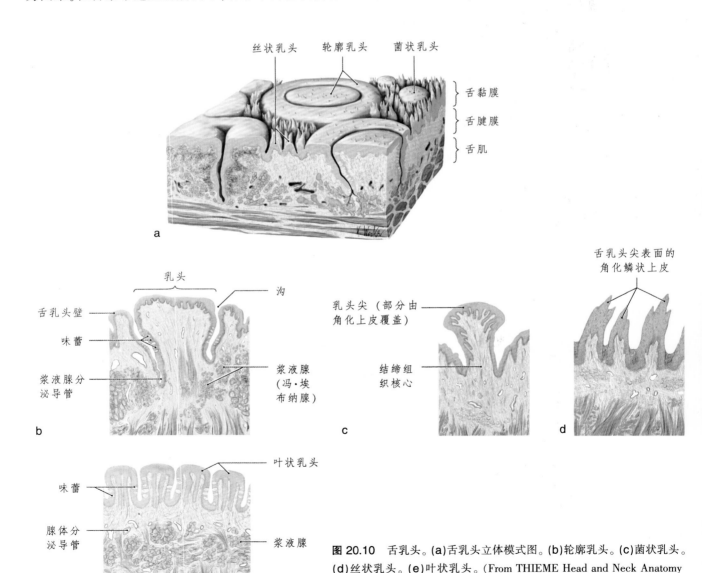

图 20.10 舌乳头。(a)舌乳头立体模式图。(b)轮廓乳头。(c)菌状乳头。(d)丝状乳头。(e)叶状乳头。(From THIEME Head and Neck Anatomy for Dental Medicine. ©Thieme 2010, Illustrations by Karl Wesker.)

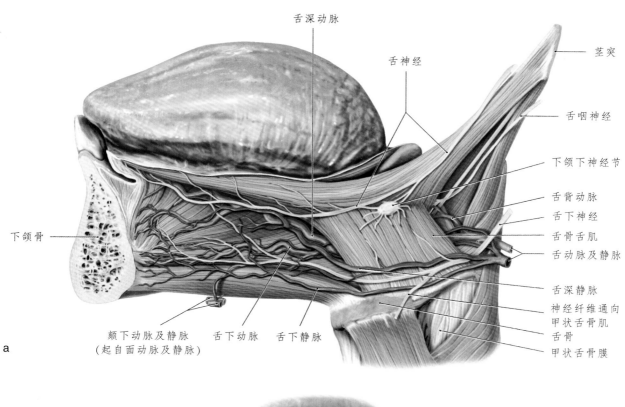

a

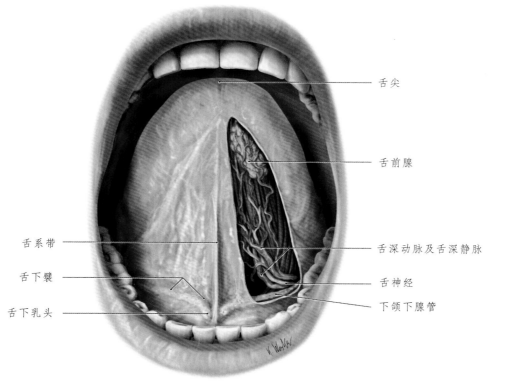

b

图 20.11 舌的神经和血管。(a)左侧面观。(b)舌的下表面。(From THIEME Head and Neck Anatomy for Dental Medicine. ©Thieme 2010, Illustrations by Karl Wesker.)

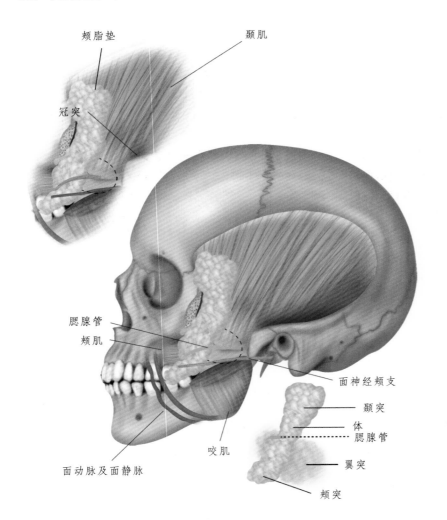

颊脂垫　　颞肌

冠突

腮腺管
颊肌

咬肌

面动脉及面静脉

面神经颊支

颞突
体
腮腺管

翼突

颊突

图 20.12 颊脂垫。颊脂垫包括一个主体部分和三个突起：颊突、翼突和颞突。主体部位于腮腺管上方，颊肌表面，咬肌前缘之前。颊突为表浅的部分，其沿咬肌前缘分布，位于腮腺管的下方。翼突位于下颌支和翼状肌之间。颞突于颧弓前部的下方穿过，位于颞肌和颞深筋膜之间。

也被称为 Bichat's 脂肪垫。颊脂垫位于咀嚼肌之间，即咬肌间隙内，其可促进咀嚼肌的滑动，并形成颊部的膨出的形状。

根据 Stuzin 等的研究，颊脂垫包含一个主体和三个突出部：颊突、翼突和颞突[7]。主体部位于腮腺管上方，颊肌表面，咬肌前缘之前，向中间扩展至上颌骨的后部。颊脂垫的上部及中部紧邻上颌动脉及上颌神经（三叉神经的分支）。颊突为表浅的部分，其沿咬肌前缘分布，位于腮腺管的下方，面神经颊支横过颊突，其前缘有面动静脉斜行经过。翼突位于下颌支和翼状肌之间。颞突于颧弓前部的下方穿过，位于颞肌和颞深筋膜之间。

临床上常应用颊脂垫以游离皮瓣及带蒂皮瓣的形式修复各种组织缺损，最常应用其修复口腔上颌窦瘘及范围从口角至磨牙后三角及腭的其他口腔组织缺损[8]。

口底及舌下区

口底是由下牙槽及舌围绕的区域。口底的黏膜下组织为疏松结缔组织，活动性大。以舌系带为分界，口底可分为左右两部分。下颌下腺管（Wharton's 管）与舌下腺大管汇合后开口于舌下阜，舌下腺小管开口于舌下肉阜后方的舌下襞。舌下间隙位于口底的下方、下颌舌骨肌的上方、颏舌肌及颏舌骨肌的侧面。其内有舌下腺、下颌下腺管、舌下腺大小管、舌神经、舌动静脉和舌下神经，因此该间隙具有十分重要的临床意义。下颌下腺管起自下颌下腺，位于下颌舌骨肌末端的后方，走行至舌下肉阜。在下颌下腺管的近端，舌神经从下颌下腺管的下方横穿，分布于舌。据报道，舌下腺经由下颌舌骨肌的缺损而突出的概率大约为 25%~40%[9]。在该区域进行操作时应格外小心，因为颏下动脉(面动脉的分支)和舌下动脉(舌动脉的分支)经该区进入下颌骨中线背面的舌盲孔。此外,颏下动脉和舌骨下动脉的吻合存在多种变异[10]。

咽狭

咽狭构成口腔和咽的边界,其也是口腔前庭的后端(图 20.2)。软腭的后端形成腭帆,其中央的突起即悬雍垂。悬雍垂侧方有两条皱襞下行,前方的皱襞为腭舌弓,后方的皱襞为腭咽弓。腭扁桃体位于两侧的腭舌弓及腭咽弓之间。

咽

咽是位于口腔和食管之间的消化道,位于口腔和鼻腔的后面。咽腔为消化道与呼吸系统的交界,分为上咽(鼻咽)、口咽和下咽。鼻咽位于鼻后端鼻后孔的背侧;咽鼓管咽口开口于鼻咽的侧壁,与鼓室相通;咽扁桃体位于其后壁。Waldeyer's 环是由腭扁桃体、舌扁桃体和咽扁桃体构成及具有免疫活性的淋巴组织。这些淋巴组织是抵御外来入侵的第一道生物防线。口咽位于口腔的后部,下咽则通过喉口与喉腔相通。

吞咽

进食须有咀嚼和吞咽动作参与才可完成,简单来说进食过程可分为五个阶段:意识阶段(初始阶段)、预备阶段(咀嚼阶段)、口腔阶段、咽腔阶段和食管阶段。在意识阶段,机体意识到食物的存在并形成自然进食速度开始进食。在预备阶段,食物在口中经咀嚼和混合形成能被吞咽的食团。在口腔阶段,食团由口入喉,在咽腔阶段再由喉进入食管。在食管阶段,食团经食管的连续运动过程进入胃(图 20.13)[11]。文献报道过一些病例:在一些病例里,咀嚼正在进行,而吞咽反射尚未开始,食物即进入口咽[12-15];在另一些病例中会有重复吞咽的情况,这种情况会导致喉上抬的吞咽模式[16,17]。吞咽过程有多肌群一起参与,包括口腔周围的表情肌、咀嚼肌、舌肌、腭肌、舌骨上肌、舌骨下肌、咽肌和喉肌。三叉神经、面神经、舌咽神经、迷走神经、舌下神经和颈神经接受来自咀嚼吞咽中枢发出的信号,控制以上这些肌肉。在这一小节里,我们将以与吞咽相关肌肉为基础, 从预备阶段开始讲解吞咽运动。

吞咽的机制及相关肌肉

预备阶段(咀嚼及食团的形成)

一些无需咀嚼的食物进入口腔后仅在舌作用下即可形成食团(图 20.13a 和图 20.14e)[11]。而需咀嚼的食物则需要舌、颌和颊一起参与,将食物变碎进而与唾液相混合。咀嚼开始时,食物迅速被置于磨牙处,紧接着表情肌将食物固定在位同时颌骨上抬。这些表情

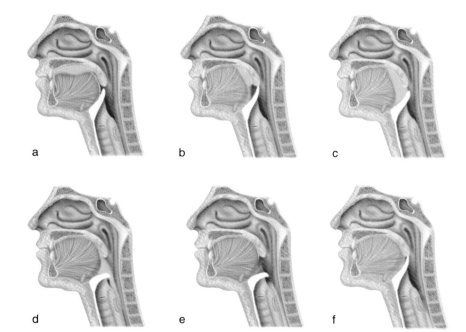

图 20.13　吞咽的示意图。(a)食团停留在口腔内。(b)吞咽开始的前一刻。(c)食团进入口咽。(d)食团从下咽进入食管入口。(e)食团通过食管入口。(f)食团从食管进入胃。

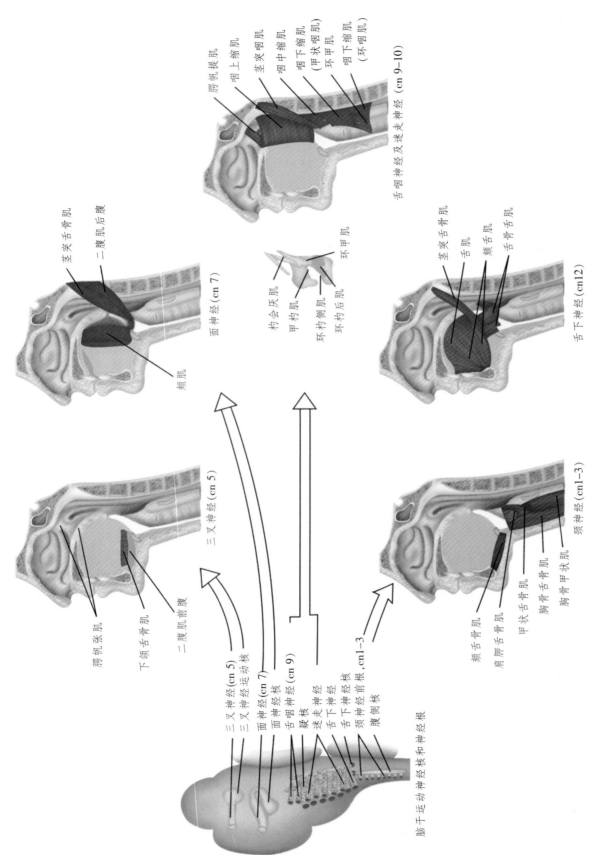

腭帆提肌
咽上缩肌
茎突咽肌
咽中缩肌
咽下缩肌
(甲状咽肌)
环甲肌
咽下缩肌
(环咽肌)
舌咽神经及迷走神经 (cn 9-10)

茎突舌骨肌
二腹肌后腹
颊肌
面神经 (cn 7)

杓会厌肌
甲杓肌
环杓侧肌
环杓后肌
环甲肌

茎突舌骨肌
舌肌
颏舌肌
舌骨舌肌
舌下神经 (cn12)

腭帆张肌
下颌舌骨肌
二腹肌前腹
三叉神经 (cn 5)

颏舌骨肌
肩胛舌骨肌
甲状舌骨肌
胸骨舌骨肌
胸骨甲状肌
颈神经 (cn1-3)

三叉神经 (cn 5)
三叉神经运动核
面神经 (cn 7)
面神经核
舌咽神经核
疑核
迷走神经
舌下神经核
舌下神经
颈神经前根, cn1-3
腹侧核
脑干运动神经核和神经根

图 20.14 口咽肌和神经支配。

肌包括颊肌和舌肌等（图 20.14b~e 和图 20.15）。双侧咬肌、颞肌和翼内肌收缩时下颌关闭；前侧翼外肌收缩时下颌前移；一侧翼外肌收缩时下颌骨旋转（图 20.14b 和图 20.16）。翼外肌和舌骨上肌收缩时颌骨打开。舌由舌内肌和舌外肌构成（图 20.14e）。舌内肌收缩可使舌收缩、变长薄或宽平。在舌外肌中，颏舌肌收缩使舌伸出，茎突舌肌及腭舌肌收缩抬高舌的后部，颏舌肌和茎突舌肌一起收缩时将舌回拉。舌骨舌肌收缩牵拉舌边缘向下；颏舌肌和舌骨舌肌收缩使舌向下运动。当食团在口腔内形成时，舌中央会形成凹陷，与此同时软腭和舌相互靠拢，一起来"抱住"食团。为了加快这一步骤，舌会变成后部抬起的勺形，同时腭舌肌和腭咽肌收缩使软腭向舌靠拢（图 20.14d 和图 20.17）[18]。

口腔阶段的末期及咽腔阶段的起始

在这一阶段，口腔内的食团转运至咽；舌内肌舌

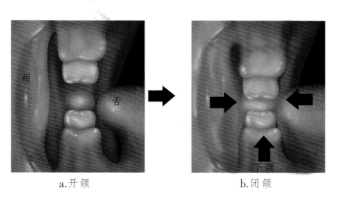

a.开颌　　　　b.闭颌

图 20.15　咀嚼过程中颊、舌、下颌运动的示意图。

外肌一起作用使舌向腭贴附，从而起到抓缚食团的作用，便于其向咽移动（图 20.13b），其后咽腔阶段开始。食团转运过程启动（起自口腔阶段）后，这一过程就变为反射性活动，不再受意识的控制。通常情况下下颌和嘴唇处于闭合状态时，转运过程才能实现。与此同时，软腭在腭帆张肌和腭帆提肌的作用下上抬以防止食团进入鼻咽（图 20.14b，d 和图 20.17）；且咽缩肌的收缩形成 Passavant's 嵴，使得上咽被牢牢封闭（图 20.14d 和图 20.17）。

接下来食物进入咽腔，吞咽反射启动，舌骨上抬（图 20.18）。舌骨开始时轻微向后，接下来移向上方，最后强有力地向前下运动。人们认为舌骨开始时的向后运动是由于茎突舌骨肌和二腹肌后腹收缩产生的（图 20.14c 和图 20.18）。

咽腔阶段（食团进入口咽）

在此阶段，软腭仍处于抬起状态，食团从舌底进入口咽（图 20.13c 和图 20.14b，c）。此时咽上缩肌和口咽缩肌开始收缩（图 20.14d），使舌骨和喉移向各自的最高位置（图 20.14d 和图 20.18）。舌骨上抬后，下颌舌骨肌和二腹肌前腹收缩使舌骨向上移动，颏舌骨肌使舌骨向前移动（图 20.14b，f）。人们认为以上过程共同引起舌骨的上抬（图 20.14f）。接下来，甲状舌骨肌收缩，喉上抬，与此同时咽缩肌收缩，产生由上咽至下咽的蠕动收缩环，将食物从咽传送至食管。口咽的收缩不仅有咽缩肌收缩的作用，咽前壁即舌底的向后移动也参与口咽的收缩（图 20.14e）。

此外，在吞咽反射的过程中，喉内肌收缩通过闭

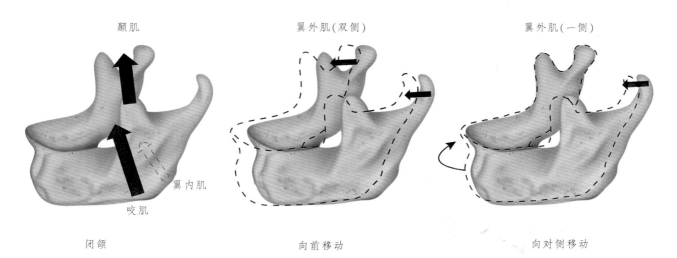

颞肌　　　　　　翼外肌（双侧）　　　　　　翼外肌（一侧）

翼内肌

咬肌

闭颌　　　　　　向前移动　　　　　　向对侧移动

图 20.16　附着于下颌骨的肌肉牵拉下颌骨移动。

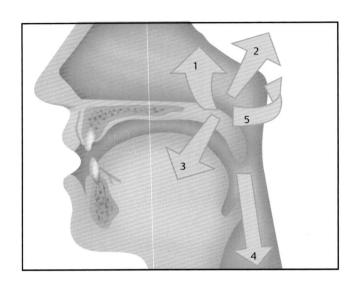

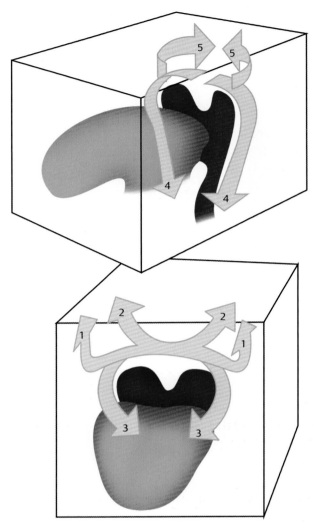

1. 腭帆张肌
2. 腭帆提肌
3. 腭舌肌
4. 咽腭肌
5. 咽上缩肌

图 20.17 言语时腭咽肌运动的模式图。1,腭帆张肌；2,腭帆提肌；3,腭舌肌；4,咽腭肌；5,咽上缩肌。

合声门来关闭气道（图 20.14d 和图 20.19）。喉肌与环杓侧肌共同参与内收声带（译者注：环杓侧肌也是喉肌的一部分）；然而二者收缩声门的方式不同，甲杓肌向内收缩使声带变短；而环杓侧肌通过向外收缩使声带延长。杓间肌也起到内收声带的作用，环杓后肌则是唯一外展声带的肌肉。另外，环甲肌可以使甲状软骨和环状软骨相互靠近，从而拉长声带，提高音调（图 20.14d）。

咽腔阶段（食物团块从下咽进入食管入口）

在这一阶段，舌骨上肌和舌骨下肌收缩，使舌骨尽可能向上或向下移动，并牵拉舌骨向喉（图 20.20）。咽收缩至口咽，同时腭咽肌和腭舌肌运动，降低软腭

（图 20.13d、图 20.14d,f 和图 20.18）。此时声门保持关闭，杓会厌肌将会厌及杓状软骨向一起牵拉，缩窄喉的入口（图 20.14d）。舌底进一步向后运动，咽腔内自上而下的压力下压食团，这些都会引起会厌向内盖住喉，暂停呼吸（吞咽呼吸暂停），防止吞咽过程中食物进入气道。喉在关闭状态下，食团从喉的一侧滑过下咽部。下咽底部的左右两侧各有一倒圆锥形凹陷，即梨状隐窝，环咽肌收缩封闭梨状隐窝的底部。括约肌构成食管的入口。环咽肌为下咽缩肌的一部分；当环咽肌舒张时，喉上抬（向前方移动），食管入口开放，此时食团可以通过食管（图 20.14d）。食团进入食管入口后经喉及颈椎的压缩进一步下行，避开中央分别进入两侧的梨状隐窝。

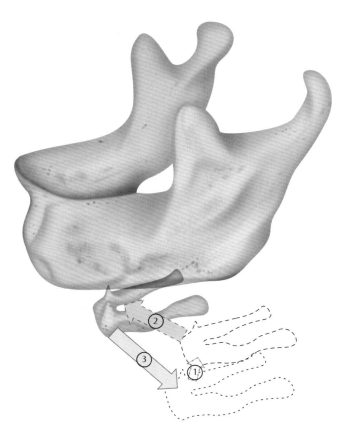

图 20.18　吞咽过程中舌骨的上抬模式：1,向后移动；2,向前移动；3,向较低的静息位置移动。

咽腔阶段的后期至食管阶段

食团进入食管后,软腭、舌、舌骨及喉均回到其初始位置(图 20.13f)。此时声门打开,环咽肌收缩,食管入口关闭。进入食管的食团通过蠕动到达胃,在上段食管,食团的传送速度为 40cm/s,在下段食管为 4cm/s,通过食管的总时间为 10s。在健康人群中,吞咽后食管发生第一次收缩,而后开始蠕动,与此同时食团进入上段食管,食团撑开食管会刺激食道引发第二次收缩。

咬合

上下牙之间咬合的概念随着时间的推移在不断地发生转变,然而有关面部骨折治疗中的咬合相关理论则一直处于简单、不变的状况。在这一小节里,我们叙述了有关颌骨骨折治疗的咬合相关内容。在面部创伤后的手术过程中,我们的目的是将咬合调整到牙尖交错位时,牙尖达到最为吻合的位置,然后用螺丝收

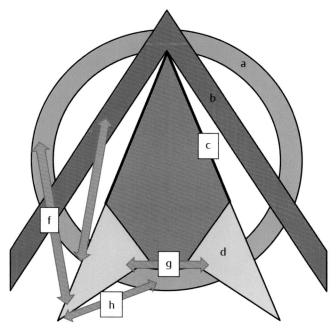

图 20.19　喉肌作用的示意图。(a)环状软骨。(b)甲状软骨。(c)声带膜部。(d)杓状软骨。(e)甲杓肌。(f)环杓侧肌。(g)杓状软骨间肌。(h)后环杓肌。

紧骨骼。对于简单的骨折来说找到牙尖交错位较为容易;然而在复杂及多发骨折的病例中则不容易找到正确的咬合位置。确定牙尖交错位的方法之一是寻找上下牙的牙合小平面。Schyler 指出,这些小平面位于牙齿的咬合平面,因下颌的功能运动或继发活动而形成。这个过程是形成牙合平衡的自然过程和必然过程。在咀嚼的咬合阶段,这些小平面也能起到引导下颌骨运动的作用[19]。

美学区域

如果我们将颌面区域视作美学区域的话,那么许多部分需要纳入到美学的考量中,如面部、眼、唇、牙龈和牙齿[20]。在这一部分里,我们提及了一些与口腔密切相关的部分:唇、牙龈和牙齿。根据 Lombardi 的观点,面中线位于面部的中央,与瞳孔间线相垂直[21]。Magne 等描述了切牙边界与下唇线之间关系的重要性(图 20.21),并提出“黄金比例”和“黄金百分比”。当从前方观察牙齿时,他们利用黄金比例来进行牙齿外观尺寸的评估(侧切牙比中切牙为 1：1.618,侧切牙比尖牙为 1：0.618),但是这样的评估对于牙科医学来讲过于苛刻[20]。Tsukiyama

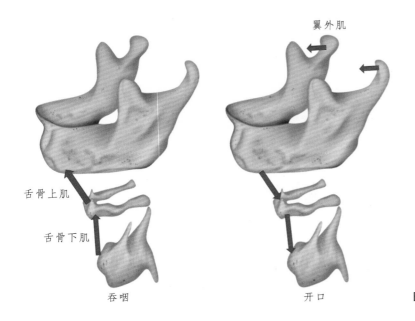

翼外肌

舌骨上肌

舌骨下肌

吞咽

开口

图 20.20 吞咽及开口过程中肌肉作用的模式图。

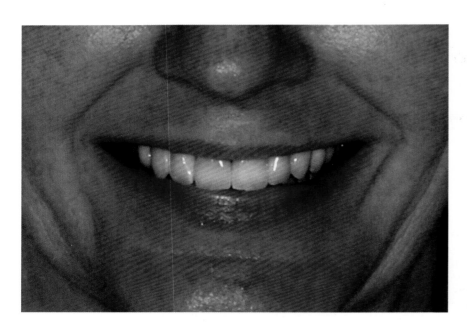

图 20.21 切牙边界与下唇线之间的关系。(Picture provided by Dr. T. Tsukiyama, with permission from Elsevier.)

等人于 2012 年开展了一项研究，比较了白种人和亚洲人的中切牙、侧切牙、尖牙和第一前磨牙的形态学差异。他们得出的结论是亚洲受试者的中切牙较白种人更为尖细（图 20.22）[22]。这项研究证实了白种人和亚洲人的颌面中切牙及面部骨骼存在人种差异。因此当考虑包括口腔在内的美学区域的美学原则时，我们应当承认在不同种族之间，这种原则是存在差异的。

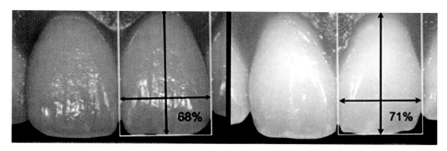

亚洲人

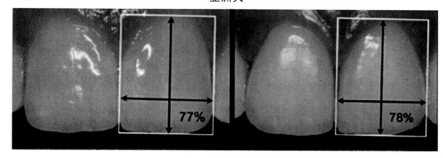

白种人

图 20.22　亚洲受试者与白人受试者间中切牙的比较。牙齿表面的数字显示中切牙的宽长比（%）。（Picture provided by Dr. T. Tsukiyam a, with permission from Elsevier.）

（李梓菲　译）

参考文献

1. Behnia H, Kheradvar A, Shahrokhi M. An anatomic study of the lingual nerve in the third molar region. J Oral Maxillofac Surg 2000;58(6):649–653

2. Udhaya K, Saraladevi KV, Sridhar J. The morphometric analysis of the mental foramen in adult dry human mandibles: a study on the South Indian population. J Clin Diagn Res 2013;7(8):1547–1551

3. Kalender A, Orhan K, Aksoy U. Evaluation of the mental foramen and accessory mental foramen in Turkish patients using cone-beam computed tomography images reconstructed from a volumetric rendering program. Clin Anat 2012;25(5):584–592

4. Naitoh M, Yoshida K, Nakahara K, Gotoh K, Ariji E. Demonstration of the accessory mental foramen using rotational panoramic radiography compared with cone-beam computed tomography. Clin Oral Implants Res 2011;22(12):1415–1419

5. Anavi Y, Gal G, Silfen R, Calderon S. Palatal rotation-advancement flap for delayed repair of oroantral fistula: a retrospective evaluation of 63 cases. Oral Surg Oral Med Oral Pathol Oral Radiol Endod 2003;96(5):527–534

6. Fitzgerald MJT, Law ME. The peripheral connexions between the lingual and hypoglossal nerves. J Anat 1958;92(2):178–188

7. Stuzin JM, Wagstrom L, Kawamoto HK, Baker TJ, Wolfe SA. The anatomy and clinical applications of the buccal fat pad. Plast Reconstr Surg 1990;85(1):29–37

8. Alkan A, Dolanmaz D, Uzun E, Erdem E. The reconstruction of oral defects with buccal fat pad. Swiss Med Wkly 2003;133(33-34):465–470

9. Otonari-Yamamoto M, Nakajima K, Tsuji Y, et al. Mylohyoid muscle defects: comparison of CT findings and dissected specimens. Oral Radiol 2011;27:50–56

10. Loukas M, Kinsella CR Jr, Kapos T, Tubbs RS, Ramachandra S. Anatomical variation in arterial supply of the mandible with special regard to implant placement. Int J Oral Maxillofac Surg 2008;37(4):367–371

11. Donner MW, Bosma JF, Robertson DL. Anatomy and physiology of the pharynx. Gastrointest Radiol 1985;10(3):196–212

12. Palmer JB, Rudin NJ, Lara G, Crompton AW. Coordination of mastication and swallowing. Dysphagia 1992;7(4):187–200

13. Palmer JB, Hiiemae KM, Liu J. Tongue-jaw linkages in human feeding: a preliminary videofluorographic study. Arch Oral Biol 1997;42(6):429–441

14. Palmer JB. Bolus aggregation in the oropharynx does not depend on gravity. Arch Phys Med Rehabil 1998;79(6):691–696

15. Hiiemae KM, Palmer JB. Food transport and bolus formation during complete feeding sequences on foods of different initial consistency. Dysphagia 1999;14(1):31–42

16. Chi-Fishman G, Sonies BC. Motor strategy in rapid sequential swallowing: new insights. J Speech Lang Hear Res 2000;43(6):1481–1492

17. Daniels SK, Foundas AL. Swallowing physiology of sequential straw drinking. Dysphagia 2001;16(3):176–182

18. Fritzell B. The velopharyngeal muscles in speech. An electromyographic and cinéradiographic study. Acta Otolaryngol 1969;250:250, 1

19. Schuyler CH. Factors contributing to traumatic occlusion. J Prosthet Dent 1961;11:708–715

20. Magne P, Gallucci GO, Belser UC. Anatomic crown width/length ratios of unworn and worn maxillary teeth in white subjects. J Prosthet Dent 2003;89(5):453–461

21. Lombardi RE. The principles of visual perception and their clinical application to denture esthetics. J Prosthet Dent 1973;29(4):358–382

22. Tsukiyama T, Marcushamer E, Griffin TJ, Arguello E, Magne P, Gallucci GO. Comparison of the anatomic crown width/length ratios of unworn and worn maxillary teeth in Asian and white subjects. J Prosthet Dent 2012;107(1):11–16

第 21 章
颈部

Sherine S. Raveendran , Lucian Ion

引言

颈部是指从颅底延伸到胸廓入口的一段柱状结构(图 21.1)。颈部由很多重要的结构组成,是连接头颅以及胸腔和上肢的重要枢纽。解剖上,颈部可以分为三个基本结构群:

- 后部结构群:肌肉骨骼(头和颈部的运动以及支撑)。
- 前部结构群:内脏器官(腺体、气道和食道)。
- 侧面结构群:大血管和神经。

骨骼支撑

颈椎

颈椎由七块具有一些共同特征的椎骨组成,其中 C1、C2 和 C7 三块椎骨具有一些特殊的特征 (图 21.2)。在颈部,椎骨的椎体相对较小,横径较前后径宽,椎弓根指向侧后方,椎弓板相对较窄。横突上有横突孔,椎动脉通常从 C1 到 C6 颈椎的横突孔穿过(图 21.3)。

寰椎(C1)是最靠上面的一块椎骨,其和颅骨基底部构成关节,司头部的前后运动,寰椎没有椎体。枢椎(C2)是第二块椎骨,其与寰椎构成枢轴关节从而允许颈部的旋转运动。枢椎具有特殊的齿突结构,从其椎体的上表面垂直升起。一条横韧带从后方强有力地固定了齿突和寰椎之间形成的关节。C7 通常被用作颈椎计数的体表标志, 因为其特征性的棘突非常突出,很容易从体表触及。在一些特殊的个体当中,C7 会和异常多出的肋骨连接(颈肋),会对颈部基底的血管和臂丛神经产生压迫,当产生相应的临床症状时,通常被称为"胸廓出口综合征"。

手术注解

在很多遗传性疾病(包括唐氏综合征)、脊柱感染以及有类风湿性关节炎病史的患者中, 寰枢关节可能会很不稳定,并且处于过度伸展的状态,这会导致对脊柱的压迫,可能是致命的。具有风湿病或者相关先天性遗传病的患者在进行全身麻醉的过程中风险也更高, 因为在气管插管的过程中需要使颈部过度伸展。

舌骨

支持舌骨的只有颈部和口底的一些与胃食道和气道运动有关的肌肉和韧带(图 21.4)。U 形轮廓的舌骨分为三个部分:舌骨体,处于水平方向并向前伸出,以及双侧的成对突起,包括一对大角和一对小角。大角指向后上方,小角指向上方。舌骨为移动舌头、喉头以及降低下颌骨的肌肉提供附着点,上面附着有咽缩中肌、舌骨舌肌、下颌舌骨肌、颏舌骨肌、茎突舌骨肌以及二腹肌,下面附着有甲状舌骨肌、茎突舌骨肌以及肩胛舌骨肌。

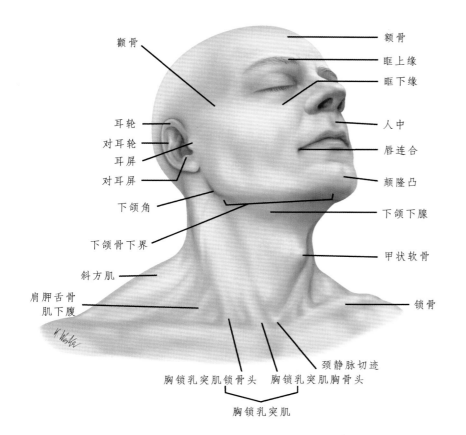

颧骨
额骨
眶上缘
眶下缘
人中
耳轮
对耳轮
耳屏
对耳屏
唇连合
颏隆凸
下颌角
下颌下腺
下颌骨下界
甲状软骨
斜方肌
肩胛舌骨肌下腹
锁骨
颈静脉切迹
胸锁乳突肌锁骨头 胸锁乳突肌胸骨头
胸锁乳突肌

图 21.1 颈部表面解剖结构以及重要体表标志。(From THIEME Atlas of Anatomy, General Anatomy and Musculoskeletal System. © Thieme 2005, Illustration by Karl Wesker.)

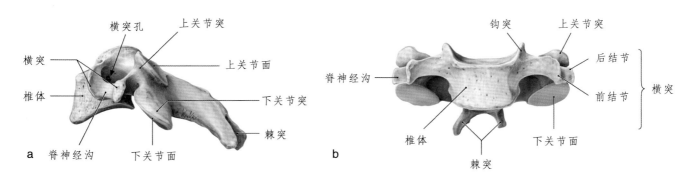

横突孔
上关节突
横突
上关节面
椎体
下关节突
棘突
a 脊神经沟 下关节面

钩突
上关节突
脊神经沟
后结节
前结节
横突
椎体
下关节面
b 棘突

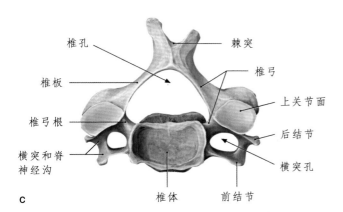

椎孔
棘突
椎板
椎弓
椎弓根
上关节面
横突和脊神经沟
后结节
横突孔
c 椎体 前结节

图 21.2 典型颈椎结构(C4)。(**a**)左侧面观。(**b**)前面观。(**c**)上面观。(From THIEME Atlas of Anatomy, General Anatomy and Musculoskeletal System. © Thieme 2005, Illustration by Karl Wesker.)

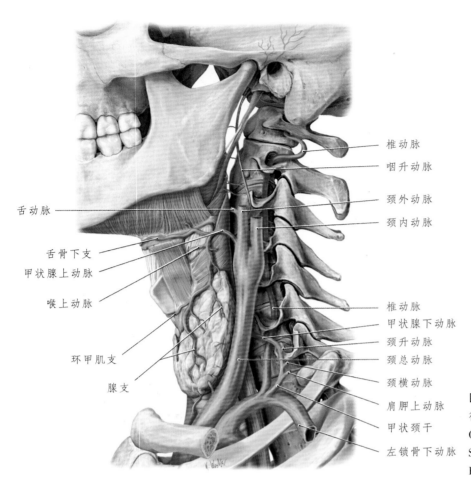

舌动脉

舌骨下支
甲状腺上动脉

喉上动脉

环甲肌支

腺支

椎动脉
咽升动脉
颈外动脉
颈内动脉

椎动脉
甲状腺下动脉
颈升动脉
颈总动脉
颈横动脉
肩胛上动脉
甲状颈干
左锁骨下动脉

图 21.3　椎动脉穿过颈椎横突孔的路径。(From THIEME Atlas of Anatomy, General Anatomy and Musculoskeletal System. ⓒ Thieme 2005, Illustration by Karl Wesker.)

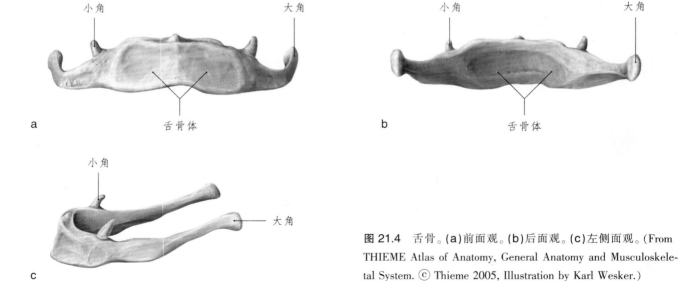

小角　　　　　　大角

舌骨体

a

小角　　　　　　大角

舌骨体

b

小角

大角

c

图 21.4　舌骨。(a)前面观。(b)后面观。(c)左侧面观。(From THIEME Atlas of Anatomy, General Anatomy and Musculoskeletal System. ⓒ Thieme 2005, Illustration by Karl Wesker.)

皮肤、脂肪组织及筋膜

皮肤

颈部的皮肤较薄,沿着颈部深层结构的轮廓向前覆盖分布。颈部后面的皮肤具有较厚的真皮层,具有较强的固定纤维中隔,因此活动度较局限。在颏下以及下颌骨下的区域,皮肤较少黏附固定。而耳后和乳突部位的皮肤则与皮下组织紧密地黏附着。

脂肪组织

颈部的脂肪沿着颈阔肌表面、颈阔肌间以及颈阔肌深面分布(图 21.5)。解剖学研究表明颈部约含 8.4~15g 皮下脂肪(图 21.5a),体重超重时颈部总脂肪含量会有所不同。颈阔肌深面的平均脂肪含量为 3.7g(图 21.5b)。临床上,这部分脂肪很少受到体重变化的影响,它们集中分布在颏下区域[1-3]。

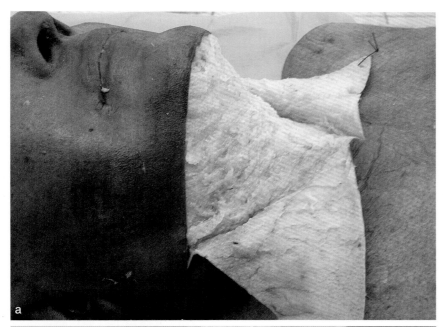

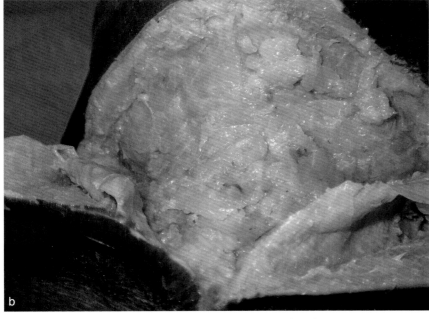

图 21.5 颈部浅层和深面脂肪组织的分布。(a)浅层脂肪。(b)深面脂肪。

手术注解

脂肪组织在颈部的堆积决定了颈部容积及其周长。脂肪含量丰富的颈部在浅层和深部都有脂肪堆积,这使得颈部肌肉的轮廓和棱角变得难以辨认。修整颈部外形过程中的减容术可以通过减低颈前部各个区域的脂肪容积来降低颈围和修整外形。在消瘦的颈部,脂肪堆积非常少,皮肤直接覆盖在颈阔肌表面,从而导致老年人颈部的轮廓线条清晰可见。

颈筋膜

颈部筋膜大致可以分为颈浅筋膜和颈深筋膜(图21.6)

颈浅筋膜

颈浅筋膜是浅表肌肉腱膜系统(SMAS)的延续,也被称为SMAS层。它含有皮内神经、血管、淋巴管以及不同含量的脂肪。颈阔肌向前外侧走行并且通过许多结缔组织带与皮肤相连,是一对从侧面延伸到颈前中线的肌肉。

颈阔肌

颈阔肌是一宽而薄的肌肉,起自胸廓上端表面的浅筋膜(图21.7a)。肌纤维向上呈扇形展开,插入下颌骨的下缘以及皮肤,与下半面部的表情肌交织在一起。颈阔肌受面神经的颈支支配,供血动脉有面动脉、甲状腺上动脉以及耳后动脉和枕动脉的分支,主要功能是作为辅助口角降肌。颈阔肌沿着颈部凹陷的轮廓走行,表面没有任何束缚性的韧带结构。其深部有固定韧带与颈深筋膜表面连接,可以限制肌肉收缩过程中肌腹向前移位。在年长的时候,颈阔肌会形成颈部纵行的纹路,标记为颈阔肌纹。

手术注解

根据双侧颈阔肌在中线处交叉的程度可以把颈阔肌分为三类[4]:

- 第一类:双侧颈阔肌交叉范围局限在下颌联合以下 1~2cm(75%)。
- 第二类:双侧颈阔肌交叉范围从下颌联合直到甲状软骨(15%)。
- 第三类:双侧颈阔肌在中线处无交叉(10%)。

神经毒素可以很好地治疗年龄相关的孤立性颈阔肌纹。然而矫正皮肤广泛性松弛和分离需要通过开放性手术干预颈阔肌;折叠、切除、肌切开术等[5-7]。蒂部在上方和后方的颈阔肌肌皮瓣主要由颏下动脉供血,此外甲状腺上动脉、耳后动脉以及枕动脉也参与供血。颈外静脉和颏下静脉参与其静脉引流。颈阔肌肌皮瓣可以用来修补口面部的损伤[8,9]。

颈深筋膜

颈深筋膜可以分为三层:颈深筋膜的包埋层、椎前筋膜以及气管前筋膜。

颈深筋膜的包埋层

颈深筋膜的包埋层完全包绕颈部并且分出筋膜包裹胸锁乳突肌和斜方肌。包埋层筋膜向上附着于枕外隆突和上项线,向下附着于胸骨、锁骨以及肩胛骨的肩峰,向后附着于颈椎的棘突和项韧带,向前附着于下颌骨中线、舌骨体以及胸骨柄。筋膜分出部分来包绕胸骨上窝以及胸锁乳突肌和斜方肌的附着点。

在乳突部位,包埋层筋膜被称作腮腺筋膜,分为两层包绕腮腺组织。腮腺筋膜附着于乳突的尖部、外耳道的软骨以及颧弓的下界。深层筋膜沿着颅骨基底部延伸并和颈动脉鞘融合在一起。茎突和下颌角之间的筋膜形成茎突下颌韧带。

气管前筋膜

气管前筋膜从舌骨延伸至胸腔。脏层筋膜包裹气管、食道以及甲状腺,肌层部分包裹甲状腺下的肌肉。

筋膜向上附着于喉部,向下沿着上纵隔延伸并与心包膜融合。

椎前筋膜

椎前筋膜包裹颈椎以及椎前椎后肌肉,同时也构成了颈后三角的基底部分。筋膜向上延伸至颅骨基底部至头长肌和头外侧直肌前面,向下延伸至胸腔,并与第三胸椎的前纵韧带融合。筋膜向后伸入颈椎横突和棘突以及项韧带。筋膜向下覆盖斜角肌并向侧面延伸形成腋鞘。

颈动脉鞘

椎前筋膜和气管前筋膜都参与了颈动脉鞘的构成。动脉鞘包裹颈动脉、迷走神经、淋巴结以及颈内静脉。筋膜向上附着于颅骨基底部,筋膜向下与主动脉弓周围的结缔组织融合。

附着部位:

- 向上:颅骨基底部。
- 向下:向下与主动脉弓周围的结缔组织融合。

手术注解

颈部筋膜层的走形方式决定了颈部感染的蔓延。它们构成了抵御感染的重要屏障;一旦感染发生,筋膜层则会引导感染的播散蔓延。感染可能会从一个区

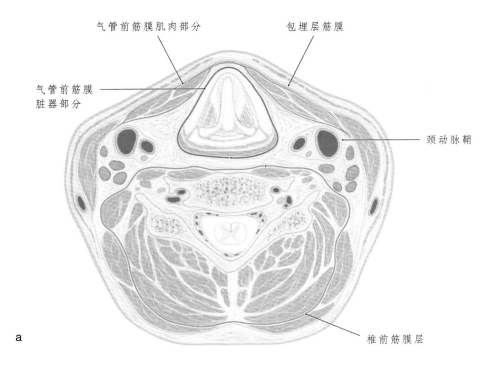

气管前筋膜肌肉部分

包埋层筋膜

气管前筋膜
脏器部分

颈动脉鞘

椎前筋膜层

a

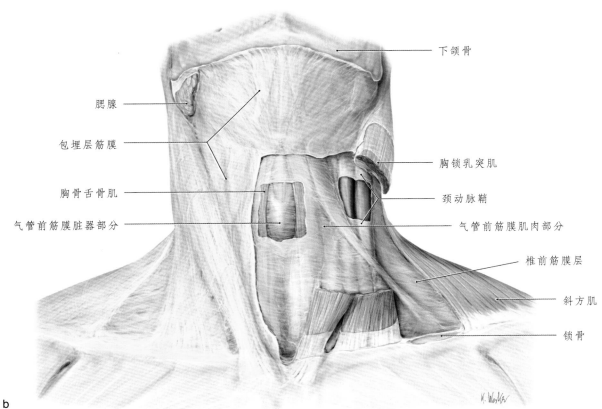

下颌骨

腮腺

包埋层筋膜

胸骨舌骨肌

气管前筋膜脏器部分

胸锁乳突肌

颈动脉鞘

气管前筋膜肌肉部分

椎前筋膜层

斜方肌

锁骨

b

图 21.6 颈部筋膜层。(a)颈部横切面。(b)前面观，去掉皮肤、浅筋膜和颈阔肌。(From THIEME Atlas of Anatomy, General Anatomy and Musculoskeletal System. ⓒ Thieme 2005, Illustrations (a) by Markus Voll and (b) by Karl Wesker.)

域蔓延到另外一个区域而没有太大阻碍。包埋层筋膜能够限制浅表感染的蔓延。更深部位的感染则可能会蔓延到胸腔和咽后的空间区域[10,11]。

肌肉的解剖

外侧群

胸锁乳突肌

胸锁乳突肌是颈部非常重要的体表标志，因为其划分了颈部的几个三角区域并且与深部的血管神经结构关系密切（图21.7b）：

- 起点：起自两个头，肌腱头（胸骨的）起自胸骨柄而肌肉头（锁骨的）起自锁骨内侧1/3的上表面。
- 穿行：肌肉走形向上向外，附着于乳突和上项线。
- 血供：由甲状腺上动脉、枕动脉、耳后动脉以及肩胛上动脉参与供血。
- 神经支配：副神经支配。
- 动作：一侧收缩时，头向同侧肩部倾斜而面部转向对侧，当双侧同时收缩时，头向前移动。

该肌肉以及颈部其他一些结构在行根治性颈部清除术时会被切除。

手术注解

先天性单侧胸锁乳突肌发育不良时，肌腹短而紧缩，导致一种被称为斜颈的临床表现。如果不接受治疗，在生长发育过程中会导致进行性的下颌骨以及面部不对称畸形。

前群

颈部带状肌

- 浅层：肩胛舌骨肌、胸骨舌骨肌。
- 深层：胸骨甲状肌、甲状舌骨肌。
- 神经支配：颈祥、甲状舌骨肌受第一颈神经支配。
- 血供：甲状腺上动脉和舌动脉。

肩胛舌骨肌具有上腹和下腹，二者由一中间腱连接。上腹附着于舌骨，下腹附着于肩胛骨，中间腱附着于锁骨和第一肋。肩胛舌骨肌使升高的舌骨下降。胸骨舌骨肌和胸骨甲状肌起自胸骨柄后面，胸骨舌骨肌在锁骨上有额外附着点，向上附着于舌骨体下面。胸

骨甲状肌附着于甲状软骨上的斜线。甲状舌骨肌起自甲状软骨的斜线，向上附着于舌骨体和舌骨大角。颈部带肌作用于舌骨和喉部，帮助吞咽。二腹肌、茎突舌骨肌、下颌舌骨肌、颏舌骨肌、舌骨舌肌、颏舌肌被统一划分为口基底部肌肉。

二腹肌

二腹肌由两个腹构成：前腹和后腹，前后二腹由一附着于舌骨的中间腱连接。

后腹：
- 起点：乳突切迹在乳突后。
- 二腹肌后腹向前向下穿过茎突舌骨肌。
- 穿入：通过一纤维环穿过舌骨大角。
- 血供：由耳后动脉和枕动脉供血。
- 神经支配：后腹由面神经支配。

前腹：
- 起点：起于下颌骨下表面的二腹肌窝。
- 穿入：前腹走行向下向后，与后腹通过中间腱连接。
- 血供：面动脉的颏下支供血。
- 神经支配：三叉神经下颌支支配。
- 动作：二腹肌帮助升高舌骨和舌根并且帮助下降和缩回下颌骨。

手术注解

在某些颈部清扫术以及整形术中需要行二腹肌前腹切除术。舌下神经穿过横向在其上的二腹肌前腹以及下颌舌骨肌的深面，手术中需要注意保护。止血钳钝性分离可以将二腹肌肌腹从深部结构中提起，一旦看见舌下神经，肌腹的上下横切术就能安全进行。

后群

后颈部肌肉：斜方肌

- 起点：枕外隆凸、上项线、项韧带以及第七颈椎和所有胸椎的棘突。
- 穿入：肩胛嵴和肩峰，锁骨外侧1/3。
- 神经支配：副神经、颈丛。
- 血供：颈浅动脉、颈横动脉。
- 动作：和其他肌肉一起提升、旋转以及缩回肩胛骨。当肩胛骨固定，斜方肌使头向后向外运动。

手术注解

斜方肌肌皮瓣在大部分头颈部的重建当中都会用到，按照 Mathes 和 Nahai 分类方法它属于第五类，

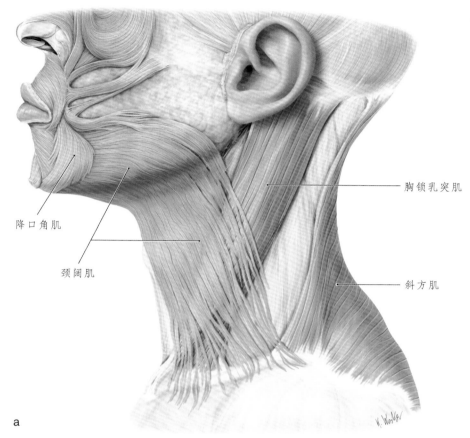

胸锁乳突肌

斜方肌

降口角肌

颈阔肌

a

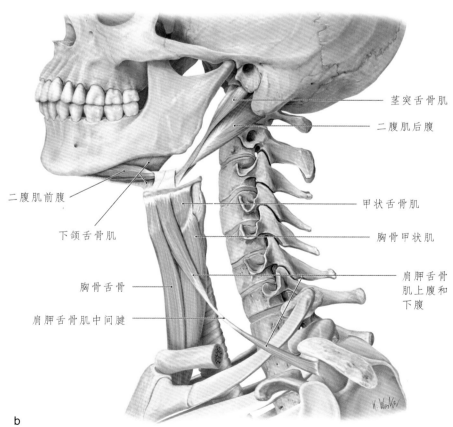

茎突舌骨肌

二腹肌后腹

二腹肌前腹

甲状舌骨肌

下颌舌骨肌

胸骨甲状肌

胸骨舌骨

肩胛舌骨肌上腹和下腹

肩胛舌骨肌中间腱

b

图 21.7　颈部肌肉。(a)颈阔肌。(b)颈部浅层和中层肌肉。(待续)

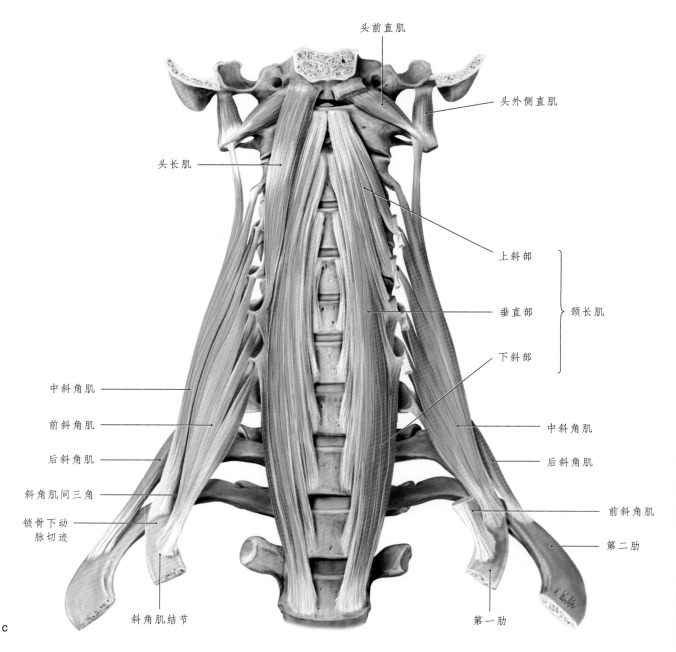

图 21.7（续） （c）颈深部肌肉。（From THIEME Atlas of Anatomy, General Anatomy and Musculoskeletal System. ⓒ Thieme 2005, Illustration by Karl Wesker.）

可以被用作带蒂-岛状瓣、自由瓣以及翻转瓣。斜方肌肌皮瓣在枕部、腮腺、颈椎以及前颈部的修整中用的很多。上部的纤维主要用于头颈部的重建，但是旋转的弧度会受到限制。然而，用斜方肌的中下部位肌纤维作为肌皮瓣也是可能的[12,13]。

椎旁肌肉

　　椎旁肌肉分布在颈椎椎体前面，椎前韧带深部

（图 21.7c）。肌肉包括颈长肌、头长肌、头前直肌、头外侧直肌斜角肌以及肩胛提肌。

- 血供：椎动脉、咽升动脉和甲状腺下动脉。
- 神经支配：颈神经。
- 动作：斜角肌使脊柱弯曲和旋转，前斜角肌和中斜角肌提升第一肋，后斜角肌提升第二肋。

椎后肌肉

椎后肌肉在斜方肌深面,脊柱后方,排列成三层:浅层(头夹肌和颈夹肌)、中间层(竖脊肌)以及深层(横突棘肌)。双侧头夹肌同时收缩使头过伸,颈夹肌与颈椎的伸展有关,当一侧颈夹肌收缩,头会偏斜并且轻微转向一侧。

颈部周围神经

第二、三颈神经的前支和后支分别支配颈部前面和后面的皮肤。

颈丛

颈丛由第一至第四颈神经(C1–C4)的前支构成,同时也与舌下神经、副神经以及交感干有联系吻合。皮支从胸锁乳突肌后缘靠近中点处发出;运动支走行在胸锁乳突肌后面。颈丛皮支包括枕小神经、耳大神经和锁骨上神经(图 21.8)。运动支包括颈袢和前、中斜角肌神经的节段性分支(图 21.9)。膈神经从颈丛发出,它包含有运动和感觉纤维。

第一、六、七和八颈神经的后支没有皮支,颈袢是颈丛的一部分,主要支配舌下肌群。臂丛在颈后三角的深面由颈神经的前支构成,颈交感干走行在颈动脉鞘内后面,椎前筋膜表面。颈丛的主要皮支包括枕小神经、耳大神经、颈横神经和锁骨上神经。枕小神经发自第二、三颈神经的前支,支配头皮外侧面。枕大神经是第二颈神经后支的一个分支,位于枕下三角内,穿过斜方肌支配头皮后面部分。颈横神经发自第二、三颈神经,穿过胸锁乳突肌支配颈前部皮肤。锁骨上神经接受来自第三、四颈神经的纤维,该神经向下走行到锁骨后发出三个分支:内侧锁骨上神经、中间锁骨上神经以及外侧锁骨上神经,支配颈部下面和胸廓上面的皮肤。

耳大神经发自颈丛的第二、三颈神经,从深面走向浅层,该神经从胸锁乳突肌上中 1/3 处穿出胸锁乳突肌后缘[14]。

手术注解

耳大神经的体表标志被称作神经点,位于外耳道

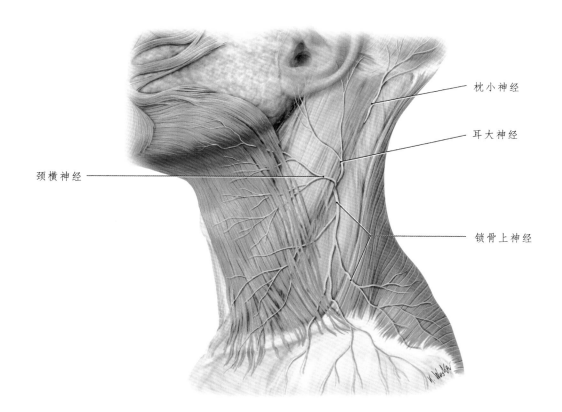

图 21.8　颈丛皮支。(From THIEME Atlas of Anatomy, General Anatomy and Musculoskeletal System. ⓒ Thieme 2005, Illustration by Karl Wesker.)

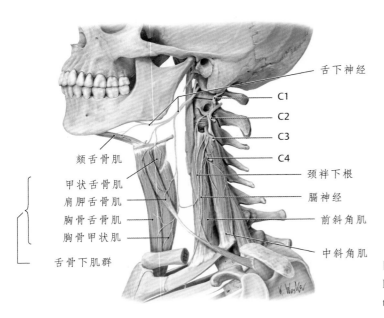

图 21.9　支配颈部肌肉的运动神经。(From THIEME Atlas of Anatomy, General Anatomy and Musculoskeletal System. © Thieme 2005, Illustration by Karl Wesker.)

图中标注：舌下神经、C1、C2、C3、C4、颈襻下根、膈神经、前斜角肌、中斜角肌、颏舌骨肌、甲状舌骨肌、肩胛舌骨肌、胸骨舌骨肌、胸骨甲状肌、舌骨下肌群

下面 6.5cm 处。该神经沿着颈外静脉斜行走向耳垂，颈外静脉位于该神经内侧 0.5cm。因为该神经上面仅被 SMAS 覆盖，手术分离过程中应该暴露显示出这层组织以保护该神经。耳大神经损伤会导致耳朵下三分之二部分的麻木，包括耳前和耳后皮肤，并且可能形成神经瘤。

　　膈神经发自 C3、C4 以及 C5，沿着前斜角肌前面下行至椎前筋膜的深部。

颈部颅神经

　　颈部的颅神经在解剖上与颈动脉鞘密切相关。迷走神经走行于颈动脉鞘里面，与此结构密切相关的还有舌咽神经、副神经、舌下神经。

　　舌咽神经通过颈静脉孔穿出颅骨。其上、下神经节均在颈静脉孔内。穿出的舌咽神经走行于迷走神经和副神经的前方，颈内静脉和颈动脉之间。舌咽神经绕茎突咽肌走行，然后从咽上缩肌和咽中缩肌之间穿过。其发出的主要分支包括鼓室、岩小支、颈支、咽支、扁桃体支、舌支，另发出一分支到茎突咽肌。

　　副神经包括颅根和脊髓根两部分。颅根最后加入迷走神经。脊髓根发源于上五个颈段。其主干经枕骨大孔入颅腔，跨越颈内静脉，继续向下朝着胸锁乳突肌走行并支配这块肌肉。然后其穿过颈后三角，进而支配斜方肌。副神经的颅根和脊髓根于颈静脉孔汇合，但出颅后再次迅速分离开来。

　　迷走神经经颈静脉孔出颅腔，同时有副神经的颅

根加入。其走行于颈动脉鞘内，之后在颈根部发出右喉返神经。左喉返神经发自于迷走神经的胸段。两支喉返神经均于气管与食管之间的沟内上行。迷走神经的其他分支包括脑膜支、耳支、咽支、颈动脉体支、喉上支、心支。

手术注解

　　与颈动脉鞘密切相关的神经很容易在颈清扫术中遭到损伤。副神经出现在胸锁乳突肌后缘，然后向后下走行至斜方肌。其在颈筋膜下的浅层走行，很容易在颈淋巴清扫术受到损伤。在胸锁乳突肌后缘进行解剖的时候，需要考虑到浅表走行的副神经，避免其受到损伤。副神经大约在胸锁乳突肌中部出现，然后向后方走行。副神经在根治性颈淋巴清扫术中需要被剔除，在改良颈根治性颈淋巴结清扫术中则被保留。副神经一旦被去除，会造成颈部无力和慢性肩部疼痛[15,16]。

颈部的面神经分支

　　下颌缘支是面神经的一个分支，是颈部手术中最容易被损伤的神经之一（图 21.10）。其沿下颌缘前方走行，在跨越面动脉、静脉前处于下缘 2cm 处。其支配下唇方肌、降口角肌和颏肌（图 21.11）。

手术注解

　　在颈部吸脂、颈部提升、颈部淋巴清扫、下颌种植

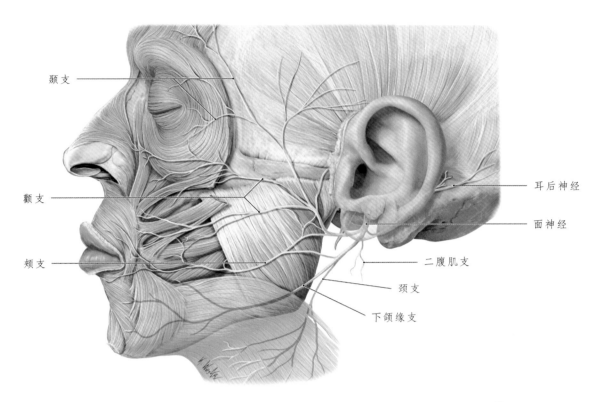

颞支

颧支

颊支

耳后神经

面神经

二腹肌支

颈支

下颌缘支

图 21.10　面神经分支。(From　THIEME Atlas of Anatomy, General Anatomy and Musculoskeletal System. ⓒ Thieme 2005, Illustration by Karl Wesker.)

手术中,下颌缘支都很容易受损。一些手术技术,比如保持在颈浅筋膜下方操作,提起深筋膜和下颌骨骨膜,都有助于保护其不受损伤[17]。

　　面神经的颈分支支配颈阔肌,并从上外侧进入肌肉的深部。在除皱术中该神经的损伤率据报道有1.7%[18]。这种神经损伤和下颌缘神经损伤相似;但因为颏肌仍完整,患者仍然可以外翻其下唇。下方面部中,面神经走行于颈阔肌和表浅肌肉腱膜系统的下方,支配其表浅肌肉,但除外颊肌、提口角肌和颏肌。

手术注解

　　腮腺切除术中我们可在颈部找到面神经。可从颈阔肌后缘,下颌角下方 5cm 处向下方和上方探寻。首先暴露腮腺及其筋膜,然后可往腺体前方延伸分离,可对面神经分支进行逆向的分离,或往腺体后方顺行分离面神经的神经干。在除皱术中,颈阔肌的解剖从其上方开始,沿着肌肉的边缘往下方延伸。面神经下颌缘支在腮腺的下方和前侧面的交界处出腮腺,面神经颈分支从腮腺下方穿出,这两支神经均需注意保护。我们常利用小棉球进行钝性分离,进而保护这些神经。

颈部血管的解剖

动脉

　　颈动脉是颈部的主要动脉结构(图 21.12)。右颈总动脉起源于头臂动脉,左颈总动脉起源于主动脉弓。两者在甲状软骨上缘水平分支为颈内、外动脉。颈内动脉通常不会在颈部发出分支,而是直接通过颈动脉管进入颅骨。颈外动脉的分支包括甲状腺上动脉、咽升动脉、舌动脉、面动脉、枕动脉、耳后动脉、上颌动脉和颞浅动脉。甲状腺上动脉是颈外动脉的第一个分支,它从舌骨大角下方发出,下行至甲状腺上极,为甲状腺、胸锁乳突肌、舌骨下肌、喉肌供血。面动脉由颈外动脉发出,向前上走行进入二腹肌三角。其于二腹肌下方走行,并于下颌下腺后方发出分支供应该腺体。该动脉从腺体上方走出,绕下颌骨下缘走行,然后沿着咬肌的前缘进入面部。在颈部,它发出腭升、扁桃体、颏下动脉这些分支。

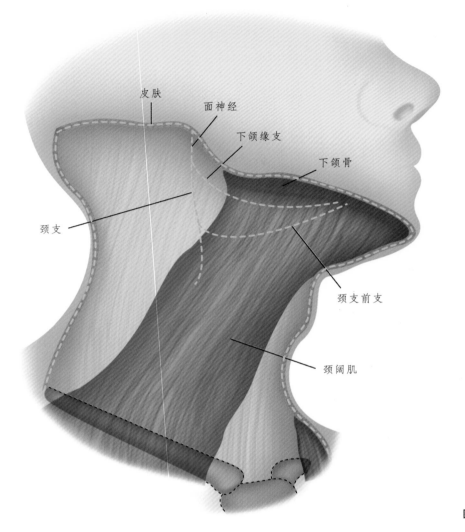

皮肤

面神经

下颌缘支

下颌骨

颈支

颈支前支

颈阔肌

图 21.11　下颌缘支的走行。

手术注解

　　颈动脉体瘤常起源于颈动脉分叉处血管的血管外膜。其常常表现为无症状的颈前肿块，伴颅神经麻痹，或阵发性高血压和心悸。在颈部淋巴结清扫术中，颈动脉的损伤是非常危险的。接受颈淋巴清扫术和放射治疗的患者，都有颈动脉破裂的可能，而这可能是致命的[19–21]。

静脉

　　颈部的主要静脉是颈外静脉和颈内静脉（图21.13）。颈内静脉通过颈静脉孔出现在颅底面，并伴随颈动脉走行于颈动脉鞘内。它与锁骨下静脉汇合形成头臂静脉。其重要的分支包括面静脉，舌静脉，咽静脉，上、下甲状腺静脉。颈外静脉起源于腮腺的顶部，沿着胸锁乳突肌的外侧缘走行，穿过颈深筋膜后汇入锁骨下静脉。其分支有枕静脉、后颈外静脉、颈浅静脉、肩胛上静脉和颈前静脉。颈前静脉接受来自下颌下部、面部、腮腺的静脉回流，于颈部前方走行，最后汇入颈外静脉或锁骨下静脉。颞浅静脉和上颌静脉汇合形成下颌后静脉，该静脉于颈外动脉浅部走行，处于下颌支和胸锁乳突肌之间，最终进入腮腺。其分为前后两个分支，前支与面静脉汇合成为面总静脉，后支与耳后静脉汇合形成颈外静脉。腮腺切除术中，静脉与面神经的关系是非常重要的，通常情况下，静脉位于面神经上下主干的内侧。

手术注解

　　颈部除皱手术中我们有时会用到下颈阔肌切除术。当我们在肌肉的后缘进行解剖时，必须小心，以避免损伤耳大神经。该神经出现在胸锁乳突肌后缘、乳突下方 6cm 处，向前上方走行。颈外静脉可在颈浅

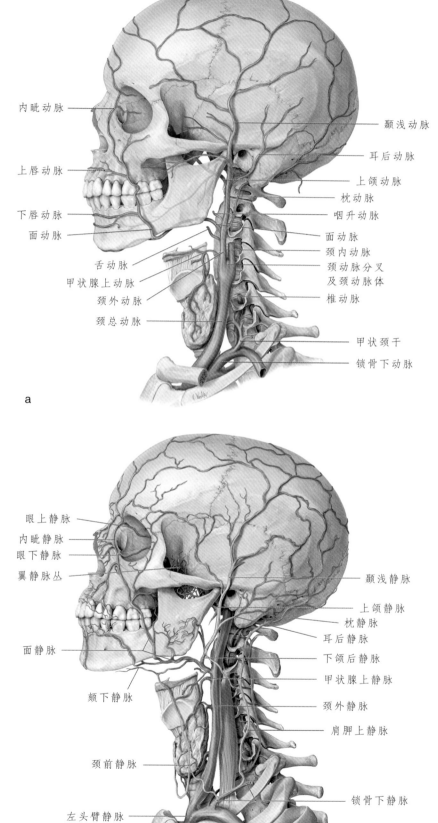

内眦动脉

上唇动脉

下唇动脉
面动脉

舌动脉
甲状腺上动脉
颈外动脉
颈总动脉

颞浅动脉

耳后动脉

上颌动脉
枕动脉
咽升动脉
面动脉
颈内动脉
颈动脉分叉
及颈动脉体
椎动脉

甲状颈干
锁骨下动脉

a

眼上静脉
内眦静脉
眼下静脉
翼静脉丛

面静脉

颏下静脉

颈前静脉

左头臂静脉

颞浅静脉

上颌静脉
枕静脉
耳后静脉
下颌后静脉
甲状腺上静脉
颈外静脉
肩胛上静脉

锁骨下静脉

b

图 21.12　颈部的大血管。(From THIEME
Atlas of Anatomy, Head and Neuroanatomy ©
Thieme 2010, Illustration by Karl Wesker.)

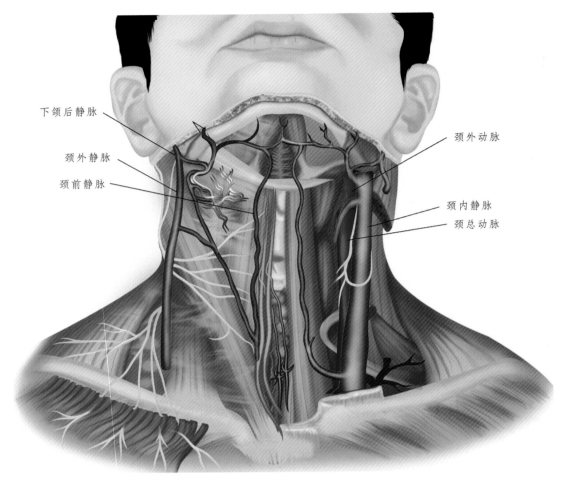

下颌后静脉

颈外静脉

颈前静脉

颈外动脉

颈内静脉

颈总动脉

图 21.13　颈部三角。

筋膜下，颈阔肌的后部纤维下方，约在环状软骨水平处解剖分离出来。解剖后颈阔肌纤维时，轻柔的动作有助于减轻对被筋膜包裹的静脉造成损害。颈淋巴清扫术中，颈内静脉与其周围结构一并被切除，这可能导致面部水肿这一术后长期并发症[22,23]。

淋巴管

　　颈部淋巴结大致分为浅表和深淋巴结。而这些淋巴结与颈部三角密切相关。浅组由颏下、颌下、颈前、颈浅淋巴结组成，深组包括舌骨下、喉前、气管前、咽后、颈深淋巴结。

　　颈部浅表淋巴结的淋巴液汇入深部淋巴结中，深部淋巴结再汇入颈干。左颈干汇入胸导管。胸导管是身体的主要淋巴干，收集除了头部、颈部、胸部和手臂的右侧其余身体所有区域的淋巴。胸导管通过左颈动脉和迷走神经后方的胸廓入口进入颈部。胸导管经过

左颈总动脉和左锁骨下动脉，进入左锁骨下静脉，并于此处接受来自左锁骨下干的淋巴回流。在人体右侧，右侧颈干和锁骨下干汇入右淋巴导管。右淋巴导管经过斜角肌边缘汇入锁骨下静脉。

淋巴结分类

- 1级：颏下（1a）、颌下（1b）（图 21.14）。
  ○ 边界：下颌骨体，茎突舌骨肌，二腹肌前腹。
- 2级、3级和4级：上、中、下颈淋巴结。
  ○ 2级淋巴结以副神经为界分为2a和2b组。
  ○ 3级淋巴结的边界：舌骨和以环状软骨下缘、胸骨舌骨肌、胸锁乳突肌后缘定义的水平面。
  ○ 4级指的是与颈静脉下 1/3 段相关的淋巴结。
      边界：环状软骨下缘、锁骨、胸骨舌骨肌和胸锁乳突肌后缘。
- 5级淋巴结位于颈部后三角。

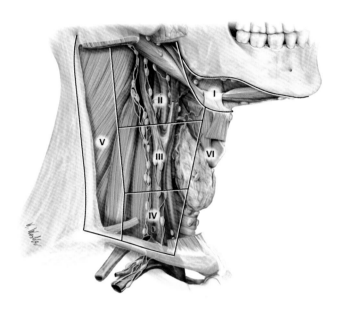

图 21.14　颈部淋巴结。(From THIEME Atlas of Anatomy, General Anatomy and Musculoskeletal System. © Thieme 2005, Illustration by Karl Wesker.)

○边界：胸锁乳突肌后缘,斜方肌和锁骨的前缘。该组淋巴结又被以环状软骨下缘定义的水平面细分为 5a 组(上方组)和 5b 组(下方组)。

• 6 级淋巴结位于前、中颈部。

○边界：颈总动脉、舌骨、胸骨上切迹。

该区域的淋巴结位于气管食管沟内(气管旁淋巴结)、气管前方(气管前淋巴结)、甲状腺周围(甲状腺旁淋巴结)和环甲膜上(环甲膜前淋巴结)。

手术注解

转移：1a 级淋巴结转移来自于口底、前部舌、前部下颌牙槽嵴、下唇。1b 级的癌细胞转移来自于口腔、前鼻腔、面中部的软组织结构和下颌下腺。

2 级淋巴结与口腔、鼻腔、鼻咽、口咽、下咽、喉、腮腺的转移有关。

3 级淋巴结接受来自口腔、鼻咽、口咽、下咽、喉的转移癌。

4 级淋巴结的癌细胞来源于喉、下咽、甲状腺、颈段食管。

5 级淋巴结可能存在鼻咽、口咽或皮肤后头皮和颈部的转移。颈部中央区淋巴结通常不会在根治性颈清扫术被切除；而这些淋巴结常在甲状腺、喉、下咽癌的手术中被切除[24-27]。

颈部三角

颈部大致分为颈前三角和颈后三角(图 21.15)。

颈前三角

两块颈前三角以颈部正中线为解剖分界,分界线向下延伸至胸骨切迹,向上至下颏。后方边界为胸锁

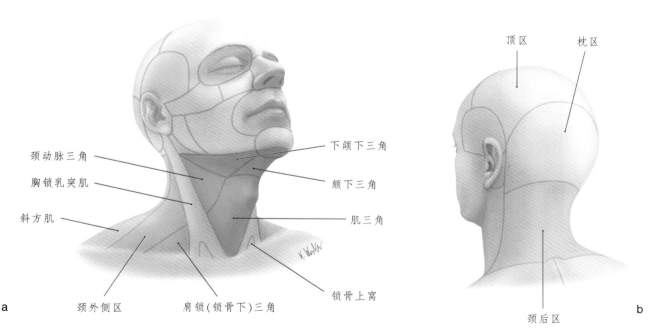

图 21.15　颈部区域（颈区），右前侧观。为便于描述，前后颈部被分为以胸锁乳突肌为界的两个三角。(From THIEME Atlas of Anatomy, Neck and Internal Organs. © Thieme 2010, Illustrations by Karl Wesker.)

乳突肌前缘,上方边界为下颌骨下缘。这块三角区域还可进一步分为颏下三角、下颌下三角和肌三角。

颏下三角/舌骨上三角

颏下三角,也称为舌骨上三角,位于二腹肌前腹的前方。舌骨成为其下界,下颌舌骨肌成为其底部。颏下三角的内侧缘向颈中线延伸。该三角包括颏下淋巴结和静脉。

下颌下三角/二腹肌三角

下颌下三角位于二腹肌前腹的前下方,后腹的后下方,并以此为边界。下颌骨下缘形成其上缘。该三角内主要包括颌下腺、面动静脉、下颌缘神经。

颈动脉三角

颈动脉三角包含一些重要的颈部结构,包括舌下神经、副神经和迷走神经、喉上神经及面神经分支、交感干、颈动脉血管和颈静脉的分支。颈动脉三角的前方边界为肩胛舌骨肌。而后方边界为胸锁乳突肌,上方边界为二腹肌后腹和茎突舌骨肌。三角的底部则是由中、下咽缩肌,舌骨舌肌和甲状舌骨肌组成的。

肌三角/颈动脉下三角

肌三角也称为颈动脉下三角,其内含有甲状软骨和胸骨舌骨肌、食道、甲状腺、气管。胸锁乳突肌前缘为该区域的后边界。肩胛舌骨肌上腹为其后上边界,该区域从舌骨到胸骨延伸至颈中线。

颈后三角

颈后三角以胸锁乳突肌后缘为前边界,后边界由斜方肌前缘形成,下方边界为锁骨中间 1/3 段。该三角又被肩胛舌骨肌下腹进一步分为枕和锁骨下两个三角。颈后三角包括脊髓副神经、颈丛的分支、颈丛神经和膈神经的神经根和主干、锁骨下动脉和颈横动脉、颈外静脉、肩胛舌骨肌下腹、斜角肌、夹肌和肩胛提肌。

手术注解

淋巴结的状态是头颈部癌症的重要预后因素之一。所以对区域淋巴结的正确处理,在头颈部肿瘤患者的治疗中起着重要的作用。外科手术处理局部转移时,颈部的这些解剖三角有着肿瘤学上的意义。

颈淋巴清扫术大致可分为综合性和选择性。综合性的颈淋巴结清扫术进一步分为根治性、改良根治性和扩大根治性清扫术。选择性颈清扫术的范围包括肩胛舌骨肌和颈前外侧、前侧、后侧。术式的分类主要依据对这些区域淋巴结的处理方式,即切除或者保留[28,29]。

下颌下腺

下颌下腺位于颌下三角(图 21.16)。该腺体由包囊包裹,并有两个部分。浅叶体积较大,位于下颌舌骨肌浅侧。腺体实质沿着下颌舌骨肌的后缘延伸形成较小的深叶。沃顿管来源于深叶,穿过舌下间隙,并于舌系带附近开口。

许多有着重要临床意义的结构与下颌下腺紧密相关。面神经的下颌缘支通过腺体的前下部分,穿过下颌骨,支配下唇和下颏的肌肉。面神经的颈支和面静脉与腺体的前下部分密切相关。面动脉走行于腺体的上外侧。和腺体深叶密切相关的有舌咽神经、舌神经、舌下神经和下颌下神经节。腮腺的深面覆盖着下颌舌骨肌、舌骨舌肌、茎突舌肌、茎突舌骨肌和二腹肌后腹。舌神经在下颌下腺导管的上侧面走行。

手术注解

在颈部肿瘤切除术和颈部除皱术中我们常常需要解剖切除下颌下腺,所以了解该腺体与其周围结构的联系对于手术非常重要[30]。在颈部和癌症手术中对于该腺体的直接入路是从下颌下腺切口开始的,而美观切口是颏下的切口。随着年龄增大,假性下垂发生的可能性都比腺体缩小萎缩的概率大。解剖学研究发现,下颌下腺的 40% 为其颈部部分。在颈轮廓成形术中,对于主要腺体的部分切除带来的是损伤面动、静脉及下颌缘神经的风险。而于腺体包膜平面进行解剖可避免神经损伤[3,30-32]。下颌下腺切除术涉及直接入路,手术期间对面神经下颌缘支的保护非常重要。因此,皮肤切口选择在下颌缘 4cm 以下,需要小心抬起颈阔肌。腺体的囊内切除术有助于保护囊周围的结构。颈部上段的解剖中,舌神经应先于腺导管分离出来,然后进行保护,同时经过腺体的神经纤维也需分离出来。囊内腺体切除这一方法可保护走行于舌骨舌肌上方的舌下神经。在颈部除皱术中,下颌下腺的切除是通过包囊的前下段进行的。为了避免外周结构损伤,切除需要保持囊内进行。包囊与周围结构的关系是面神经和面动脉的后部和上方,面静脉后方,舌神经在腺体的上缘。舌下神经位于包囊内侧的下 2/3 部分,具体取决于下颌下腺的大小,在舌骨舌肌处折返,

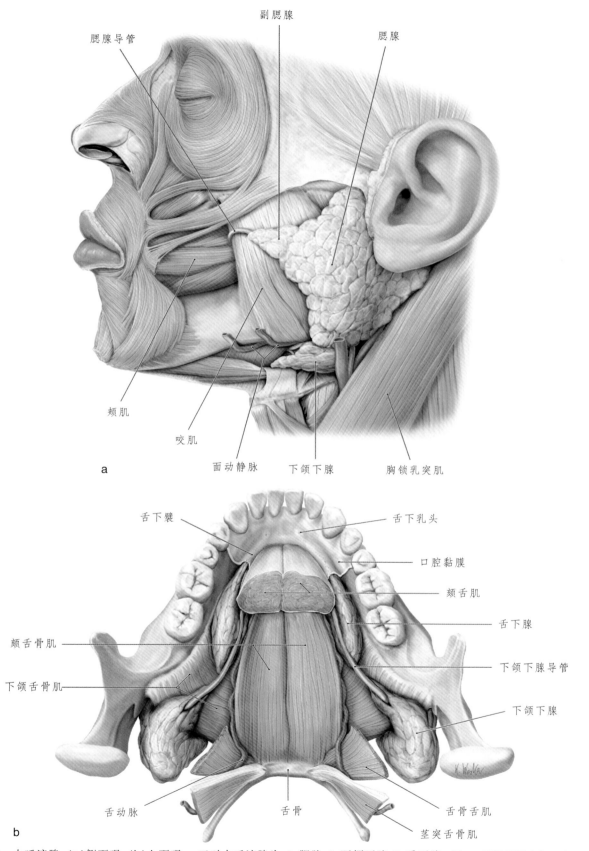

腮腺导管

副腮腺

腮腺

颊肌

咬肌

面动静脉

下颌下腺

胸锁乳突肌

a

舌下襞

舌下乳头

口腔黏膜

颏舌肌

舌下腺

颏舌骨肌

下颌下腺导管

下颌舌骨肌

下颌下腺

舌动脉

舌骨

舌骨舌肌

茎突舌骨肌

b

图 21.16 大唾液腺。(a)侧面观。(b)上面观。 三对大唾液腺为：1,腮腺；2,下颌下腺；3,舌下腺。(From THIEME Atlas of Anatomy,
Head and Neuroanatomy. © Thieme 2010, Illustrations by Karl Wesker.)

走行于下颌舌骨肌的上方[33,34]。

内脏器官

重要的内脏器官是咽、喉、气管和食道。甲状腺、甲状旁腺和胸腺与这些结构密切相关。颈段食管开始于环状软骨下缘，于颈部弯曲下行。喉返神经、甲状腺、颈动脉鞘和动脉分支处于食管的前侧面。甲状腺由两叶组成，之间可由峡部相连。

手术注解

气管切开术是重症医学科最常见的外科手术之一，其最常见的适应证是呼吸功能受损时的长期气道访问需求。在气管切开术中，气管第二环到第四环前方的结构，如甲状腺峡部，常用来定位。甲状腺的初次或再次手术中，辨别周围的标志物非常重要，比如喉上神经、喉返神经、头臂干、甲状旁腺等[35-37]。

（斯楼斌　译）

参考文献

1. Renaut A, Orlin W, Ammar A, Pogrel MA. Distribution of submental fat in relationship to the platysma muscle. Oral Surg Oral Med Oral Pathol 1994;77(5):442–445

2. Hatef DA, Koshy JC, Sandoval SE, Echo AP, Izaddoost SA, Hollier LH. The submental fat compartment of the neck. Semin Plast Surg 2009;23(4):288–291

3. Raveendran SS, Anthony DJ, Ion L. An anatomic basis for volumetric evaluation of the neck. Aesthet Surg J 2012;32(6):685–691

4. de Castro CC. The anatomy of the platysma muscle. Plast Reconstr Surg 1980;66(5):680–683

5. Mejia JD, Nahai FR, Nahai F, Momoh AO. Isolated management of the aging neck. Semin Plast Surg 2009;23(4):264–273

6. Rohrich RJ, Rios JL, Smith PD, Gutowski KA. Neck rejuvenation revisited. Plast Reconstr Surg 2006;118(5):1251–1263

7. Caplin DA, Perlyn CA. Rejuvenation of the aging neck: current principles, techniques, and newer modifications. Facial Plast Surg Clin North Am 2009;17(4):589–601, vi–vii

8. Uehara M, Helman JI, Lillie JH, Brooks SL. Blood supply to the platysma muscle flap: an anatomic study with clinical correlation. J Oral Maxillofac Surg 2001;59(6):642–646

9. Hurwitz DJ, Rabson JA, Futrell JW. The anatomic basis for the platysma skin flap. Plast Reconstr Surg 1983;72(3):302–314

10. Vieira F, Allen SM, Stocks RM, Thompson JW. Deep neck infection. Otolaryngol Clin North Am 2008;41(3):459–483, vii

11. Osborn TM, Assael LA, Bell RB. Deep space neck infection: principles of surgical management. Oral Maxillofac Surg Clin North Am 2008;20(3):353–365

12. Ramirez CA, Fernandes RP. The supraclavicular artery island and trapezius myocutaneous flaps in head and neck reconstruction. Oral Maxillofac Surg Clin North Am 2014;26(3):411–420

13. Haas F, Weiglein A, Schwarzl F, Scharnagl E. The lower trapezius musculocutaneous flap from pedicled to free flap: anatomical

14. McKinney P, Katrana DJ. Prevention of injury to the great auricular nerve during rhytidectomy. Plast Reconstr Surg 1980;66(5):675–679

15. Cappiello J, Piazza C, Giudice M, De Maria G, Nicolai P. Shoulder disability after different selective neck dissections (levels II-IV versus levels II-V): a comparative study. Laryngoscope 2005;115(2):259–263

16. Cappiello J, Piazza C, Nicolai P. The spinal accessory nerve in head and neck surgery. Curr Opin Otolaryngol Head Neck Surg 2007;15(2):107–111

17. Dingman RO, Grabb WC. Surgical anatomy of the mandibular ramus of the facial nerve based on the dissection of 100 facial halves. Plast Reconstr Surg Transplant Bull 1962;29:266–272

18. Daane SP, Owsley JQ. Incidence of cervical branch injury with "marginal mandibular nerve pseudo-paralysis" in patients undergoing face lift. Plast Reconstr Surg 2003;111(7):2414–2418

19. Makeieff M, Raingeard I, Alric P, Bonafe A, Guerrier B, Marty-Ane Ch. Surgical management of carotid body tumors. Ann Surg Oncol 2008;15(8):2180–2186

20. Luna-Ortiz K, Rascon-Ortiz M. Villavicencio-Valencia V et al. Carotid body tumors: review of a 20-year experience. Oral Oncol 2005;41:56–61

21. Cohen J, Rad I. Contemporary management of carotid blowout. Curr Opin Otolaryngol Head Neck Surg 2004;12(2):110–115

21. Ahn C, Sindelar WF. Bilateral radical neck dissection: report of results in 55 patients. J Surg Oncol 1989;40(4):252–255

23. Dulguerov P, Soulier C, Maurice J, Faidutti B, Allai AS, Lehmann W. Bilateral radical dissection with unilateral internal jugular vein reconstruction. Laryngoscope 1998;108:1692–1696

24. Cohan DM, Popat S, Kaplan SE, Rigual N, Loree T, Hicks WL Jr. Oropharyngeal cancer: current understanding and management. Curr Opin Otolaryngol Head Neck Surg 2009;17(2):88–94

25. Sixth edition of the American Joint Committee on Cancer (AJCC) 2010 staging system for oropharygeal cancer. 2010. (https://cancerstaging.org/referencestools/ deskreferences/Documents/AJCC6thEdCancerStagingManualPart1.pdf)

26. Belcher R, Hayes K, Fedewa S, Chen AY. Current treatment of head and neck squamous cell cancer. J Surg Oncol 2014;110(5):551–574

27. Ferlito A, Silver CE, Rinaldo A. Elective management of the neck in oral cavity squamous carcinoma: current concepts supported by prospective studies. Br J Oral Maxillofac Surg 2009;47(1):5–9

28. Robbins KT, Clayman G, Levine PA, et al; American Head and Neck Society; American Academy of Otolaryngology--Head and Neck Surgery. Neck dissection classification update: revisions proposed by the American Head and Neck Society and the American Academy of Otolaryngology-Head and Neck Surgery. Arch Otolaryngol Head Neck Surg 2002;128(7):751–758

29. Robbins KT, Shaha AR, Medina JE, et al; Committee for Neck Dissection Classification, American Head and Neck Society. Consensus statement on the classification and terminology of neck dissection. Arch Otolaryngol Head Neck Surg 2008;134(5):536–538

30. Singer DP, Sullivan PK. Submandibular gland I: an anatomic evaluation and surgical approach to submandibular gland resection for facial rejuvenation. Plast Reconstr Surg 2003;112(4):1150–1156

31. Hamilton MM, Chan D. Adjunctive procedures to neck rejuvenation. Facial Plast Surg Clin North Am 2014;22(2):231–242

32. Preuss SF, Klussmann JP, Wittekindt C, Drebber U, Beutner D, Guntinas-Lichius O. Submandibular gland excision: 15 years of experience. J Oral Maxillofac Surg 2007;65(5):953–957

33. Roh JL. Removal of the submandibular gland by a submental ap-

proach: a prospective, randomized, controlled study. Oral Oncol 2008;44(3):295–300

34. Berini-Aytes L, Gay-Escoda C. Morbidity associated with removal of the submandibular gland. J Craniomaxillofac Surg 1992;20(5): 216–219

35. Salgarelli AC, Collini M, Bellini P, Capparè P. Tracheostomy in maxillofacial surgery: a simple and safe technique for residents in training. J Craniofac Surg 2011;22(1):243–246

36. Haspel AC, Coviello VF, Stevens M. Retrospective study of tracheostomy indications and perioperative complications on oral and maxillofacial surgery service. J Oral Maxillofac Surg 2012;70(4): 890–895

37. Thiruchelvam JK, Cheng LH, Drewery H. How to do a safe tracheostomy. Int J Oral Maxillofac Surg 2008;37(5):484–486

索 引

《头颈部整形外科解剖学》在线视频

视频列表